基层医院传染病专科护士培训手册

胡玲利　谭江红　贺慧阳◎主编

中南大学出版社
www.csupress.com.cn
·长沙·

图书在版编目(CIP)数据

基层医院传染病专科护士培训手册／胡玲利，谭江红，贺慧阳主编. —长沙：中南大学出版社，2023.6
ISBN 978-7-5487-5406-0

Ⅰ．①基… Ⅱ．①胡… ②谭… ③贺… Ⅲ．①传染病－护理学－手册 Ⅳ．①R473.5-62

中国国家版本馆 CIP 数据核字(2023)第 106838 号

基层医院传染病专科护士培训手册
JICENG YIYUAN CHUANRANBING ZHUANKE HUSHI PEIXUN SHOUCE
胡玲利 谭江红 贺慧阳 主编

□出 版 人	吴湘华
□责任编辑	李 娴
□责任印制	唐 曦
□出版发行	中南大学出版社
	社址：长沙市麓山南路　　　　邮编：410083
	发行科电话：0731-88876770　传真：0731-88710482
□印　　装	长沙市宏发印刷有限公司

□开　　本	710 mm×1000 mm 1/16	□印张 21.25	□字数 402 千字
□版　　次	2023 年 6 月第 1 版	□印次 2023 年 6 月第 1 次印刷
□书　　号	ISBN 978-7-5487-5406-0
□定　　价	85.00 元

编委会

主　　审：袁素娥(中南大学湘雅医院)

　　　　　龙云铸(株洲市中心医院)

主　　编：胡玲利(株洲市中心医院)

　　　　　谭江红(株洲市中心医院)

　　　　　贺慧阳(株洲市中心医院)

副 主 编：陈　欢(株洲市中心医院)

　　　　　毛鑫城(株洲市中心医院)

　　　　　文湘兰(株洲市中心医院)

　　　　　宋美英(株洲市中医伤科医院)

　　　　　邓建妹(株洲市二医院)

编　　委：(按姓氏笔画排序)

　　　　　王　璐(株洲市二医院)

　　　　　米　丽(株洲市中心医院)

　　　　　江伟民(株洲市中心医院)

　　　　　李　胜(株洲市中心医院)

　　　　　李　峰(株洲市中心医院)

　　　　　肖丽红(株洲市中心医院)

邹　　莎(湖南师范大学附属湘东医院)

张雪雪(株洲市三三一医院)

陈凤鸣(株洲市中心医院)

陈　　茜(株洲市中心医院)

易旺军(株洲市中心医院)

柳为君(株洲市中心医院)

贺　　喜(株洲市中心医院)

夏玉香(湖南省直中医医院)

唐芙蓉(株洲市中心医院)

黄曼辉(株洲市中心医院)

谭英征(株洲市中心医院)

谭勇刚(湖南省胸科医院)

瞿桂平(湖南师范大学附属湘东医院)

学术秘书：邓　　芳(株洲市中心医院)

周慧霞(株洲市中心医院)

前　言

　　传染病是严重危害人类健康的公共卫生问题，同时也是重大的社会问题，医疗机构是传染病防控的重要场所，护士承担了大部分传染病防治的具体工作。2022年4月，国家卫生健康委员会印发了《全国护理事业发展规划（2021—2025年)》，提出了对专科护士护理岗位规范化培训的要求，不断加快专科护士培养是我国现阶段加快护理事业发展的重要内容。为促进传染病护理学科的发展，提升护士在传染病防治中的应对能力，特别是近年来应对突发重大传染病暴发流行，培养和发展传染病专科护士十分必要。为了提高基层医院传染病专科护士的专业素质和工作能力，探索基层医院传染病专科护士培训方式，适应社会经济建设与卫生事业发展的需要，结合基层医院具体情况，以《中华护理事业发展规划纲要》为宗旨，根据传染病科护理发展和岗位需要，针对传染病专科护士开展系统化、专业化、创新化培训，株洲市护理学会传染病护理专业委员会组织邀请了湖南省传染病领域具有丰富临床实践经验的专科护理管理者及临床专家编写了《基层医院传染病专科护士培训手册》。手册内容包括：传染病护理管理、传染病医院感染预防与控制、基层医院常见传染病基本理论、传染病专科护理技能、传染病领域新理论、新技术等内容。

　　本手册的完成，得到了湖南省传染病护理专业委员会、株洲市护理学会和株洲市中心医院领导的大力支持，在此一并表示感谢。由于时间仓促，编者经验水平有限，不足之处在所难免，敬请在此方面有宝贵经验的专家学者批评指正。

编　者

2023年4月

目录

第一章
总论

第一节　传染病概述

传染病是由各种病原微生物(如细菌、病毒、支原体、螺旋体、真菌、朊毒体等)和寄生虫(原虫和蠕虫)引起的能在人与人、动物与动物或人与动物之间相互传播的一类疾病。传染病属于感染性疾病,但感染性疾病不一定有传染性,有传染性的疾病才称为传染病,可在人群中传播并造成流行。

根据《中华人民共和国传染病防治法》以及《突发公共卫生应急事件与传染病监测信息报告》,将法定传染病分为甲类、乙类和丙类。

甲类包括:鼠疫、霍乱。为强制管理的烈性传染病,应于2小时内将传染病报告卡通过网络报告。

乙类包括:传染性非典型肺炎(严重急性呼吸综合征)、艾滋病、病毒性肝炎、脊髓灰质炎、人感染高致病性禽流感、麻疹、流行性出血热、狂犬病、流行性乙型脑炎、登革热、炭疽、细菌性和阿米巴痢疾、肺结核、伤寒和副伤寒、流行性脑脊髓膜炎、百日咳、白喉、破伤风、猩红热、布鲁氏菌病、淋病、梅毒、钩端螺旋体病、血吸虫病、疟疾、人感染H7N9禽流感、新型冠状病毒感染。丙类包括:流行性感冒、流行性腮腺炎、风疹、急性出血性结膜炎、麻风病、流行性和地方性斑疹伤寒、黑热病、棘球蚴病、丝虫病、除霍乱、痢疾、伤寒和副伤寒以外的感染性腹泻病、手足口病、甲型H1N1流感。

值得注意的是,在乙类传染病中,传染性非典型肺炎、炭疽中的肺炭疽、人感染高致病性禽流感和脊髓灰质炎,必须采取甲类传染病的报告、控制措施。责任报告单位和责任疫情报告人发现甲类传染病和乙类传染病中的肺炭疽、传染性非典型肺炎等按照甲类管理的传染病患者或疑似患者时,或发现其他传染病和不明原因疾病暴发时,应于2小时内将传染病报告卡通过网络报告。对其他乙、丙类传染病患者、疑似患者和规定报告的传染病病原携带者，在诊断后应于 24 小时内进行网络报告。不具备网络直报条件的医疗机构及时向属地乡镇卫生院、城市社区卫生服务中心或县级疾病预防控制机构报告，并于 24 小时内寄送出传染病报告卡至代报单位。

（一）传染病的特征

1. 有病原体

每种传染病都有其特异的病原体，包括细菌、病毒、支原体、螺旋体、真菌、朊毒体、原虫等。临床上检出病原体对明确诊断有重要意义。

2. 有传染性

这是传染病的基本特征之一，也是与其他感染性疾病的主要区别。传染性是病原体由一个宿主传给另一个宿主的特性。了解并掌握每种传染病的传染性大小、强弱，以及传播途径，以采取合适的隔离措施。传染病患者有传染性的时期称为传染期，在每一种传染病中都相对固定，可作为隔离患者的依据之一。

3. 有流行病学特征

传染病的流行过程在自然和社会因素的影响下表现出各种特征，称为流行病学特征，有散发、流行、大流行和暴发流行之分。散发性发病是指某传染病在某地近年来发病率的一般水平。当其发病率水平显著高于一般水平时称为流行。某传染病的流行范围甚广，超出国界或洲界时称为大流行。传染病病例发病时间的分布高度集中于一个短时间之内者称为暴发流行。此外传染病发病率在时间上（季节分布）、空间上（地区分布）、不同人群（年龄、性别、种族、职业）中的分布，也是流行病学特征。

4. 有感染后免疫性

人体感染病原体后，无论显性或隐性感染，均能产生针对该病原体及其产物（如毒素）的特异性免疫。感染后免疫属于主动免疫，通过抗体转移而获得的免疫属于被动免疫。不同病原体的感染后免疫持续时间和强弱不同。病毒性传染病（如麻疹、脊髓灰质炎）感染后免疫时间最长，往往可以保持终身，但也有例外（如流感）。细菌、螺旋体、原虫性传染病感染后免疫时间较短，仅为数月至数年，但也有例外（如伤寒）。蠕虫感染后一般不产生保护性免疫，因此易发生重复感染。

（二）传染病的临床特点

1. 病程发展的阶段性

（1）潜伏期　从病原体侵入人体到出现临床症状为止的一段时间称为潜伏

期。各种传染病的潜伏期长短不一，同一种传染病的潜伏期可有一个相对不变的限定时间(最短时间至最长时间)，并呈常态分布，通常相当于病原体在体内繁殖、转移、定位，引起组织损伤和功能改变，导致临床症状出现之前的整个过程。了解潜伏期有助于传染病的诊断、确定检疫期限和协助流行病学调查。

(2)前驱期　从患者开始感到不适至症状明显为止这一时期称为前驱期。此期的临床表现通常是非特异性的，一般持续 1~3 天。例如头痛、发热、疲乏、食欲缺乏、肌肉酸痛等，为许多传染病所共有，起病急骤者，可缺少这一期，即无前驱期。

(3)症状明显期　急性传染病患者度过前驱期后，某些传染病(如麻疹)患者则绝大多数转入症状明显期。在此期间该传染病所特有的症状和体征通常都获得充分表达，病情达到顶峰。

(4)恢复期　指病原体完全或基本消灭，免疫力提高，临床症状持续消失的时期。多可痊愈，少数疾病可留有后遗症。

(5)复发与再燃　某些传染病患者进入恢复期后，已稳定退热一段时间，由于潜伏于体内的病原体再度繁殖至一定程度，使初发病的症状再度出现，称为复发。当病情进入恢复期时，体温尚未稳定恢复至正常，又再发热，称为再燃，可能与血中病原体未完全清除有关。

2. 常见症状和体征

病原体及其各种代谢产物包括细菌毒素可引起发热以外的多种症状，如皮疹、咳嗽、咽痛、全身不适、头痛、关节痛等中毒症状，严重者可有意识障碍、呼吸、循环衰竭等表现，单核吞噬细胞系统可出现充血、增生等反应，表现为肝、脾、淋巴结肿大。

3. 临床类型

传染病的临床类型有助于诊断、判断病情变化及传染病转归等，可将传染病分为各种临床类型。按起病缓急及病程长短，分为急性、亚急性和慢性(包括迁延型)。按病情轻重分为无症状型、轻型、普通型、危重型及暴发型。按病情特点分为典型与非典型。

(三)传染病的流行过程及影响因素

1. 流行过程的基本条件

传染病的流行过程是传染病在人群中发生、发展和转归的过程。传染病能否发生和流行取决于流行过程的三个基本条件，即传染源、传播途径和易感人群。

(1)传染源　是病原体已在体内生长繁殖并将其排出体外的人或动物。主要有：患者、隐性感染者、病原携带者、受感染的动物。

（2）传播途径　是病原体离开传染源后，到达另一个易感染者所经过的途径。传播途径由外界环境中的各种因素组成。常见的传播途径有：空气、飞沫、尘埃、水、食物、手、用具、玩具、媒介昆虫、血液、血制品、体液、土壤。

（3）易感人群　对某一传染病缺乏特异性免疫力的人称为易感人群，易感人群在某一特定人群中的比例决定该人群的易感性。在普遍推行人工自动免疫的干预下，可把易感水平降至最低，可使流行不再发生，使传染病的流行得到控制，如流感前的预防接种。

2.影响流行过程的因素

（1）自然因素　自然环境中的各种因素，包括地理、气象和生态等条件对流行过程的发生和发展有着重要的影响。其中，季节因素尤为重要，传染病呈明显季节暴发。春季、冬季，新冠、流感、呼吸道疾病，呈明显暴发趋势。传染病的地区性和季节性与自然因素有密切关系，自然因素可直接影响病原体在外环境中的生存能力，也可通过降低机体的非特异性免疫力而促进流行过程的发展。某些自然生态环境为传染病在野生动物之间的传播创造良好条件，如出血热、鼠疫、恙虫病、钩端螺旋体病等，人类进入这些地区时亦可受感染而发病，称为自然疫源性传染病或人畜共患病。

（2）社会因素　包括社会制度、经济、文化水平、生产、生活条件、风俗习惯、宗教信仰等，对传染病的流行过程有重要的影响，其中社会制度起主导作用。中华人民共和国成立后，我国贯彻以预防为主的方针，全面开展卫生防疫工作，开展爱国卫生运动，推行计划免疫等，使许多传染病被消灭（如天花）或得到控制（如霍乱、血吸虫病等）。

（四）中医传染病护理学发展概况

历代医家对四时气候、外界环境、饮食起居、精神情志、服药方法等与治疗有关的摄生调护、认识日渐深入，中医护理随着社会的不断变革和发展，也逐步发展和完善。在明清时期，以吴又可、叶天士、王孟英为代表，创立了"戾气""卫气营血"和"三焦"学说，诸医家总结前人的经验，通过临床验证加以发展。明代开始提出了消毒的方法，明确指出衣被要用蒸汽消毒，提出了对瘰病应予隔离，以防传染；明代吴又可著《温疫论》，清代出现了以叶天士、薛生白、吴鞠通、王孟英为代表的"温病四大家"创立了卫气营血和三焦辨证，从而形成了比较系统而全面的温病（传染病）医学体系，中医护理内容更加完善。我国于11世纪开始应用"人痘接种法"来预防天花，到了16世纪出现了专著《种痘新书》，17世纪流传到欧亚各国，成为人工免疫法的先驱。由于种痘法的发明，使中医护理学在预防接种和传染病护理方面有了较快发展。

（五）传染病护理存在的问题及对策探究

及时有效的治疗与精准的护理可以有效对传染病进行预防控制，达到遏制传染病病情恶化和传播的效果。然而当前的传染病护理工作仍然存在一些问题，如传染病护理救治体系不完善、传染病专科护士培训体系未完善、传染病危重症护理人员不足、针对传染病护理知识掌握不牢固，意识不强，技能不扎实、应对突发公共卫生事件能力不足等等。因此，相关部门要尽快建立和完善传染病特别是大型突发传染病的应急救治体系，各地启动培养传染病专科护士培训体系，提高护理人员传染病护理及救治能力。

（胡玲利）

第二节 传染病的诊断与治疗

传染病是由病原微生物或寄生虫感染引起的，诊断传染病的目的不仅是为了治疗，更重要的是可早期发现传染源，及时采取有效的预防措施，以防止传染病的播散。早期正确的治疗不仅能使患者早日康复，而且对控制传染源和防止其播散具有十分重要的意义。

（一）传染病的诊断

1. 临床资料

全面而准确的临床资料来源于详尽的病史询问和细致的体格检查。发病的诱因和起病的方式对传染病的诊断有重要参考价值，必须加以注意。热型及伴随症状，如腹泻、头痛和黄疸等都要从鉴别诊断的角度来加以描述。进行体格检查时不要忽略有重要诊断意义的体征，如麻疹口腔黏膜斑，百日咳痉挛性咳嗽，白喉假膜，伤寒玫瑰疹，脊髓灰质炎肢体弛缓性瘫痪，霍乱无痛性腹泻、米泔水样粪便，破伤风严重肌强直、张口困难、牙关紧闭、角弓反张和苦笑面容等，可因窒息或呼吸衰竭而死亡，早期症状为流口水、出汗和易激动（潜伏期3~24 天不等），一般潜伏期越短，病情越重，预后越差。

2. 流行病学资料

流行病学资料在传染病的诊断中占重要地位。包括：

（1）传染病的地区分布 有些传染病局限在一定的地区范围，如黑热病、血吸虫病；有些传染病可由一些特定的动物为传染源和传播媒介，在一定条件下才传给人或家畜，如流行性出血热等。

（2）传染病的时间分布　不少传染病的发生有较强的季节性和周期性，如流行性乙型脑炎好发于夏、秋季。

（3）传染病的人群分布　许多传染病的发生与年龄、性别、职业有密切关系，如百日咳和猩红热多发于1~5岁儿童，林业工人易被蜱叮咬而感染虫媒传染病。此外，了解传染病的接触史，预防接种史，也有助于建立诊断。

3. 实验室及其他检查资料

实验室检查对传染病的诊断具有特殊的意义，因为病原体的检出或被分离培养可直接确定诊断，而免疫学检查亦可提供重要依据。对许多传染病来说，一般实验室检查对早期诊断有很大帮助。

（1）一般实验室检查　血液常规检查中以白细胞计数和分类的用途最广。白细胞总数显著增多常见于化脓性细菌感染，如流行性脑脊髓膜炎、脓毒血症和猩红热等。革兰阴性杆菌感染时白细胞总数往往升高不明显甚至减少，例如布鲁菌病、伤寒及副伤寒等。病毒性感染时白细胞总数通常减少或正常，如流行性感冒、登革热和病毒性肝炎等，但肾综合征出血热、流行性乙型脑炎患者的白细胞总数往往增加。原虫感染时患者的白细胞总数也常减少，如疟疾、黑热病等。中性粒细胞百分率常随白细胞总数的增减而增减，但在某些传染病中却有所不同，如肾综合征出血热患者在白细胞总数增加的同时，可见中性粒细胞百分率的减少而淋巴细胞百分率增加，并有异型淋巴细胞出现。如发现中性粒细胞百分率增加甚至出现幼稚细胞而白细胞总数不高，常提示严重感染。传染性单核细胞增多症患者的淋巴细胞增多并有异型淋巴细胞出现。蠕虫感染患者的嗜酸性粒细胞通常增多，如钩虫、血吸虫等。嗜酸性粒细胞减少则常见于伤寒、流行性脑脊髓膜炎等患者。尿常规检查有助于钩端螺旋体病和肾综合征出血热的诊断，患者尿液可检出蛋白、白细胞、红细胞，肾综合征出血热患者的尿液有时可见到膜状物。粪便常规检查有助于肠道细菌与原虫感染的诊断，如黏液脓血便常出现在细菌性痢疾患者，果浆样便可见于肠阿米巴病患者。血液生化检查有助于病毒性肝炎、肾综合征出血热等的诊断。

（2）病原学检查　根据病原体的大小和在体内的分布可做相应的检查。

1）直接检查病原体　许多传染病可通过显微镜或肉眼检出病原体而明确诊断，如从血液或骨髓涂片中检出疟原虫、利什曼原虫、微丝蚴及回归热螺旋体等；从粪便涂片中检出各种寄生虫卵及阿米巴原虫；从脑脊液离心沉淀的墨汁涂片中检出新型隐球菌等；肉眼观察粪便中的绦虫节片和从粪便孵出的血吸虫毛蚴等。病毒性传染病难以直接检出病原体，但在皮肤病灶中检到多核巨细胞及核内包涵体时，可作为水痘-带状疱疹病毒感染的辅助诊断。

2)分离培养病原体　细菌、螺旋体和真菌通常可用人工培养基分离培养，如伤寒沙门菌、志贺菌、霍乱弧菌、钩端螺旋体和新型隐球菌等。立克次体则需经动物接种或细胞培养才能分离出来，如斑疹伤寒、恙虫病等。病毒分离一般需用细胞培养，如登革热、脊髓灰质炎等。用以分离病原体的检材可采用血液、尿、粪、脑脊液、痰、骨髓和皮疹吸出液等。标本的采集应注意无菌操作，尽量于病程的早期阶段及抗病原体药物应用之前进行，采集病变部位明显处，如细菌性痢疾患者取其有脓血或黏液的粪便，肺结核患者取其干酪样痰液等。怀疑脓毒血症时，应在体温上升过程中有明显畏寒、寒颤时采血，以提高阳性检出率。疟原虫的最佳检测时间应在体温的高峰期或稍后一点时间。与此同时，应注意标本的正确保存与运送，标本采集后要尽快送检，多数可以冷藏运送，要在标本送检单上注明标本来源和检验目的，使实验室能正确选用相应的培养基和适宜的培养环境。

3)检测特异性抗原　病原体特异性抗原的检测可较快地提供病原体存在的证据。其诊断意义往往较抗体检测更为可靠。

(二)传染病的治疗

1.治疗原则

对传染病的治疗，应具有防治结合的观点，不但在于促进患者的康复，还在于控制传染源，防止进一步传播。强调早期隔离、治疗，尽可能做到就近就地医疗。要坚持治疗、护理与隔离、消毒并重，一般治疗、对症治疗与特效治疗并重的原则。不仅使患者康复，而且使其病原体完全清除，不再具有传染源的作用。

2.治疗方法

(1)一般性治疗方法

1)隔离　患者的隔离按其传播途径、病原体排出方式及时间而异。

2)支持疗法　包括适当的营养，如在不同疾病过程中的各种合理饮食，足量维生素供给；增强患者体质和免疫功能，如各种血制品和免疫制品的应用，以及维持患者水和电解质平衡等各项必要的措施。

3)基础护理及心理疗法　良好的基础护理、心理护理、病情观察、正确执行治疗措施对传染病患者具有非常重要的意义。特别是重型患者，如抢救重型流行性乙型脑炎患者时，定时翻身、拍背、吸痰是抢救成功的关键；慢性病患者则常有多种顾虑和精神负担，医护人员的关心、交流与专业解释，可使患者消除焦虑，更好地配合治疗，超过单纯药物治疗的疗效。建议在碰到有严重情绪问题的患者，尽量采取同情、理解和支持的方法来让其度过难关。

（2）病原疗法　病原疗法既可消除病原体，促进身体康复，又有控制与消除传染源的作用，是治疗传染病与寄生虫病的关键措施。常用药物有抗生素、化学制剂和血清免疫制剂等。针对细菌和真菌的药物主要为抗生素与化学制剂，针对病毒的药物目前逐渐增多，有些疗效肯定。

（3）对症疗法　对症疗法不但有减轻患者痛苦的作用，而且通过调整患者各系统的功能，可减少机体消耗，保护重要脏器免受感染损害，使损伤减低至最低限度。例如休克者应尽快补充血容量、纠正酸中毒；抽搐时采取镇静措施；脑水肿应尽快应用脱水剂，谨防脑疝的发生；昏迷时采取苏醒措施；心力衰竭时采取强心措施；严重毒血症时采用肾上腺糖皮质激素疗法等，均有利于患者度过危险期，及早恢复健康。

（4）康复疗法　某些传染病，如脊髓灰质炎、流行性乙型脑炎、流行性脑脊髓膜炎等，可引起一定程度后遗症，需要采取手法按摩、被动活动、针灸理疗、高压氧等康复治疗措施，有助于病情逐步好转和功能的恢复。

（文湘兰）

第三节　传染病预防

传染病的预防也是传染病工作中的一项重要任务。作为传染源的传染病患者总是由临床工作者首先发现，因而及时报告和隔离患者成为临床工作者不可推卸的责任。同时，应当针对构成传染病流行过程的三个基本环节根据各种传染病的特点，针对传播的主导环节，采取适当的措施，防止传染病继续传播。

（一）管理传染源

1. 对患者的管理

对患者应尽量做到五早：早发现、早诊断、早报告、早隔离、早治疗。建立健全医疗卫生防疫机构，开展传染病卫生宣传教育，提高人群对传染病识别能力，对早期发现、早期诊断传染病有重要意义。一旦发现传染病患者或疑似患者，应立即隔离治疗。隔离期限由传染病的传染期或化验结果而定，应在临床症状消失后做 2~3 次病原学检查（每次间隔大于 24 h），结果均为阴性时方可解除隔离。

传染病的报告制度是早期发现传染病的重要措施。根据《传染病信息报告管理规范》中的传染病报告时限规定：责任报告单位和责任疫情报告人发现甲类传染病和乙类传染病中的肺炭疽、传染性非典型肺炎、脊髓灰质炎、人感染高致病性禽流感的患者或疑似患者，或发现其他传染病和不明原因疾病暴发时，应于 2 小时内将传染病报告卡通过网络报告；未实行网络直报的责任报告单位应于 2 小内以最快的通讯方式(电话、传真)向当地县级疾病预防控制机构报告，并于 2 小时内寄送出传染病报告卡。对其他乙、丙类传染病患者、疑似患者和规定报告的传染病病原携带者在诊断后，实行网络直报的责任报告单位应于 24 小时内进行网络报告；不具备网络直报条件的医疗机构及时向属地乡镇卫生院、城市社区卫生服务中心或县级疾病预防控制机构报告，并于 24 小时内寄送出传染病报告卡至代报单位。

《中华人民共和国传染病防治法》中规定，医疗机构对于甲类传染病应当及时采取下列措施：

(1)对患者和病原携带者予以隔离治疗，隔离期限根据医学检查结果确定。

(2)对疑似患者，确诊前在指定场所进行单独隔离治疗。

(3)对医疗机构内的患者、病原携带者和疑似患者的密切接触者，在指定场所进行医学观察和采取其他必要的预防措施。

(4)拒绝隔离治疗或隔离期未满擅自脱离隔离治疗者，可以由公安机关协助医疗机构采取强制性隔离治疗措施。

2. 对传染病密切接触者的管理

接触者是与传染源发生过接触的人。接触者可能受到传染而处于疾病潜伏期，有可能是传染源。对接触者所采取的管理措施称为检疫。检疫期限由最后接触之日算起，至该病最长潜伏期。检疫方法可根据不同的传染病对接触者分别采取医学观察、留验、集体检疫、卫生处理，也可根据具体情况进行紧急免疫接种或药物预防。医学观察是对接触者的日常活动不加限制，但每天进行必要的诊查，以了解有无早期发病的征象，主要用于乙类传染病。留验又称隔离观察，是对接触者的日常活动加以限制，并在指定场所进行医学观察，确诊后立即隔离治疗。对集体单位的留验又称集体检疫。留验主要用于甲类传染病。

3. 对病原携带者的管理

应做到早期发现。凡是传染病接触者、有传染病史者、流行区居民以及服务性行业、托幼机构与供水行业的工作人员应定期普查，检出病原携带者。对病原携带者须做好登记，加强管理，指导督促其养成良好的卫生和生活习惯，并随访观察。必要时，应调整工作岗位或隔离治疗。

4. 对动物传染源的管理

应根据动物的病种和经济价值，分别予以隔离、治疗或杀灭。如有经济价值而又非烈性传染病的动物，应分群放牧或分开饲养并予治疗；无经济价值或危害性大的动物，如鼠类、狂犬应予杀灭焚毁。在流行地区应对动物如家畜家禽进行预防接种。

(二)切断传播途径

由于各种传染病的传播途径不同,故采用切断途径的措施也不同。

1.一般卫生措施

(1)饮水卫生:人若喝进被病原体污染的水,可以引起肠道传染,水源被污染时可引起暴发流行,因此,搞好饮水卫生是切断传播途径重要措施之一。饮水卫生应从两方面进行,一是保障生活用水不被污染(水源防护);二是水的净化与消毒。煮沸是一项简便易行而又有效的水消毒方法。

(2)饮食卫生:病原体可污染饮食甚至在食品上生长繁殖,这些食品一旦被人食入,即可引起相应疾病。为防止食入不洁食品,必须做好食品卫生,如选择新鲜食品原料、食品需要妥善保存与合理烹调、不吃变质腐败或苍蝇叮过的食物、不吃未经洗涤或消毒的瓜果等。饮食服务行业和公共食堂等要认真贯彻执行《食品卫生法》。

(3)污物处理:人们日常生活中不断积聚大量的垃圾及污水,其中含有大量微生物,包括病原体,若处理不当,便会传播疾病。特别是医用垃圾更应按国家标准送到指定地点销毁。

(4)环境卫生:搞好环境卫生是消灭蚊蝇的根本措施。填平洼地、铲除杂草,保持庭院和公共场所清洁整齐,清除垃圾、进行绿化等。

(5)个人卫生:个人卫生在预防各类传染病中有重要作用,如居室装设纱门、纱窗或竹帘,保持室内清洁、宽敞、通风和采光,饭前便后洗手,固定专用食具、毛巾、面盆,提倡分餐制,常更换衣物、勤洗澡等。

2.消毒

消毒是利用各种物理或化学方法,消除和杀灭存留在传播因素上的病原体,以切断传播途径,防止传染病的传播流行。在医院内正确、严格地进行消毒可有效地防止院内交叉感染。

3.杀虫

人类传染病有相当一部分是通过媒介昆虫传播的,其中有些传染病媒介昆虫是唯一的传播途径。因此,为了控制和预防此类传染病的流行,杀虫便成为一项重要措施,如灭鼠、灭蟑、农村灭虱、灭钉螺等。

(三)保护易感人群

1.增强非特异性免疫力

非特异性免疫力是机体对进入体内异物的一种清除机制,是生物个体生来就有的、能遗传后代、不涉及免疫识别和免疫反应的增加。主要包括各种屏障作用、血液中吞噬细胞和粒细胞的吞噬作用以及补体、溶菌酶对病原体的清除作用。在病原体及毒素的作用下，非特异性免疫力又是产生特异性免疫力的基础。增强非特异性免疫力的主要措施包括：加强体育锻炼、调节饮食、养成良好卫生生活习惯、改善居住条件、协调人际关系、保持心情愉快等。

2. 增强特异性免疫力

通过有计划的预防接种，使机体对传染病产生特异性免疫力，从而提高人群的免疫水平，是预防传染病流行的有力措施。

（1）人工主动免疫：有计划地将减毒或灭活的病原体，纯化的抗原和类毒素制成菌（疫）苗接种到人体内，使人体于接种后 2~3 周产生抗体，称为人工主动免疫。免疫力可保持数月至数年。

计划免疫是根据国家对消除传染病的要求，按照规定的免疫程序对易感人群有计划地进行有关生物制品的预防接种，以提高人群的免疫水平。目前，我国已经纳入儿童计划免疫的疫苗有卡介苗、脊髓灰质炎疫苗、百白破联合疫苗（百日咳、白喉、破伤风）、麻疹疫苗和乙肝疫苗 5 种，可预防相应的 7 种传染病，使儿童获得恒定的免疫，实现基本消灭脊髓灰质炎、白喉、百日咳，把结核病、麻疹、破伤风、乙型肝炎的发病率控制在最低水平的目标。

（2）人工被动免疫：将制备好的含抗体的血清或抗毒素注入易感者体内，使机体迅速获得免疫力的方法，称人工被动免疫。免疫持续时间仅 2~3 周。常用于治疗或对接触者的紧急预防。常用制剂有抗毒血清、人血丙种球蛋白、胎盘球蛋白和特异性高效价免疫球蛋白等。

3. 药物预防

对某些尚无特异性免疫方法或免疫效果尚不理想的传染病，在流行期间可给易感者口服预防药物，此对降低发病率和控制流行有一定作用。如口服磺胺药预防流行性脑脊髓膜炎。

（毛鑫城）

第四节　传染科护理工作范畴

传染病院（科）或感染科是传染病患者集中诊治的场所，为有效地控制传染病的传播，传染病院（科）的护士必须具备扎实的专业知识，了解各种病原体的性质、传染病流行过程，严格执行消毒、隔离制度及各种管理制度，还要掌握各种隔离技术和消毒方法，以防传染病传播蔓延而造成交叉感染；更要有高度责任心和护理技术，密切观察病情变化，及时报告医师并配合医师积极采取抢救措施，挽救患者生命；能指导患者、家属做好消毒、隔离工作，并做好预防传染病知识的宣传。

(一)消毒和隔离

严格的消毒、隔离制度和管理方法是传染病护理工作的重点，因传染病院(科)是传染病患者集中的场所，易造成院内、外交叉感染。为了有效地控制传染病的传播，要求医护人员、患者及家属必须严格执行隔离、消毒制度。为了做好这一工作，传染病院(科)的工作人员必须了解各种病原体的性质、各种传染病流行过程的3个环节，掌握各种隔离技术、消毒方法及传染病标本的采集和管理。严格遵守各种管理制度，如传染病院(科)的组织设施、探视及陪住制度等。探视、陪住时也要严格按照消毒、隔离的原则进行。

(二)疫情报告

护士是传染病法定报告人之一，为防止传染病扩散，护士应配合医师在24小时内准确、全面填写"传染病疫情报告卡"，向当地疾病预防控制中心报告疫情，不可迟报或漏报。

(三)休息和营养护理

保持病室整洁、安静和舒适。对某些传染病，早期卧床休息是减少并发症的重要措施之一，随着病情的好转，可逐渐下床活动。传染病患者大多有高热、食欲缺乏，应给予充足的水分及易消化、高热量、富有营养的流质或半流质饮食，给予肠内营养支持，并对重症者喂养、昏迷者鼻饲、不能进食者遵医嘱静脉输液。

(四)皮肤、黏膜护理

传染病患者大多体质虚弱，应注意口腔及皮肤的护理，如每天用温盐水或复方硼酸溶液含漱3~4次，以防口腔炎。保持床单、衣裤清洁、干燥，昏迷患者应定时翻身，以防止压疮发生。

(五)症状护理

症状护理是传染科护士的重要工作内容，通过症状护理缓解或减轻患者身体不适，促进疾病康复。传染科护士应熟悉各种常见传染病的症状表现，工作中能及时发现护理问题、作出护理诊断并采取相应的护理措施。

（六）病情观察

由于传染病发病急骤、病情危重、变化快、并发症多、易传播，故传染科护理人员应以高度责任感，密切、细致、准确地观察病情，及时发现病情变化，配合医师分秒必争地采取抢救措施，挽救患者生命。由于某些传染病具有季节性特征，流行高峰时患者数量增多，危重患者增加，故须在每次流行前做好充分准备。

（七）心理护理

传染病患者由于对隔离、消毒与治疗不理解，产生被束缚感或冷落感，因此，护士应关心、体贴患者，向他们介绍隔离、消毒的目的和做法，介绍医院的环境及规章制度，以帮助患者迅速适应，并树立起战胜疾病的信心。重点要注意患病前的心理特征、患病后的心理反应和应对措施、患者家属的心理反应及应对措施、社会支持系统在精神上、经济上的支持力度等。

（八）诊疗护理

1. 传染病标本的采集与管理

采集传染病患者的标本必须严格遵守操作程序，采取适当的防护措施，防止医源性感染与实验室污染。采集标本时应注意病程阶段，有无应用过抗微生物药物及标本的保存与运送是否规范。尽量在抗生素应用之前做细菌培养，以提高病原体检出率。

（1）临床标本的采集

1）血液：对某些传染病，注意采取发病5天内和恢复期双份血清以作比较。

2）痰、漱口液：采取含漱液或咽拭子。患者早晨起床之后先漱口，然后再用力从呼吸道深部咳出一到两口痰，用无菌杯装好，立即盖上盖子送检验室。需要责任护士详细交代患者和家属正确留取痰液方法。

3）其他分泌物或渗出物：用灭菌棉棒擦拭局部，采集分泌物后，装入病毒保存液试管中，轻轻贴管壁挤压，做成病毒保存悬液，密封送检。采取咽拭子标本时，在扁桃体前后和咽后壁涂抹，要尽量取黏液部分，然后放入有采样液的试管中，加胶塞密封送检。标本采样后应立即冷藏保存，特殊标本可放低温或液氮内超低温保存。

4）解剖和组织标本：尽量在死亡后5小时内取样，若镜检应在采样后尽快制片、干燥、固定和染色；分离病毒的样品，保存温度越低则保存时间越长，可用化学制冷剂，或置液氮瓶中保存。分离病毒的组织可放于50%甘油磷酸盐缓冲液中，在5℃条件下能保存数周。

（2）标本的运送

1）送检的样本应严密包装，外表加以消毒，进行编号、登记后，贴上"生物危害标识"标签。标签不能脱漏和遗失。特殊传染病标本运送时，要认真填写标本送检单，由专人、专车，尽快送至指定的检验部门或单位，完成交接并索要回执。运送途中要避免日光照射和高热，防止病原体死亡。

2）实验室标本应有专人管理，完善标本档案资料。存放标本处，应贴上特殊标识。

3）特殊传染性疾病标本的处理，必须在生物安全柜或生物安全不低于3级的实验室进行，杜绝检验或实验过程中造成致病微生物的传染和传播。

2. 用药护理

准确执行医嘱，按时用药，严密观察药物的治疗效果，注意观察有无毒副作用发生。

3. 特殊诊断及治疗措施的护理

如腰椎穿刺术、人工肝治疗、血液透析等。

（九）健康教育

护士应向患者及家属及时进行有关卫生常识的宣传教育，耐心讲解传染病的治疗和护理方法，出院后的注意事项及对患者个人卫生的建议等，使他们能自觉地遵守医院隔离管理制度，减少传染病发生的机会。健康教育要注意，健康教育的对象可能是患者、家属、社区；健康教育的内容，先进行评估，根据不同对象选择相应的教育内容；健康教育的方式，可以是一对一的交流、集中讲座、宣传册、宣传窗等。

（谭江红）

第五节　传染病常见症状及护理

（一）发热

发热是指任何原因引起的机体产热增多或散热减少，或致热原直接作用于下丘脑的体温调节中枢，或体温调节中枢功能紊乱，使体温升高超出正常范围。一般而言，当腋下温度超过37.0℃，或口腔温度超过37.3℃，一昼夜体温波动在 1℃以上，即为发热。感染因素和非感染因素均可引起发热。感染性发热是传染病最常见、最突出的症状，在急性传染病中有特别重要的临床意义。

1. 临床表现

(1)临床过程

1)体温上升期：指患者在病程中体温上升的时期。若体温逐渐上升，患者可出现畏寒，见于伤寒、细菌性痢疾；若体温骤然上升至 39℃以上，患者可有寒战，见于疟疾和登革热等。

2)极期：指体温上升至一定高度，然后持续一段较长时间的时期，如典型伤寒的极期。

3)体温下降期：体温可缓慢下降，几天后降至正常，如伤寒、副伤寒；也可在 1 天内降至正常，如间日疟。此期可表现为大量出汗和皮肤温度下降。如果体温突然下降，脉搏、呼吸增快，全身症状加重，则是病情恶化的表现；若是体温下降，症状减轻，则表示病情好转，趋向正常。

(2)热型

许多传染病各有特殊的发热规律称为热型，是传染病重要特征之一，对诊断及护理有一定参考意义。热型可通过每天定时测量体温、进行记录并绘制体温曲线得到。常见的热型如下：

1)稽留热：表现为体温升高达 39℃以上，且 24 小时体温变化相差不超过 1℃，见于伤寒、斑疹伤寒等传染病的极期。

2)弛张热：发热特点为 24 小时体温相差超过 1℃，但最低点未达正常水平，常见于败血症、伤寒缓解期、肾综合征出血热等。

3)间歇热：发热表现为 24 小时内体温波动于高热与正常体温之间，如疟疾、败血症的发热。

4)回归热：高热持续数日后自行消退，但数日后又再出现高热，如布鲁菌病的发热。若在病程中重复多次出现发热并持续数月之久，称为波状热。

5)波状热：体温逐渐上升至高热，数天后又逐渐下降到正常水平，再数天后又逐渐升高，多次重复出现，并持续数月之久。见于布鲁菌病。

6)双峰热：在 24 小时内有 2 次波动，形成双峰。多见于脊髓灰质炎、黑热病、恶性疟疾、大肠埃希菌败血症等。

7)马鞍热：发热数日，退热 1 天，又再发热数日，见于登革热。

8)不规则发热：体温曲线无一定规律的热型，如流感和败血症等、其他热型马鞍热等。

(3)伴随症状

1)寒战：高热前有寒战者多见于严重的细菌感染，如败血症、钩端螺旋体病、流行性脑脊髓膜炎、疟疾等。

2)结膜充血：常见于麻疹、流行性出血热、咽结膜炎、斑疹伤寒钩端螺旋体病、恙虫病等。

3)皮疹：皮疹的典型表现常常是临床鉴别诊断的重要线索，常见于麻疹、水痘、伤寒、幼儿急疹、猴痘、天花、猩红热、风疹等。

4)黄疸：可见于所有传染性黄疸疾病，如病毒性肝炎、斑疹伤寒、钩端螺旋体病、败血症等。

5)肝脾大：常见于病毒性肝炎、传染性单核细胞增多症、疟疾、黑热病、布鲁菌病等。

6)出血：黏膜出血常见于病情危重的征象，如流行性出血热、重症病毒性肝炎、斑疹伤寒、钩端螺旋体病等。

7)关节肿痛：见于布鲁菌病、莱姆病等。

8)神经症状：如头痛、呕吐、昏迷、惊厥等中枢神经系统症状。脑膜刺激征提示中枢神经系统感染，见于乙型脑炎、流行性脑脊髓膜炎、单纯疱疹性脑炎、森林脑炎等。

9)淋巴结肿大：感染性疾病中全身淋巴结肿大多见于传染性单核细胞增多症；局限性淋巴结肿大见于麻疹、风疹、猫抓病、恙虫病、钩端螺旋体病、鼠咬热、布鲁菌病、弓形虫病、结核、丝虫病、黑热病、梅毒、获得性免疫缺陷综合征等。

10)咳嗽、胸痛、气急、咯血、咳痰，提示胸膜、肺部疾病。

2.护理评估

(1)健康史

询问内容：①有无传染病接触史、既往病史或预防接种史等；注意发病的地区、季节，传染病流行情况。②询问发热的原因与诱因；发热的特点，如起病缓急、热程、热型、发热程度。③发热的伴随症状，如有无皮疹、腹泻、黄疸等；小儿高热时应询问有无惊厥发生。④发热时的全身情况，如头痛、全身酸痛、食欲缺乏、呕吐、体重减轻、尿少出汗等。⑤发热后的诊疗及护理经过，如所应用的药物及效果、是否进行物理降温等。

(2)身体状况

重点评估患者的生命体征、营养状况、意识状态、颜面色泽，观察皮肤的颜色、弹性，有无伤口、焦痂、溃疡，有无皮疹、全身浅表淋巴结及扁桃体大小及有无分泌物、颈部软硬度，检查心率快慢及心音强弱，肺部叩诊音呼吸音及啰音，腹部压痛及肝脾有无肿大，其他重要脏器如肾、中枢神经系统的检查等。

(3)心理-社会状况

有无因发热引起的心理反应，如恐惧、紧张不安；或由于持续高热诊断不明确所引起的焦虑；或因住院经济负担过重造成的心理压力。

3. 护理诊断

体温过高　与病原体感染后释放内、外源性致热源作用于体温中枢，导致体温中枢功能紊乱有关。

4. 护理措施

（1）采取有效降温措施

通常应用物理降温方法，如用冰帽、冰袋冷敷头部或大动脉走行处，可有效降低头部温度，适用于中枢神经系统传染性疾病；对高热烦躁、四肢肢端灼热的患者可用 25%～50% 的乙醇擦浴；对高热伴寒战护理措施：四肢肢端厥冷的患者采用 32～35℃ 的温水擦浴；冷（温）盐水灌肠适用于中毒性痢疾患者；高热惊厥患者可遵医嘱采用冬眠疗法或亚冬眠疗法。降温时应注意：①冰敷时避免持续长时间敷在同一部位，以防局部冻伤；②注意周围循环情况，有脉搏细数、面色苍白、四肢厥冷的患者，禁用冷敷和乙醇擦浴；③对全身发疹或有出血倾向的患者禁忌温水或乙醇擦浴降温；④应用药物降温时，注意不可在短时间内将体温降得过低，以免大汗导致虚脱；⑤应用冬眠疗法降温前，应先补充血容量，用药过程中避免搬动患者，严密观察生命体征，特别是血压的变化，并保持呼吸道通畅。

（2）补充营养和水分

每天应保证足够的热量和液体的摄入。可给予高热量、高蛋白、高维生素、易消化的流质或半流质食物，保证 2000 mL/天液体的摄入，以维持水、电解质的平衡。必要时遵医嘱静脉输液，以补充水分。

（3）环境与休息

发热时应嘱患者卧床休息，保持一定的室温和室内空气流动，使患者心情平静，勤换体位，促进患者舒适，防止发生压疮。

（4）严密监测病情变化

严密监测患者的生命体征，重点观察体温的变化，注意发热的过程、热型、持续时间、伴随症状。每 4 小时测体温 1 次，必要时每 2 小时测 1 次。实施物理或化学降温 30 分钟后评价降温的效果，观察降温过程中患者有无虚脱等不适出现。

（5）口腔与皮肤护理

注意保持口腔卫生、协助患者在饭后、睡前漱口，病情危重者给予特殊口腔护理，避免口腔内感染。做好患者皮肤护理，大汗后应用温水擦拭，及时更换内衣、被褥，保持皮肤清洁、干燥，预防感染。

(二)皮疹

许多传染病在发热的同时还伴有皮疹,皮疹的形态、出现时间、分布部位及出现的先后顺序因病种不同而异,对传染病的诊断和鉴别诊断有重要参考价值。如水痘在发热第 1 天出疹,猩红热在发热第 2 天出疹,麻疹在发热第 3 天出疹,而伤寒在发热第 6 天出疹。水痘的皮疹主要集中在躯干,呈向心性分布;麻疹和猩红热的出疹顺序相似,均从颈部、耳后开始,自上而下迅速遍及全身。

1. 临床表现

传染病皮疹的常见形态有:

(1)斑丘疹:为红色充血性,与皮肤表面相平或略高于皮肤表面,见于麻疹、伤寒、猩红热等;

(2)出血疹:为点状或片状的皮下出血,压之不褪色,见于流行性脑脊髓膜炎、流行性出血热等;

(3)疱疹或脓疹:多见于水痘-带状疱疹等病毒性传染病。

(4)荨麻疹:多见于急性血吸虫病、病毒性肝炎。发生皮疹时患者皮肤常有瘙痒,引起搔抓,使皮肤造成损伤,进一步可造成感染。

2. 护理评估

(1)病史:了解患者发病的地区、季节、接触史等流行病学资料。仔细询问皮疹出现的时间、初发部位、发展情况、损害性质,有无发热、痒、乏力、食欲下降、恶心、呕吐等伴随症状。

(2)身体评估:评估患者生命体征、意识状态及全身情况。观察皮疹的部位、形态、大小有无融合或出现溃疡、合并感染,出疹的进展及消退情况。

(3)实验室及其他检查:进行血、粪便常规及病原学检查,注意血清学检查中抗原、抗体的检测结果。

3. 主要护理诊断

皮肤完整性受损:皮疹 与病原体和/或代谢产物造成皮肤血管损伤有关。

4. 护理措施

(1)休息与环境:皮疹较重,伴有发热等症状者应卧床休息。病室应保持整洁,定时通风,定时空气消毒。

(2)饮食:应避免进食辛辣刺激性食物。

(3)病情观察:密切观察生命体征、意识状态,注意出疹的进展情况和消退情况,皮疹消退后有无脱屑、脱皮、结痂、色素沉着等变化。

(4)皮肤护理

①注意保持皮肤清洁,每日用温水轻擦皮肤,禁用肥皂水、乙醇擦拭皮肤。

②衣着应宽松，内衣裤应勤换洗。床褥应保持清洁、松软、平整、干燥。

③有皮肤痒者应避免搔抓，注意修剪指甲，幼儿自制能力差，可将手包起来，防止抓伤皮肤造成感染。皮肤剧痒者可涂 5% 碳酸氢钠或炉甘石洗剂等。因过敏反应皮肤瘙痒者，可遵医嘱给予抗组胺药物治疗。

④皮疹消退后若皮肤干燥可涂以液状石蜡润滑皮肤。皮肤结痂后让其自行脱落，不要强行撕脱，翘起的痂皮可用消毒剪刀剪去。

⑤对大面积瘀斑的坏死皮肤应注意保护，翻身时应注意避免拖、拉、拽等动作，防止皮肤擦伤。采取保护性措施，如海绵垫、气垫等，防止大小便浸渍，避免发生破溃。

⑥若皮疹发生破溃，小面积者可涂以龙胆紫或抗生素软膏，大面积者用消毒纱布包扎，防止继发感染。伴有口腔黏膜疹者，应每日用温生理盐水或多贝尔漱口液彻底清洗口腔 2~3 次，每次进食后用温水擦拭口腔，以保持口腔清洁、黏膜湿润。

（5）健康教育

向患者及家属讲解皮肤护理的重要性及加重皮肤损伤的因素，并教会其上述皮肤护理的方法。

（三）腹泻

腹泻是指排便次数较正常增加、排泄量大、粪质稀薄，并含有异常成分，如黏液、脓血、未消化的食物及脱落的肠黏膜等，是消化道传染病的主要症状。腹泻是某些传染病的主要症状，如霍乱、细菌或阿米巴痢疾、沙门菌属感染等。在某些传染病的病程中可出现腹泻，如伤寒、艾滋病、血吸虫病等。不同种类的传染病腹泻次数、大便性状、每次大便量及伴随症状等均有所不同。如霍乱为急性起病，先泻后吐，大便次数多，每次排泄量大，典型大便呈米泔水样，不伴有发热及腹痛。细菌性痢疾的典型表现为腹痛、腹泻、脓血便、伴有发热及里急后重感。

1. 临床表现

急性腹泻可在短时间内丢失大量水分及电解质，而引起水、电解质紊乱和代谢性酸中毒，严重时还可造成低血容量性休克。排便频繁及粪便刺激，可造成患者脱肛及肛门周围皮肤糜烂。长时间腹泻，可导致营养障碍，出现体重下降、维生素缺乏等表现。

2. 护理评估

（1）病史：了解患者发病的地区、季节、接触史、不洁进食史等流行病学资料。观察患者起病缓急、病程、每日大便次数、大便量、性状、颜色、气味及有无异常成分；有无发热、腹痛、里急后重、恶心、呕吐和体重减轻等伴随症状；有无口渴、疲乏无力、尿量减少等失水表现；有无精神紧张、焦虑不安等异常表现。

（2）身体评估：全面的体格检查，重点评估生命体征、意识状态、营养状况、皮肤弹性、体重、心搏速率及节律、腹部压痛、肠鸣音、肛门周围皮肤情况等。

（3）实验室及其他检查：采集新鲜类便标本做显微镜检查，进行细菌培养，测血清钾、钠、氯等电解质，测二氧化碳结合力，必要时做X线剂灌肠及纤维结肠镜检查。

3. 护理诊断

（1）腹泻　与病原体引起肠道感染有关。

（2）有体液不足的危险　与大量腹泻引起失水有关。

4. 护理措施

（1）休息与活动：腹泻频繁、全身症状明显者应卧床休息，并应避免精神紧张、烦躁，必要时按医嘱应用镇静剂，有利于减轻腹泻伴随症状。腹泻症状不重者可适当活动。

（2）饮食护理：频繁腹泻并伴有呕吐的患者可暂时禁食，病情好转后给予少渣、少纤维素、高蛋白、高热量、易消化的流质或半流质饮食，忌食生冷及刺激性饮食，少量多餐，以后逐渐增加饮食量。

（3）病情观察：密切观察生命体征、营养状况，准确记录出入量、体重变化。观察伴随症状有无改善，有无口渴、口唇干燥、皮肤弹性下降等脱水表现，有无四肢无力、腹胀、肠鸣音减弱、心律失常等低钾表现，肛门周围皮肤有无糜烂等。

（4）保持水、电解质平衡：根据每日吐泻情况，及时遵医嘱给予液体、电解质、营养物质，以满足患者的生理需要量，补充额外丢失量，恢复和维持血容量。一般可经口服补液，严重腹泻伴呕吐者经静脉补充液体和电解质。

（5）肛门周围皮肤护理：对排便频繁者，便后宜用软纸擦拭，用温水清洗肛周，保持肛周清洁干燥，局部涂以无菌凡士林油膏保护局部皮肤。有脱肛者可用手隔消毒纱布轻揉局部以助肠管回纳。

（6）用药护理：肠道感染的治疗常使用抗生素，应注意药物剂量、使用方法、疗效及不良反应。如喹诺酮类药物易引起恶心、呕吐、食欲下降等胃肠道反应，与食物同服可减轻不良反应。如应用活性炭、复方苯乙哌啶等止泻药时，注意观察患者排便情况，腹泻得到控制应及时停药。如应用解痉止痛剂阿托品，注意口干、心动过速及视物模糊等药物不良反应。

（7）标本采集：腹泻患者常需留取粪便标本做常规检查及培养，留取标本的容器应清洁，标本应新鲜，选取脓血、黏液部分，及时送检，以提高粪便检查阳性率。还应向患者说明留取标本的目的、方法及注意事项。采集新鲜粪便标本，不可混入尿液，选择便中带脓血和黏液部分，一般检查需要留取 5～10 g 粪便；检查阿米巴原虫时，收集标本前先将便盆加温至 37℃ 左右（因阿米巴滋养体在体外遇冷易死亡），保温立即送验；粪便隐血试验前 3 日，告知患者应避免服用铁剂和摄入动物血、肝及大量绿叶蔬菜，以防出现假阳性。

（四）意识障碍

意识障碍是神经系统功能紊乱所产生的严重症状之一，有些传染病在病程中易出现意识障碍，如流行性乙型脑炎、流行性脑脊髓膜炎、中毒性菌痢、伤寒、重型肝炎、脑型疟疾、脑囊虫病等。

1. 临床表现

意识障碍根据其程度不同可分为嗜睡、意识模糊、昏睡、昏迷。此外，还有一种以神经兴奋性增高为主的意识障碍，称为谵妄。

昏迷是意识障碍中最严重的一种，按其程度可分为 3 个阶段。

（1）轻度昏迷：意识大部分丧失，无自主运动，对声、光刺激无反应，对疼痛刺激尚可出现痛苦表情或肢体退缩等防御反应。角膜反射、瞳孔对光反射、眼球运动、吞咽反射等可存在，生命体征无变化。

（2）中度昏迷：对周围事物及各种刺激均无反应，对于剧烈刺激可出现防御反应。角膜反射减弱、瞳孔对光反射迟钝、眼球无转动。

（3）深度昏迷：全身肌肉松弛，对各种刺激全无反应，深、浅反射均消失，大、小便失禁，血压、脉搏、呼吸等生命体征出现不同程度异常。

2. 护理评估

（1）病史：了解患者发病的地区、季节接触史等流行病学资料，分析意识障碍的原因及诱因。重点询问意识障碍发生的时间、过程、起病缓急，有无服用药物、毒物或酗酒等。有无发热、头痛、恶心、呕吐、腹泻、抽搐、肢体运动障碍和大小便失禁等伴随症状。

（2）身体评估：进行全面的体格检查，评估患者的生命体征、意识状况，皮肤有无皮疹、黄疸，瞳孔大小、形状、对光反射，心、肺情况，肝脾大小，有无腹水征。进行肢体运动、神经系统检查，如神经反射、脑膜刺激征、病理反射等。

（3）实验室及其他检查：进行血、尿、粪便常规，肝、肾功能检查，必要时做脑脊液检查、血清学检查，或脑电图、B 超 CT 和 MRI 检查等。

3. 主要护理诊断

意识障碍　与传染性疾病引起脑实质病变、抽搐、惊厥有关。

4. 护理措施

(1)休息与环境：患者应卧床休息，病室内安静、光线柔和，防止声音、强光刺激。

(2)病情观察：注意患者的意识状态、瞳孔大小、对光反射、血压、呼吸的改变，及早发现脑疝的临床表现。观察有无惊厥发作先兆，如烦躁不安、口角抽动、指(趾)抽动、两眼凝视、肌张力增高等表现。及时记录发作次数、持续时间、抽搐的部位。准确记录出入量。

(3)对症护理：根据意识障碍不同的原因，给予相应的护理。

①脑水肿所致者以脱水为主，使用20%甘露醇静脉滴注或推注时，应注意30分钟内注射完毕。

②呼吸道分泌物堵塞者，应取仰卧位，头偏向一侧，松解衣服和领口，如有义齿应取下，清除口咽分泌物，以保持呼吸道通畅。吸氧，氧流量 4~5L/分钟，以改善脑缺氧。对有舌后坠者用舌钳将舌拉出并使用简单口咽通气管，必要时行气管切开。

③高热者以物理降温为主。高热伴抽搐者可使用亚冬眠治疗，期间应避免搬动患者。

④脑实质炎症患者可遵医嘱使用镇静药。常用镇静药有地西泮肌内注射或缓慢静脉滴注，还可使用水合氯醛鼻饲或灌肠。

(4)生活护理

①皮肤护理：需给患者 2~3 小时翻身 1 次，用热湿毛巾擦洗骨突起处，并做局部按摩，至少每天 2~3 次；如有排泄物污染床褥，应及时清洗、更换，保持床单清洁、干燥、平整无折；搬动患者应将患者抬离床面，不要拖、拉、拽，以免擦伤皮肤；骨突起处应垫海绵垫或睡气垫床；注意观察受压部位皮肤，有无发红、苍白。

②口腔护理：需口腔清洗每天 2 次；张口呼吸者，可用双层湿纱布盖于口鼻部，避免口腔及呼吸道黏膜干燥；口唇涂以甘油以防干裂；若发现口腔或上呼吸道感染时应及时处理。

③眼睛护理：如眼睑闭合不全者，清洗眼睛每天 1~2 次，并用生理盐水湿纱布或眼罩进行保护。

④安全护理：注意患者安全，防止坠床，必要时使用床档或约束带。

⑤其他：昏迷患者一般需留置导尿管，应每 4 小时放尿 1 次；定时更换导尿管及集尿袋；定时清洗尿道外口，女性患者定时冲洗外阴；大便后肛门及其

周围皮肤也应冲洗干净。

(五)咯血

咯血是指喉及其以下呼吸道任何部位的出血经口腔咯出者。咯血量的多少与疾病的严重程度不完全一致。传染病患者咯血多见于肺结核出血热、钩端螺旋体病、肺阿米巴病、肺孢子虫病、肺吸虫病等。

1. 临床表现

(1)咯血的形式

有痰中带血丝、血点或血块,整口咯血。1 次咯血量大时可表现为咯血的同时血从鼻腔中涌出。

(2)咯血量

每日咯血量在 100 mL 以内为小量;100～500 mL 为中等量;500 mL 以上(或 1 次咯血 300～500 mL)为大量咯血,见于肺结核空洞等。

(3)颜色和形状

肺结核咯血颜色为鲜红色,肺吸虫病咯血颜色为铁锈色。

2. 护理评估

(1)健康史

询问引起咯血的原因和相关因素:①患者的年龄、职业、病史,既往有无去过疫区、肺吸虫流行区,有无粉尘接触史、吸烟史等。咯血有无先兆,如胸闷、咳嗽、喉痒等。②咯血的情况:咯血的持续时间,咯出血液的颜色,咯血的频率,咯血的量,以及此次咯血是初发还是复发,复发者还需评估以往咯血的情况。③咯血后的伴随症状:是否头晕、心慌、气短、胸痛、发热等。

(2)身体状况

测量并记录体温、脉搏、呼吸、血压、意识状态。注意呼吸频率、深度、血压是否下降等。

3. 护理诊断

(1)有窒息的危险　与咯血时血块阻塞气道有关。

(2)体液不足　与咯血所致循环血量不足有关。

(3)焦虑　与咯血或担心再次咯血,及进一步检查感到不安和害怕有关。

4. 护理措施

(1)心理护理

当患者忧虑重重时,应耐心向患者解释,并说明咯血量与疾病严重程度不成正比,安慰患者,解除其顾虑,消除紧张情绪。较大量的咯血时,医务人员或家属应守护患者床旁,使患者有安全感,观察并引导其将血轻轻咯出,告知患者不能憋住，否则会造成更大出血，并有窒息的危险。被血污染的被服、衣物、用具应及时更换或移除，咯出的血液应及时倒弃，减少对患者的不良刺激。

（2）休息

小量咯血者应适当休息，不必特殊处理，但需要向患者解释咯血的原因。大量咯血者应绝对卧床休息，避免不必要的搬动，以免因活动而增加肺活动度，加重咯血。一般多取平卧，头偏向一侧，对已知病变部位者取患侧卧位减少肺的活动，有利于止血，同时也可预防窒息。心血管疾病患者可取半卧位。

（3）胸部外敷

大量咯血伴高热可在胸部放置冰袋冷敷，使其局部体表温度下降，反射性引起肺血管收缩止血，并增加患者的舒适感，解除精神紧张。必要时，用沙袋压迫胸部，限制该侧胸廓活动度，有利于止血。

（4）病情观察

观察生命体征及病情变化，定时监测体温、脉搏、呼吸、血压，观察意识状态，记录咯血次数、咯血量、颜色、性质，患者有无异常表情，是否发生窒息、休克等并发症。

（5）止血护理

①患者床旁备好痰杯、纱布、冷开水等，以便患者咯血时用；同时应备好其他抢救物品，如气管插管、开口器、吸引器、气管切开包、止血药物、呼吸兴奋剂、升压药等。

②咯血后应协助患者漱口，消除口腔异味。

③根据医嘱及时给予止血药，并观察止血效果。

（6）预防咯血窒息的紧急抢救措施

①体位引流：对大量咯血者，将患者移至床边，采取头低脚高的俯卧位，迅速排出积血。对已有窒息征象者，应立即抱起患者下半身使其倒立，身体与床边成45°～90°，由另一人托住患者的头向背部屈曲并拍击背部。尽量采用患侧卧位，以避免出血或积血堵塞呼吸道。患者出现缺氧、四肢抽搐、牙关紧闭、面部发绀、大小便失禁时，应高流量给氧，并立即用汤匙或血管钳将患者牙关撬开，然后再用开口器张开口腔，用舌钳拉出舌头，立即将头后仰，迅速行负压抽吸，以清除口腔和咽部血凝块和血液。

②气管插管：将有侧孔的较粗的导管迅速插入气管内，边进边吸，深度应达到隆突部位。

③支气管镜插入吸引：多采用硬质气管镜吸引。

④必要时输血：对反复咯血或顽固不止者，根据血红蛋白测定情况，酌情输入新鲜全血。但输血应慎重、缓慢，量不宜过多，因输血可增加肺动脉压力

而加重出血。

5.健康教育

（1）活动性大量咯血停止后，可进食温凉、易消化、高营养食物，勿进食辛辣刺激及粗糙、过烫的食物。

（2）病情稳定后，可在床上坐起，逐渐增加活动量，应避免负重，保持排便通畅，防止再次咯血的发生。

（3）出血时的自我护理：有咯血先兆症状，如胸闷、心慌、头晕喉部发痒、口有腥味或痰中带血丝时，应及时就诊，尽早应用止血药物；有咯血时，应轻轻咳出，不可屏气，并取患侧卧位。

（贺慧阳）

第二章

传染病医院感染预防与控制

第一节　医院感染

医院感染又称医院内感染、院内感染或医院获得性感染，中华人民共和国卫生部 2001 年统一定义为医院感染。是指住院患者在医院内获得的感染，包括在住院期间发生的感染和在医院内获得但在出院后发生的感染，但不包括入院前已开始或入院时已存在的感染。应该注意，对于没有明确潜伏期的感染，规定入院 48 小时后发生的感染为医院感染；对于有明确潜伏期的感染，自入院时起超过平均潜伏期后发生的感染为医院感染。医院工作人员在医院内获得的感染也属医院感染。医院感染可分为外源性感染和内源性感染。外源性感染亦称交叉感染或者获得性感染，是指携带病原微生物的医院内患者、工作人员、探视者，以及医院环境中病原微生物所引起的医院感染；内源性感染又称自源性感染，是指患者自身皮肤或腔道等处定植的条件致病菌或从外界获得的定植菌由于数量或定植部位的改变而引起的感染。

医院感染虽不是传染病，但与传染病同属于感染病范畴，不仅对患者个体造成伤害，而且有可能在医院内形成流行。因此，应加以重视。医学生学习医院感染有关知识，也是我国传染病学科接轨国际，从传染病学走向感染病学的一种体现。

（一）病原学

细菌、病毒、真菌、立克次体和原虫等均引起医院感染。有时可从同一患者体内分离到不同种病原体，可以是几种细菌的混合感染，也可以是细菌与真菌或病毒的感染。与社区获得感染相比，医院感染的病原体具有以下一些特点：

（1）以条件致病菌或机会病原体为主，前者是指在有诱发因素的患者中引起医院感染，后者是指仅仅在患者抗感染抵抗力显著降低时引起临床疾病。

（2）由于抗生素的广泛应用，医院感染的病原体多为耐药菌，甚至多重耐药菌。

（3）医院感染病原体的变迁受抗生素普及和应用所影响。

（4）常见铜绿假单胞菌和沙门菌感染。

（5）除细菌外，真菌是医院感染病原体的一个重要组成部分，深部真菌病几乎都是医院感染。

（二）流行病学

1. 传染源

（1）外源性　病原体来自患者体外，其他住院患者、医院工作人员、陪护家属、探望者和医院环境，亦称为交叉感染。患者也可受到医院环境中细菌的感染和寄殖。

（2）内源性　病原菌为患者皮肤、口腔、咽部和胃肠道的正常菌群或住院期间新的定植菌，亦称为自身感染。

2. 传播途径

医院感染的传播方式以接触传播最为多见，其次是经血液传播，空气传播和器械等媒介物传播较少见。

（1）接触传播

①直接接触传播，指病原体在患者之间或由患者到医务人员再到患者间传播，如母亲产道的病原体 B 群链球菌、淋病奈瑟菌、产单核细胞李斯特菌、沙门菌属、HSV、沙眼衣原体、HBV 等在分娩时均可传给新生儿。

②间接接触传播，指病原体由病源污染传播至医院设施、医疗器械、患者用具或他人等媒介，随后再经被污染媒介传播。其中医院工作人员与患者接触频繁，通过污染的手在患者间传播感染是最重要的间接接触传播。在公共场所个人卫生尤其重要，多次接触容易传染与被传染。

③侵袭性操作时医疗器械不仅可导致外源性感染，还可将患者自体细菌带入无菌部位导致内源性感染，如导尿时可将会阴部细菌带到膀胱。

（2）血液传播　是近年来引起重视的一种传播方式。乙型和丙型肝炎病毒、艾滋病病毒、巨细胞病毒和弓形虫等通过血液和血制品传播，国内外均有大量病例报道，某些病原甚至造成医院内流行。

（3）空气传播　空气传播多见于流感病毒、结核分枝杆菌、疱疹病毒等，葡萄球菌和链球菌虽可借空气传播，但较接触传播为少。

（4）器械传播 铜绿假单胞菌、不动杆菌属、肺炎克雷伯菌、嗜肺军团菌等可通过雾化吸入器和氧气湿化瓶及空调系统等散播。食物、药物、静脉输液及侵袭性医疗设备也是医院感染的传播途径。

3. 易感人群

住院患者对条件致病菌和机会病原体的易感性较高，但下列患者更易发生医院感染。

（1）所患疾病严重影响了机体的细胞免疫或体液免疫功能，如恶性肿瘤、糖尿病、肝病、肾病、结缔组织病、慢性阻塞性支气管肺疾患和血液病患者。

（2）新生儿、婴幼儿和老年人。

（3）烧伤或创伤患者。

（4）接受免疫抑制治疗、移植治疗、各种侵袭性操作、长期使用广谱抗生素或污染手术的患者。

（三）临床表现

1. 潜伏期

对于无明确潜伏期的感染，将入院48小时后发生的感染称为医院感染；对于有明确潜伏期的感染，可以根据相应疾病的潜伏期推测是否为医院感染。

2. 常见的感染部位

医院感染的部位包括肺部感染、尿路感染、消化道感染、手术切口感染、血流感染、腹腔感染、中枢神经系统感染等。

（四）医院感染的控制

医院感染的控制有赖于广泛、可靠的医院感染监测和防治网络，切实、有效的预防措施，以及对医院感染积极、合理的治疗。

1. 建立医院感染监测和防治机构

（1）组织机构 各医院应组成由感染科医师、专职护士、微生物学家、流行病学专家以及管理人员等参加的医院感染控制机构，负责以下工作：

①根据医院特点制订相应医院感染防治措施。

②医院感染监测。监督医院感染防治措施的执行，定期对医院各科室医院感染控制质量进行检查和评估。

③有关医院感染知识的宣传和教育。医院感染控制机构在医院感染控制中发挥核心作用，但全体医院工作人员认真协助完成医院感染监测工作、严格执行医院感染防治措施同样重要。

（2）医院感染的监测

通过对医院感染发生和分布及各种影响因素的分析，为医院感染的控制提供依据。监测内容包括：

①医院感染总发生率、各科室发生率、各部位总发生率，以及高危人群和高危科室发生率。

②危险因素。

③病原体构成。

④漏报率。

⑤细菌耐药性监测。

⑥暴发流行情况。

⑦环境监测等。

医院感染发病率的计算方法有两种，我国主要采取前者，美国 CDC 常采用后者：

患者感染率(%)＝新发生感染例数(或例次数)/同期住院人数×100

患者日感染率(‰)＝新发生感染例数(或例次数)/出院患者总住院天数×1000

由于单个医院监测资料有限，发达国家建立了国家和地区医院感染监测网络，参加医院以统一诊断标准进行医院感染监测并将资料汇总，从而积累了翔实的医院感染发生、分布、危险因素、病原构成、细菌耐药性等资料。目前我国也初步建立了医院感染监测网络，另外 DNA 指纹、耐药谱、血清学分型等众多技术及方法的应用使感染源和传播途径的追踪更为完善。这些工作为医院感染预防措施和治疗方案的制订提供了坚实基础。

2. 预防措施

尽管目前尚无法完全避免医院感染尤其是内源性医院感染，但研究表明，有效的预防措施可以减少20%～35%的医院感染。因此通过控制传染源、切断传播途径和减少易患因素 3 个环节来降低医院感染发病率具有重要价值。

（1）控制传染源

①积极治疗医院感染患者。

②严格执行环境消毒措施。

③妥善处理患者排泄物、分泌物和污染物品、器械。

④对医院工作人员进行全面体检，以避免医院工作人员传播结核、病毒性肝炎、伤寒等疾病。

⑤携带者的处理，如以莫匹罗星软膏治疗鼻腔携带金黄色葡萄球菌工作人员。

（2）切断传播途径

主要措施包括：

①医院布局合理，减少医院感染传播机会。

②对不同传播途径疾病采取相应隔离措施。

③严格执行无菌手术和操作。

④医务人员应严格执行手卫生规范，接触患者前后均应洗手。

⑤严格执行血液、血制品和移植器官、组织的筛选和管理，确保排除感染各类肝炎病毒、HIV 等病原体的供者。

⑥严格执行器械消毒。

⑦对符合适应证者予以手术前抗菌药物预防性用药。

（3）减少易患因素

主要措施包括：

①缩短患者住院时间和入住 ICU 时间。

②避免不必要的侵袭性操作。

③避免应用机械通气、各类导管，或缩短应用时间。

④避免滥用广谱抗菌药物。

⑤及时纠正或改善患者免疫缺陷状态。

（陈欢）

第二节　传染病科的设置、分区及管理

传染病科在综合医院中是院长领导下的一个临床诊疗科室，由科主任统一管理，并向院长负责。设副主任若干人，协助科主任分管科内各方面工作，如医疗、教学、科研、人才培养等。传染病科一般设立传染病门诊及传染病房。有条件的单位可成立传染病实验室或研究室，从事有关传染病的实验检测及实验室研究。

（一）分诊室

在医院门诊入口处，单独设立分诊室，对内、儿科患者进行简单的问诊和检查，检出传染病患者，让其至传染病门诊诊治，以免造成与普通门诊患者的交叉感染。

(二)传染病门诊

传染科门诊与普通门诊分开，根据不同季节、地区及传染病流行情况分设不同的传染病室。可按常规传染病设立诊室，如病毒性肝炎诊室、肠道传染病诊室、呼吸道传染病诊室，每个诊室为 1 个隔离单位，只诊治 1 种传染病。对于少见的传染病可不单设诊室，设共用诊室，用后可经消毒处理后再用。

传染科门诊应设有单独的出入口，单独的挂号处、病案室、收费处、药房、化验室及治疗室等，并建立相应的工作制度和消毒隔离制度。此外，尚可开设传染病咨询门诊，指导及解答患者及亲属提出的传染病有关基本知识。

(三)传染病病房

综合医院特别是县级以上的综合医院，应争取设置传染病房以减少医院内交叉感染，防止传染病传播至院外。传染病房应单建于离普通病房较远场所(40~50 m 以外)。

1.传染病房的环境布局

(1)传染病房床位的设置应根据医院的规模(包括床位数)、任务及当地传染病流行情况而定。一般占医院病床总数的 5%~10%，每一病室设病床 2 张或 3 张。

(2)传染病房应严格区分清洁区(值班室、更衣室、配膳室、库房等)、半污染区(医护办公室、治疗室、消毒室、走廊等)及污染区(病室、患者厕所及浴室、污物处置室等)，应制定相应的消毒隔离及工作制度。

(3)传染病房的一端应设有沐浴间、厕所、清洁衣柜、工作衣柜等仅供工作人员出入之用。

(4)病房入口处设入院卫生处置间，供入院患者卫生处理和更衣。病房出口处设出院处置间，供患者沐浴、换清洁衣服后出院，位置应设在病房的另一端。

(5)传染病房有患者活动区与医护人员工作区两大部分，由较宽的内走廊相隔开。患者生活区面向开放式外走廊，其结构包括病室、患者浴室、厕所、漱洗间，主要供患者使用。所有污染衣物、送检标本、尸体等均经外走廊送出。医护人员工作区包括卫生通过间、医师办公室、护士办公室、治疗室、值班室、贮藏室、配餐室、消毒室等，供工作使用。配餐室、消毒室内均应分隔为污染间和清洁间，污染间与外走廊相通，清洁间与内走廊相通。

(6)每个病室均应设缓冲间(供工作人员穿脱隔离衣、洗手之用)、洗澡间、漱洗间及厕所。通向外走廊的窗下分别设置传递窗和污衣、标本存放柜。病室与内走廊之间以高大玻璃窗相隔，窗不能开启，窗下设置供递送药品器材用的传递柜，柜门有里外两层，使用后随时要将柜门关闭，以保持内走廊少受污染。

2. 传染病房的设置要求

（1）传染病房以小病室为宜，便于不同病种的隔离及收治，如系两层楼房建筑，则楼上病室适于住呼吸道传染病患者，楼下病室适于住消化道传染病患者或其他传染病患者。

（2）应有完善的防蚊蝇和空调设备及污物处理、污水净化装置。

（3）应有消毒设备，如蒸汽锅、煮沸器、消毒柜、紫外线灯、福尔马林蒸汽箱等。

（4）应设小化验室，以便进行痰、血、尿、便等常规检查。

3. 隔离病房设置及管理

（1）潜在污染区包括有相应功能用房设置和无功能用房设置两种基本形式。有相应功能用房设置的，原则上与污染区之间不设置人员出入口，物品通过符合设计要求的传递窗传递；无相应功能用房设置的，仅起通道和缓冲作用，可与规范设置的脱除防护用品房间或缓冲间合并设置。

（2）综合考虑满足诊疗救治、降低医务人员暴露风险、提升管理效率、合理控制成本等方面需要，对各功能用房在清洁区、潜在污染区、污染区的设置上推荐如下：①清洁区：宜设置更衣室、淋浴间、医生办公室、会议（会诊）室、清洁区库房、人员休息室及用餐区等；②潜在污染区：可设置护士站、治疗准备室、库房、配液室等；③污染区：宜设置病区（室）、处置室、设备间（物品准备间）、污物间、标本存放间、患者配餐间、患者活动区等。潜在污染区未设置功能用房时，护士站、配液室、库房等宜在污染区设置。出入同一通道隔离病区流程见图1-1，出入不同通道隔离病区流程见图1-2。

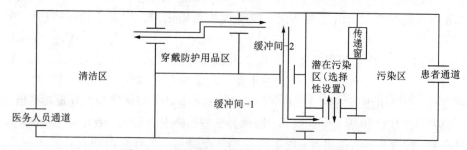

图1-1　同一通道进出流线布局流程示意图

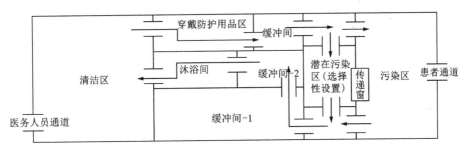

图1-2 不同通道进出流线布局流程示意图

（3）规章制度、工作流程、人员诊疗行为和防护用品使用应当与各功能用房实际设置所在区域管理要求一致。

（4）医务人员进入隔离病房三次更衣法

三次更衣是指医院员工上下班途中分别需要更衣三次，避免发生交叉感染，即"家—更衣室（办公室）—病区"到"病区—更衣室（办公室）—家"全过程的三次更衣防护流程，为控制院内交叉感染，保护医院员工的家人以及阻断疫情的传播员工，建议在隔离病区工作的医务人员实施三次更衣法。具体内容如下：

①居家：在家员工着居家服，勤洗手，面部清洁（包括鼻腔、口腔、眼角、耳道），多喝水，保证休息，勤开窗通风，晒太阳，体育锻炼，提高免疫力。

②去医院：员工去医院上班，需更换外出服（包括更换外衣、外裤、鞋子、袜子、戴口罩）。仅携带手机、钥匙等必需用物，放在口袋。不戴首饰、手提包等非必需物品。

③值班室（办公室）：员工到值班室或办公室后，更换医院用外套、外裤、袜子、工作鞋或工作服、工作鞋、工作袜子，戴外科口罩，钥匙放办公室或值班室。

④普通病区：员工入普通病区时，需测体温并登记，穿工作服，戴一次性帽子，手机包裹PE手套或保鲜膜，保留外科口罩（未污染，不潮湿不用换）。

⑤隔离区：员工入隔离区时，需戴N95口罩、穿防护服、戴手套、戴眼罩、穿鞋套、手机包裹第二层PE手套或保鲜膜后放在工作服口袋内，工作期间不得拿出。

⑥出隔离区：员工出隔离区时，需洗手、脱手套、取眼罩、脱防护服，脱手机上的外层PE手套，再次洗手，消毒擦拭手机PE外层，在缓冲区洗手，做面部清洁（包括鼻腔、口腔、眼角、耳道），更换帽子，换外出口罩。

⑦出普通病房：员工出普通病房时，需脱工作服、工作鞋、工作裤、脱手机上PE手套或含酒精的液体擦拭，洗澡或面部清洁，测体温并登记。

⑧出值班室（办公室）：员工出值班室或办公室时，需脱医院用外套、外裤、

袜子、工作鞋、脱手机上 PE 手套或含酒精液体擦拭，脱外科口罩，换外出口罩，洗手，面部清洁。

⑨回家：员工到家后，需脱鞋子(放在门外固定区域)，取下外出口罩，脱外出衣、裤、袜子，换居家服、室内鞋。

流程见图 1-3。

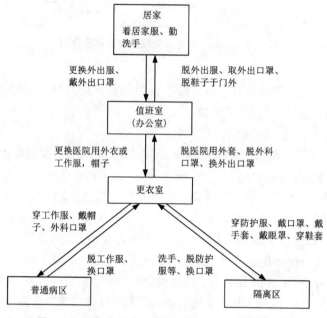

图 1-3　医务人员进入隔离病房三次更衣法流程图

注：入隔离区医护人员工作期间不能回家，集中隔离。

(谭江红)

第三节　结核门诊、发热门诊、肠道门诊接诊流程及管理

根据《中华人民共和国传染病防治法》《卫生部关于二级以上综合医院感染性疾病科建设的通知》精神，各级综合医疗机构应当设置感染性疾病科，将发热门诊、肠道门诊、呼吸道门诊和传染病科统一整合为感染性疾病科，门诊内部应严格设置防护分区，严格区分人流、物流的清洁与污染路线流程，采取安全隔离措施，严防交叉感染。

(一)结核门诊接诊流程及管理

1. 结核门诊管理制度

(1)结核门诊由专职医师负责接诊排查。

(2)实行结核患者归口管理,门诊医生发现疑似结核患者,将患者转诊至结核病门诊进一步诊断排查,住院医生发现疑似结核患者,请结核病专科医生会诊。一旦发现活动性结核患者,按市卫生行政主管部门的要求转诊到市结核病定点医院继续治疗。

(3)放射科、检验科及放免中心在门诊患者的检测中若发现疑似结核病患者,要将结核诊断检查报告单直接交到结核门诊,告知患者直接到结核门诊医务人员手中取单,再就诊。

(4)结核门诊负责收集结核病疫情报传染病管理科,由医院疫情管理员进行网络直报。

(5)结核门诊负责向区卫生疾控部门填送结核病转诊三联单,以利患者后续药物免费治疗。

(6)药房、放射科、检验科对结核患者所发生的相关费用应予以登记。

(7)耐心做好结核患者的宣教工作,宣传国家对结核病的免费治疗政策,使结核患者得到有效的治疗。

2. 环境管理

(1)建筑布局要求:三区二通道,分区标识清楚,人员与流程合理,空气流通或有通风设施,生活区与诊疗区分开。

(2)非手触式流动水洗手池,配备速干手消毒剂。可能污染的区域应及时消毒。防护措施是标准预防+空气飞沫传播的隔离与预防。

(3)病区空气:病房应保持空气清新,能保持良好的自然通风。可配备循环风空气消毒设备(医用)进行空气消毒,2~3 次/日,每次不少于 30 分钟。

(4)物体表面、地面、空气消毒:物体表面可选择用 1000 mg/L 的含氯消毒液擦拭。地面可用 1000 mg/L 的含氯消毒液擦拭或喷洒消毒。

(5)痰液的消毒:痰液可用 2000 mg/L 的含氯消毒液按 1:1 静置 60 分钟后倒放。

3. 接诊流程

(1)经导医台分诊后为患者免费发放口罩,引导其到指定的结核病、耐药结核病门诊就诊。

(2)医生接诊后详细问诊,对于有可疑结核病症状者,根据病情给予即时痰涂片(有痰的患者,医生要再发给患者两个痰盒,嘱患者次日带夜间痰和清晨痰再次进行痰检)、拍摄胸片(儿童加拍一张侧位片)、肝功能等必要的医学检查。

(3)排除结核病的患者,指导其到相应的科室就诊。

(4)诊断为结核病的患者,必须详细询问患者的居住地址、联系方式、有无结核病史、是否服用过抗结核药物,确定新发、复发和初治、复治。对复治患者还要询问服药时间、种类、原治疗单位等信息,并做好登记。符合转诊条件的转诊到市结核病防治所进一步治疗;符合住院条件的收治入院进一步治疗;符合门诊治疗条件的给予正规抗结核治疗及健康指导。

(5)对于诊断为结核病并在院接受治疗的患者,要进一步做药敏检查,鉴别诊断是普通结核还是耐药结核、耐多药结核,对于普通结核按照标准治疗方案治疗,对于耐药结核按照耐药结核诊治流程,给予敏感药物抗结核治疗。

(二)发热门诊接诊流程及管理

1. 发热门诊工作制度

(1)各类工作人员认真执行岗位职责,防止漏诊、误诊事件发生。

(2)严格执行发热门诊消毒隔离制度及人员防护指南,防止发生交叉感染。

(3)指导发热呼吸道患者佩戴外科口罩,按要求做好"发热门诊电子登记簿"的登记工作,门诊日志每日上报。

(4)发现传染病疑似病例或确诊病例,应立即进行传染病网络直报,发现不明原因肺炎、人感染禽流感、传染性非典型肺炎等病例,须立即上报公共卫生管理科和医院感染管理办公室,以及医院传染病防治办公室,需转至定点医院者做好转院前的准备。

(5)患者转出时,按传染病防护要求进行标准防护,做好终末处理。

2. 环境管理

(1)建筑布局要求:要设立相对独立区域,设立三区两通道,各区域间设有缓冲间,且界线清楚、标识明显。

(2)病区空气:病房应保持空气清新,能保持良好的自然通风。每日通风2~3次,每次不少于30分钟。

(3)物体表面、地面、空气消毒:物体表面可选择用1000 mg/L的含氯消毒液或75%酒精,采用擦拭或浸泡消毒方法。地面可用1000 mg/L的含氯消毒液擦拭或喷洒消毒。室内空气消毒在无人条件下,可选择过氧乙酸,过氧化氢和二氧化氯等消毒剂,采用超低容量喷雾法进行消毒。可配备循环风空气消毒设备(医用)进行空气消毒。

3. 接诊流程

(1)根据传染病的流行季节、周期和流行趋势,做好特定传染病的预检分诊工作。

(2)设置醒目的"工作流程示意图"和"发热患者就诊须知",所有患者均佩戴医用外科口罩,测量体温,严格按照"一米线"要求,有序就诊。

(3)严格落实首诊负责制,指导患者填写《发热门诊患者信息采集确认书》,内容包括姓名、性别、年龄、联系电话、家庭地址、体温及流行病学史等。发现可疑病例立即隔离观察。上报传染病信息卡并采集相关标本送检。

(4)接诊医师要对每一位就诊的发热患者详细询问流行病学史,并结合患者主诉、病史、症状和体征进行诊断和积极治疗。

(5)发现可疑病例,医疗机构应立即报告属地(县、市、区)疾控部门,进行咽拭子、分泌物等标本采样送检。采样送检按照相关传染病的有关要求和规定进行。

(6)可疑病例经会诊和实验室检验后确定为疑似病例或确诊病例的,应立即按规定迅速将患者转运至定点医院。对密切接触者采取隔离医学观察或其他必要措施时,按照相关传染病的有关要求和规定进行管理。

(7)发热门诊初步排除患者相关传染病后,再引导患者到相应的普通科室就诊。

(8)对留观患者,做好病程记录,严格交接班,做好交接班记录。

(三)肠道门诊接诊流程及管理

1.肠道门诊工作制度

(1)肠道门诊接诊患者范围:以急性腹泻为主的各种急性肠道疾病和慢性腹泻、近2周内有急性发作的患者。

(2)肠道门诊须使用"腹泻病门诊登记簿",就诊患者均要进行登记。处方、化验单要标有"腹泻"字样标记。

(3)肠道门诊就诊患者,须按要求进行霍乱快诊检测。如果霍乱临床症状典型、患者来自霍乱疫区或腹泻严重者,应同时做霍乱弧菌培养。

(4)发现传染病疑似病例或确诊病例,应当立即进行传染病网络直报。霍乱疑似患者或确诊患者,须立即上报公共卫生科和医院感染管理办公室,并派专人携带菌株送往所在区疾病预防控制中心进行检测。

(5)严格执行《食品安全法》,做好食源性疾病信息报告和主动监测病例的标本采集工作。

(6)加强与患者的沟通,做好安全教育和感染性疾病知识的健康宣教。

(7)严格执行肠道门诊消毒隔离制度及人员防护指南。

2. 环境管理

(1) 肠道门诊位置合理, 有醒目标志, 形成相对独立小区, 和综合门诊严格分开或远离一端。

(2) 肠道门诊小区内应设有诊疗室、观察室、专用药房、专用厕所, 有条件的医院设立专用化验室。

(3) 患者按肠道传染病隔离措施隔离, 对患者的呕吐物和排泄物进行消毒处理。患者的分泌物、呕吐物等应有专门容器收集, 用有效氯 20000 mg/L 的含氯消毒剂, 按物、药比例 1∶2 浸泡消毒 2 小时。

3. 肠道门诊接诊流程

(1) 分诊

各医疗单位要严格分诊制度, 所有腹泻患者不得在其他诊室诊治, 均应到腹泻病门诊(专桌或专人处)诊治。分诊护士仔细询问患者腹泻原因、症状, 是否到过疫区, 观察患者有无脱水表现。

(2) 诊查

接诊医生根据患者的症状、体征和流行病学指征, 结合临床检验(血常规和大便常规)结果, 做出临床诊断, 按要求逐项填写腹泻患者登记表。

(3) 治疗

治疗腹泻患者应推广口服补液疗法, 不得随便使用静脉输液, 防止滥用抗生素, 对腹泻患者失水严重者, 应及时补液、纠正水电解质紊乱, 重症患者应收住病区进一步诊疗。对霍乱与疑似霍乱患者必须隔离治疗, 对伤寒和副伤寒及痢疾患者, 应及早使用敏感的抗菌药物。

(邓建妹)

第四节　传染病的隔离与消毒

(一)传染病的隔离

隔离是将处于传染期的传染病患者、病原携带者安置于指定地点与健康人和非传染病患者分开, 防止病原体扩散和传播。隔离是预防和管理传染病的重要措施。医护人员熟练掌握隔离知识, 正确实施隔离技术, 是预防和控制传染病的基本要求。

1. 隔离的基本原则

(1) 在标准预防的基础上, 根据疾病的传播途径(接触传播、飞沫传播、空气传播和其他途径传播），制订相应的隔离与预防措施。

（2）一种疾病可能有多种传播途径时，应在标准预防的基础上采取相应传播途径的隔离与预防，将多种防护措施结合使用。

（3）隔离病室应有隔离标志，并限制人员的出入。黄色为空气传播的隔离，粉色为飞沫传播的隔离，蓝色为接触传播的隔离。

（4）传染病患者或可疑传染病患者应安置在单人隔离房间。条件受限的医院，同种病原体感染者可安置于一室。隔离的传染病患者或疑似传染病患者产生的医疗废物，应严格执行医疗废物管理条例，防止病原体扩散和传播。

（5）建筑布局符合隔离要求，感染性疾病科宜相对独立，宜与普通病区和生活区分开。服务流程确保洁、污分开，防止因人员流程、物品流程交叉导致污染。通风系统应区域化，防止区域间空气交叉污染。配备合适的手卫生设备。

（6）解除隔离原则 已满隔离期者，连续多次病原体检测阴性者，确定被隔离者不再排出病原体，即可解除隔离。

2. 传染病区的隔离要求

（1）清洁区隔离要求 工作人员不得穿隔离衣、穿工作服、戴口罩、戴帽子、穿隔离鞋进入清洁区。患者及患者接触的物品不得进入清洁区。

（2）半污染区的隔离要求 工作人员进入半污染区一般不穿隔离衣，应穿工作服以减少交叉感染的机会；患者不得进入半污染区；治疗室内清洁物品、未被污染或已消毒的医疗器械和药品必须与污染物品严格分开放置，由病室带回的物品应先消毒后放在指定的位置。

（3）污染区的隔离要求

①对工作人员的隔离要求：工作人员进入污染区按要求穿隔离衣、戴口罩、戴帽子、穿隔离鞋，必要时戴护目镜或防护面具。避免患者对着自己打喷嚏、咳嗽，如果出现这种情况，必须立即清洗消毒。污染的手不能触摸自己的五官及非污染物品，直接、间接接触患者或污染物品后，必须认真清洗双手。污染区内的物品未经消毒不准带出。

②对患者的隔离要求：传染病患者入院须经病区患者通道进入，更换患者服，换下的衣服及物品经消毒处理后由家属带走或由医院统一管理；传染病患者出院时须经卫生处置，换上清洁衣服后离开医院。传染病患者住院期间为防止交叉感染，不得随意离开病室，只能在病室内活动。告知患者及家属，污染物品未经消毒，不能随意拿出院外，以免病原体污染外界。

3. 隔离的种类及要求

（1）接触隔离 适用于经接触传播的疾病如肠道感染、多重耐药菌感染、皮肤感染,在标准预防的基础上,还应采用接触传播的隔离与预防。

1)患者的隔离措施如下:

①限制活动范围。

②减少转运,如需转运时,应采取有效措施,减少对其他患者、医务人员和环境表面的污染。

③一般医疗器械如听诊器、体温计、压舌板、压脉带等应专人专用,并定期消毒。不能专用的医疗装置应在每一位患者使用前进行清洁和消毒。

2)医务人员的防护措施如下:

①接触隔离患者的血液、体液、分泌物、排泄物等物质时,应戴手套;离开隔离病室前和接触污染物品后,应摘除手套、洗手和(或)手消毒。手上有伤口时应戴双层手套。

②进入隔离病室,从事可能污染工作服的操作时,应穿隔离衣;离开病室前,脱下隔离衣,按要求悬挂,每天更换清洗与消毒;若使用一次性隔离衣,用后按医疗废物管理要求进行处置。接触甲类传染病应按要求穿脱防护服,离开病室前,脱去防护服,防护服按医疗废物管理要求进行处置。

(2)飞沫隔离

适用于经飞沫传播的疾病,如百日咳、白喉、流行性感冒、病毒性腮腺炎、流行性脑脊髓膜炎等,在标准预防的基础上,还应采用飞沫传播的隔离预防。

1)患者的隔离措施如下:

①在遵循隔离原则的基础上,应限制患者的活动范围,减少转运;当必须转运时,医务人员应注意加强防护。

②病情允许时,应戴外科口罩,并定期更换。

③患者之间、患者与探视者之间相隔距离应1米以上,探视者应戴外科口罩。

④病房加强通风或进行空气消毒。

2)医务人员的防护措施如下:

①应严格按照区域流程,在不同的区域穿戴不同的防护用品,离开时按要求摘脱,并正确处理使用后物品。

②与患者近距离(1米以内)接触,应戴帽子、医用防护口罩;进行可能产生喷溅的诊疗操作时,应戴护目镜或防护面罩,穿防护服;当接触患者及其血液、体液、分泌物、排泄物等物时应戴手套。

(二)传染病的消毒

消毒是指用化学、物理、生物的方法杀灭或消除环境中的致病微生物,达到无害化。消毒是传染病防治工作中的重要环节，是有效切断传染病的传播途径、控制传染病传播的重要手段。不仅可以防止病原体播散到社会中，引起流行发生；也可以防止患者再被其他病原体感染，发生交叉感染，同时也保护医护人员免于感染传染病。

1. 消毒的种类

（1）疫源性消毒

疫源地消毒指对目前存在或曾经存在传染源的地区进行消毒，目的在于消灭由传染源排到外界环境中的病原体。疫源地消毒包括终末消毒和随时消毒。终末消毒指当患者痊愈或死亡后对其原居地进行的最后一次彻底消毒，包括对患者所处环境、所接触物品和排泄物的消毒，也包括患者出院前的自身消毒或死亡后对尸体的消毒处理。随时消毒指对传染源的排泄物、分泌物及其污染物品及时消毒。

（2）预防性消毒

指虽未发现传染源，但对可能受到病原体污染的场所、物品和人体进行消毒。如对饮用水源、餐具和食物进行消毒，包括医院中对病房、手术室和医护人员进行消毒。

2. 消毒方法

不同的传播途径引起的传染病，使用不同的消毒方法，消毒效果有所不同，常用的消毒方法有物理消毒方法和化学消毒方法。

（1）物理消毒方法　包括热、光、电、微波、辐射等。

机械消毒：常用方法有涮洗、清扫、拍打、通风等，此种方法只能清除或减少细菌，对病毒或立克次体无效。

热消毒：常用方法有煮沸、焚烧、高压蒸汽灭菌、预真空型压力蒸汽灭菌和脉动真空压力蒸汽灭菌、巴氏消毒法和干热灭菌法等。

①煮沸消毒：可杀死细菌繁殖体，不易杀灭细菌芽孢。可用于处理传染病患者的剩余食物、污染的棉织品、食具及金属、玻璃制品等。一般煮沸 10 分钟即可，乙型肝炎患者污染的物品，应煮沸 15~20 分钟。

②高压蒸汽灭菌：能彻底杀灭细菌芽孢，达到灭菌的效果，是医院最常用的灭菌方法。用于耐高温、高湿的医用器械和物品的灭菌。一般蒸汽压力为 98 kPa，温度为 121~126℃，时间为 15~20 分钟。

③预真空型和脉动真空压力蒸汽灭菌：蒸汽压力达 205.8 kPa（2.1 kg/cm²），温度达 132℃，是效果更可靠的新型灭菌法，在大、中型医院应用广泛。

④巴氏消毒法：温度一般为 65~75℃，10~15 分钟，不能杀死芽孢，能杀灭细菌繁殖体。

⑤辐射消毒法：可分为非电离辐射和电离辐射消毒，非电离辐射包括紫外线、红外线和微波消毒。光波波长在250~265 nm的紫外线杀菌作用最强，可以杀灭各种微生物，但对真菌孢子效果最差，细菌芽孢次之，对乙型肝炎病毒无效。主要用于室内空气和一般物品的表面消毒。红外线和微波穿透能力差，只适用于小件物品的消毒。电离辐射包括γ射线和高能电子束，有广谱杀菌作用，在常温下对不耐热的物品灭菌，效果可靠。由于设备昂贵，常用于精密医疗器械、生物医学制品(人工器官、移植器官等)和一次性医用品的灭菌。

(2)化学消毒法　是指用化学消毒药物使病原体蛋白质变性而致其死亡的方法。根据消毒效能可将其分为三类：

①高效消毒剂　能杀灭包括细菌芽孢、真菌孢子在内的各种微生物。如2%碘酊、戊二醛、过氧乙酸、甲醛、环氧乙烷、过氧化氢等消毒剂。

②中效消毒剂　能杀灭除芽孢以外的各种微生物，如乙醇、部分含氯制剂、氧化剂、溴剂等消毒剂。含氯制剂和碘伏则居于高效与中效消毒效能之间。

③低效消毒剂　只能杀灭细菌繁殖体和亲脂类病毒，对真菌有一定作用，如汞、氯己定(洗必泰)及某些季铵盐类消毒剂，对皮肤黏膜无刺激性，对金属和织物无腐蚀性，稳定性好。

常用的化学消毒剂有以下几类：

①含氯消毒剂　常用的有漂白粉、次氯酸钠、氯胺及二氯异氰尿酸钠等。这类消毒剂在水中产生次氯酸，有杀菌作用强、杀菌谱广、作用快、余氯毒性低及价廉等特点，但对金属制品有腐蚀作用。适用于餐(茶)具、环境、水、疫源地等消毒。

②氧化消毒剂　如过氧乙酸、过氧化氢、臭氧、高锰酸钾等。主要靠其强大的氧化能力灭菌，其杀菌谱广、速效，但对金属、织物等有较强腐蚀性与刺激性。

③醛类消毒剂　常用的有甲醛和戊二醛等，有广谱、高效、快速杀菌作用。戊二醛对橡胶、塑料、金属器械等物品无腐蚀性，适用于精密仪器、内镜消毒，但对皮肤黏膜有刺激性。

④杂环类气体消毒剂　主要有环氧乙烷、环氧丙烷等。为广谱高效消毒剂，杀灭芽孢能力强，对一般物品无损害。常用于电子设备、医疗器械、精密仪器及皮毛类等消毒。有时可将惰性气体和二氧化碳加入环氧乙烷混合使用，以减少其燃爆危险。

⑤碘类消毒剂　常用2%碘酊及0.5%碘伏，有广谱、快速杀菌作用。碘伏是碘与表面活性剂、灭菌增效剂经独特工艺络合而成的一种高效、广谱、无毒、稳定性好的新型消毒剂。该产品对有害细菌及繁殖体等具有较强的杀灭作用，

并对创伤具有消炎、止血、加快黏膜再生的功能，对皮肤及黏膜无刺激性、易脱碘。碘伏适用于手术前手消毒、手术及注射部位的清洗，皮肤烧伤、烫伤、划伤等伤口的清洗消毒，还包括妇产科黏膜冲洗、感染部位消毒、器皿消毒等。

⑥醇类消毒剂　主要有75%乙醇及异丙醇，乙醇可迅速杀灭细菌繁殖体，但对HBV及细菌芽孢作用较差。异丙醇杀菌作用大于乙醇，但毒性较大。

⑦其他消毒剂　酚类：如来苏、苯酚等。季铵盐类：为阳离子表面活性剂，如新洁尔灭、消毒净等。氯己定：可用于手、皮肤、医疗器械等消毒。这些消毒剂均不能杀灭细菌芽孢，属低效消毒剂。

3.消毒效果监测

（1）使用中的消毒剂、灭菌剂：应进行生物监测和化学监测。

（2）压力蒸汽灭菌：必须进行工艺监测、化学监测和生物监测。

（3）环氧乙烷气体灭菌：必须每天进行工艺监测，每包进行化学监测，每批进行生物监测。

（4）紫外线消毒：应进行日常监测，紫外线灯管照射强度监测和生物监测。

（5）各种消毒后的内镜：胃镜、肠镜、喉镜、气管镜等，每季度进行监测，不得检出致病微生物。

（6）各种灭菌后的内镜：腹腔镜、关节镜、胆道镜、膀胱镜、胸腔镜以及活检钳和灭菌物品等，每月进行监测，不得检出致病微生物。

（7）进入人体无菌组织、器官或接触破损皮肤、黏膜的医疗用品，应符合《医院消毒卫生标准》。

（8）血液净化系统：必须每月对入、出透析器的透析液进行监测。

（9）环境卫生学监测：包括对空气、物体表面及医护人员的手监测。

（10）医院污水排放卫生治疗要求：应符合GB-18466—2001《医疗机构污水排放要求》。

（宋美英）

第五节　感染性疾病的职业防护

职业防护是为维护劳动人民的职业安全，采取有效的防护措施防止劳动者在工作中发生职业暴露及职业伤害。感染性疾病的发生和传播给人们生命健康和社会公共卫生带来极大危害，在感染性疾病的诊治中，医务人员的职业防护尤为重要。

（一）标准预防

标准预防是基于患者的血液、体液、分泌物（不包括汗液）、非完整皮肤和黏膜均可能含有感染性因子的原则，针对医院所有患者和医务人员采取的一组预防感染措施。标准预防既要防止血源性感染，也要防止非血源性感染传播；既要防止患者将疾病传播给医务人员，又要防止医务人员将疾病传播给患者，强调双向防护。

1. 标准预防的基本特点

（1）既要防止血源性疾病的传播，也要防止非血源性疾病的传播。

（2）强调双向防护，既要防止疾病从患者传至医护人员，又要防止疾病从医护人员传至患者。

（3）根据疾病的主要传播途径，采取相应的隔离措施。

2. 标准预防的措施

（1）洗手　是预防感染传播最经济、最有效的措施。医疗护理活动前后应按照正确的洗手法认真洗净双手。

（2）手套　当接触血液、体液、排泄物、分泌物及破损的皮肤黏膜时，应戴手套。戴手套不能代替洗手。

（3）面罩、护目镜和口罩　可以减少患者的体液、血液、分泌物等液体的传染性物质飞溅到医护人员眼睛、口腔及鼻腔黏膜。

（4）隔离衣　用于避免被具传染性的血液、分泌物、渗出物等污染。

（5）隔离室　将可能污染环境的患者安置在专用的病房，有助于维持适当的卫生或环境的控制。负压隔离室能够最大限度地控制污染的范围，尤其适用于严重的呼吸道传染病。空气在排出室外或流向其他领域之前，应经高效过滤处理，患者在房内时房门应保持关闭。

（6）其他预防措施　可重复使用设备的清洁消毒、医院日常设施、环境的清洁标准和卫生处理程序的落实，医护人员的职业健康安全措施，如处理所有的锐器时应当注意防止被刺伤，用后的针头及尖锐物品应弃于锐器盒。

3. 空气传播疾病的基本防护措施

接触经空气传播的疾病如肺结核、水痘、原因不明高致病呼吸道传染病等时，在标准预防的基础上，增加以下防护措施：

（1）进入隔离病房的医务人员必须戴医用防护口罩，穿工作服、隔离衣、鞋套、戴手套和工作帽。严格按照区域管理要求，正确穿戴和脱摘防护用品，并注意呼吸道、口腔、鼻腔黏膜和眼睛的卫生与防护。

（2）患者应安置于负压病房。若无条件时，应安置在保证有效通风的隔离病房，并严格进行空气消毒。

4.飞沫传播疾病的基本防护措施

经飞沫传播的疾病如流行性感冒、百日咳、白喉、流行性脑脊髓膜炎、病毒性腮腺炎等须在标准预防的基础上，增加以下防护措施：

（1）患者隔离于单间，也可与相同病种、处于同病期的患者同居一室，加强通风或空气的消毒。

（2）与患者近距离接触（1米以内），医务人员必须戴医用防护口罩，穿工作服、隔离衣、鞋套，戴手套和工作帽。严格按照区域管理要求，正确穿戴和脱摘防护用品，并注意呼吸道、口腔、鼻腔黏膜和眼睛的卫生与防护。

（3）患者佩戴外科口罩防止飞沫溅出。

（4）尽量限制探视人群，并嘱探视者执行严格的戴口罩、手套卫生制度。

（5）患者出院或转院后，应对房间里所有物体表面以及空气进行彻底消毒。

5.接触传播疾病的基本防护措施

主要用于经接触传播疾病如肠道感染、皮肤感染、多重耐药菌感染等的预防，主要防护措施如下：

（1）床尾挂蓝色"接触隔离"标志。

（2）尽量隔离于单间，同种病原菌的感染或携带者可共居一室。

（3）进入隔离房间或接触该患者时须戴手套。

（4）预计与患者或其环境如床栏杆有明显接触时，需要加穿隔离衣或防护围裙。

（5）离开患者床旁或房间时，须把防护用品脱下。

（6）脱手套、隔离衣后，须用抗菌皂液洗手，或用快速手消毒剂擦手。

（7）一般医疗器械如听诊器、体温表或血压计等应专用。

（8）不能专用的物品如轮椅，在每次使用后须消毒。

（9）该患者周围物品、环境和医疗器械，须每天清洁消毒。

（10）该患者如去其他部门检查，应有工作人员陪同，并向接收方说明须采取接触传播预防措施，用后的器械设备需清洁消毒。

（11）尽量限制探视人群，并嘱探视者执行严格的洗手或手消毒制度。

（12）患者出院后，应对隔离房间里所有物体表面进行彻底消毒。

表 2-1 常见感染性疾病传染源、传播途径及隔离预防

	传染源	传播途径				隔离预防						
		空气	飞沫	接触	生物媒介	口罩	帽子	手套	面屏	隔离衣	防护服	鞋套
病毒性肝炎 甲、戊型	潜伏期末期和急性期患者			+		±	±	+		+		
乙、丙、丁型	急性和慢性患者及病毒携带者			#		±	±	+				
麻疹	麻疹患者	+	++			+	+	+		+		
流行性腮腺炎	早期患者和隐性感染者		+			+	+			+		
脊髓灰质炎	患者和病毒携带者		+	++	苍蝇蟑螂	+	+	+		+		
流行性出血热	啮齿类动物、猫、猪、家兔	++		+		+	+	+	±	±		
狂犬病	患病或隐性感染的犬、猫、家畜和野兽			++		+	+	+	±	+		
伤寒、副伤寒	患者和带菌者			+		±	±	+		+		
细菌性痢疾	患者和带菌者			+				±				
霍乱	患者和带菌者			+		+	+	+		+		+
猩红热	患者和带菌者		++	+		+	+	+		+		
白喉	患者、恢复期或健康带菌者		++	+		+	+	+		+		
百日咳	患者		+			+	+	±		+		
流行性脑脊髓膜炎	流脑患者和脑膜炎双球菌携带者		++	+		+	+	+	±	+		
鼠疫 肺鼠疫	感染了鼠疫杆菌的啮齿类动物和患者		++	+	鼠蚤	+	+	+	±	+		
腺鼠疫	感染了鼠疫杆菌的啮齿类动物和患者			+	鼠蚤	±	±	+	±	+		
炭疽	患病的食草类动物和患者		+	+		+	+	+	±	+		
流行性感冒	患者和隐性感染者		+	+		+	+	+				

续表2-1

传染源		传播途径				隔离预防						
		空气	飞沫	接触	生物媒介	口罩	帽子	手套	面屏	隔离衣	防护服	鞋套
肺结核	开放性肺结核	+	+			+	+	+	±	+		
SARS	患者		+	+		+	+	+	±	+	+	+
HIV	患者和病毒携带者			●				+		+		
手足口病	患者和病毒携带者		+	+		+	+	+	±	+		
梅毒	患者和病毒携带者			●				+		+		
淋病	患者和病毒携带者			■				+		+		
人感染高致病性禽流感	病禽、健康带毒的禽		+	+		+	+	+	±		+	+
新冠病毒感染	患者和病毒携带者	+	+	+		+	+	+	±	±	±	±

注：①在传播途径一列中，"+"为其中的传播途径之一，"++"为主要传播途径；"#"为接触患者的血液、体液而传播；●为性接触或接触患者的体液传播，■为性接触或接触患者分泌物污染的物品而传播。②在隔离预防一列中，"+"为应采取的防护措施，"±"为因工作需要可采取的防护措施。

(二)新发与再现感染性疾病疫情时的个人防护

从 2003 年我国暴发传染性非典型肺炎(SARS)以来至 2022 年，我国主要经历或参与了 SARS、H5N1 型禽流感、H1N1 型禽流感、H7N9 型禽流感、埃博拉病毒病、中东呼吸综合征(MERS)、新冠病毒感染等较大的突发公共卫生应急事件，在历次的应急事件中，我国总结出了一套针对新发与再现感染性疾病暴发流行导致突发公共卫生应急事件时医务人员的防护措施。采取"三级"防护措施。

1. 个人防护用品种类及主要使用方法

(1)呼吸防护用品

呼吸防护用品的种类见图 1-4：

①医用外科口罩

医用外科口罩的佩戴方法：将口罩罩住鼻、口及下巴，口罩下方带系于颈后，上方带系于头枕部；将双手指尖放在鼻夹上，从中间位置开始，用手指向内按压，并逐步向两侧移动，根据鼻梁形状塑造鼻夹；调整系带的松紧度。

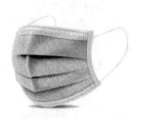

医用外科口罩

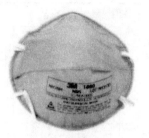

医用防护口罩

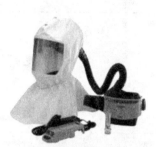

动力送风呼吸器

图 1-4　呼吸防护用品

②医用防护口罩(N95 口罩)

佩戴与摘除方法见图 1-5。注意事项:医用防护口罩可以持续应用 6~8 h,遇污染或潮湿,应及时更换;医用防护口罩应进行面部密合性试验,方法:双手轻轻捂住口罩快速呼吸/感觉口罩略微凸起或塌陷,若感觉气体从鼻梁处泄露,应重新调整鼻夹,若气体从口罩两侧泄露,应进一步调整头带位置;其他呼吸器的使用参照产品说明书。

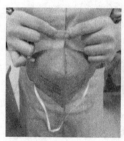

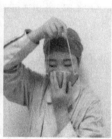

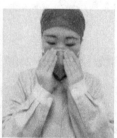

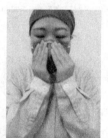

第一步:将口罩固定带每隔 2~4 cm 拉松。

第二步:一只手托着口罩,戴上口罩,另一只手将口罩固定带分别置于头顶及脑。

第三步:按压口罩边上金属条使口罩适合自己的脸型。

第四步:检查口罩的密闭性,具体如下:轻按口罩,深呼吸。要求呼气时气体不从口罩边缘泄露,吸气时口罩中央略凹陷。

图 1-5　医用防护口罩佩戴方法

(2)头面部防护用品

头面部防护用品如图 1-6:

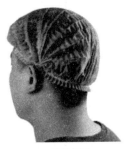
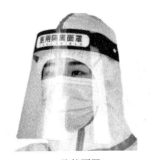
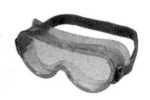

医用帽子　　　　　　　　防护面屏　　　　　　　　护目镜

图1-6 头面部防护用品

①帽子

注意事项：进入污染区和洁净环境前，进行无菌操作等时应戴医用帽子；被患者血液、体液污染时应立即更换；布制帽子应保持清洁，每次或每天更换并清洁、消毒；一次性帽子应一次性使用。

②防护面屏

应用指征：在进行诊疗护理操作时，可能发生患者血液、体液、分泌物等喷溅；为呼吸道传染病患者进行气管切开、气管插管等近距离操作时；近距离接触经飞沫传播的传染病患者；防护面屏用后应清洁与消毒。

③离开隔离病区面部清洁法

A.取口罩。

B."七步洗手法"洗手：取适量洗手液，掌心相对揉搓，手指交叉，掌心在手背揉搓，手指交叉，揉搓指缝，揉搓手指关节，揉搓大拇指，一手指尖在掌心揉搓，揉搓手腕。

C.面部清洁，眼睛(从内眦往外眦)，额头(从左往右)，鼻部从上往下，脸颊(由内往外)，唇周及下巴，耳廓及耳后。

D.颈部清洁。

E.清洁唇部，取清洁棉签蘸温水湿润。

F.清洁鼻腔，取清洁棉签蘸温水湿润。

G.清洁外耳道，取清洁棉签蘸温水湿润。

H.再次清洁鼻腔，鼻腔吸入少许温水，挤出鼻腔内吸入的温水(由上往下挤)。

I.取洗脸巾蘸干水。

(3)躯干、四肢防护用品

躯干、四肢防护用品的种类见图1-7：

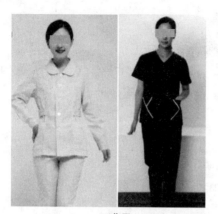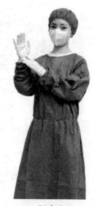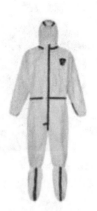

工作服　　　　　　　　　　隔离衣　　　　　防护服

图1-7　躯干、四肢防护用品

①一次性隔离衣的穿脱方法

穿法：双手穿进衣袖内，露出双手，在背后将衣边对齐并向一侧折叠，一手按住折叠处，另一手将腰带拉至背后折叠处，将腰带在背后交叉，回到前面将腰带系好。

脱法：解开腰带在胸前打一活结，消毒双手后，解开颈后带子，右手伸入左手腕部套袖内，拉下袖子，用遮盖着的左手握住右手隔离衣袖子的外面，将右侧袖子拉下，双手转换渐从袖管中脱出，脱下后隔离衣放入医疗垃圾袋内。

②一次性防护服的穿脱方法

穿法：原则是先穿下衣，再穿上衣，然后戴好帽子，拉上拉链，撕开拉链密封条的胶带纸，将密封条覆盖粘贴住拉链使拉链处密封。

脱法：先将拉链密封条撕开，拉链拉到底，向上提拉帽子，使头部脱离帽子，脱袖子从上向下将内面往外边卷边脱，脱下后放入医疗废物袋内。

注意事项：穿防护服之前要检查防护服有无破损；穿防护服后只限在规定区内进行操作活动；穿着防护服时勿使衣袖触及面部及衣领；防护服有渗漏或破损应立即更换；脱防护服时要注意避免污染自身。

（4）手足部防护用品

手足部防护用品种类如图1-8：

①手套　丁腈手套和橡胶手套具有较高的弹性和抗拉性能，应用于突发公共卫生事件中，减少医务人员职业暴露风险。

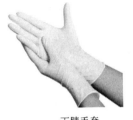 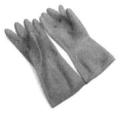 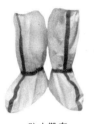 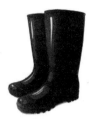

丁腈手套　　　　　　橡胶手套　　　　防水靴套　　　　防水靴

图1-8　手足部防护用品

应用指征：接触患者的血液、体液、分泌物、排泄物、呕吐物，接触污染物品，在搬运患者和处理尸体时外层需戴橡胶手套。

注意事项：诊疗和护理不同的患者之间必须更换手套；操作完成脱去手套后必须洗手，戴手套不能替代洗手，必要时进行手消毒；戴手套操作中，如发现手套有破损应立即更换；脱手套时一手捏住手套污染面的边缘将手套脱下，用脱下手套的手捏住另一只手套清洁面(内面)的边缘，将手套脱下，注意不要污染手部皮肤。

②防水靴　工作中可能接触大量液体污染物，或者被液体污染物污染后有感染风险时需穿防水靴；防水靴重复使用时需每次穿后清洗消毒，检查如有破损应立即更换。

③靴套　靴套应具有良好的防水性能，并一次性使用；从潜在污染区进入污染区时和从缓冲间进入负压病室时应穿靴套；在规定区域内穿靴套，离开该区域室应及时脱掉，发现破损应及时更换。

2.三级防护措施

(1)一级防护

①适用于发热门(急)诊的医务人员。

②穿工作服、隔离衣，戴工作帽和医用防护口罩。

③每次接触患者后立即进行手部清洗和消毒。

(2)二级防护

①适用于进入隔离留观室和专门病区的医务人员，接触从患者身上采集的标本，以及处理其分泌物、排泄物、使用过的物品和患者尸体的工作人员，转运患者的医务人员和司机。

②进入隔离留观室和专门病区必须戴医用防护口罩，每4小时更换一次或感潮湿时更换；穿工作服、隔离衣、鞋套，戴手套、工作帽。

③每次接触患者后立即进行手部清洗和消毒。

④对患者实施近距离操作时，戴防护面屏；注意呼吸道及黏膜防护。

（3）三级防护

①适用于为患者实施吸痰、气管切开和气管插管等操作的医务人员。

②除二级防护外，还应当加戴全面型呼吸防护器或动力送风呼吸器。

3. 健康管理

（1）日常健康管理　感染性疾病工作人员应由所在单位分别在入职时、工作后的每年进行健康体检，建立健康档案，进行健康跟踪与随访，提供免费疫苗及时注射，定期进行职业安全相关培训与考核，以减少职业暴露。突发公共卫生事件时应由专门的部门对接。

（2）突发公共卫生事件时的健康管理

①应急工作开始前为应急人员建立健康档案。

②工作中每日两次监测生命体征及疾病相关症状并记录；出现体征及症状异常时立即停止工作，进行隔离观察，取样本进行病原学检测，必要时给予治疗。

③工作结束后，需进行医学观察直至超过观察疾病的潜伏期方可解除观察。

（三）职业暴露的处理

职业暴露是指医务人员在从事诊疗、护理、实验等工作过程中意外被病原微生物（乙型肝炎病毒、丙型肝炎病毒、HIV、狂犬病病毒等）感染或患者的血液、体液污染了皮肤或黏膜，或者被含有细菌、病毒的血液、体液污染的针头及其他锐器刺破皮肤，或结核分枝杆菌呼吸道暴露等，有可能被病原体感染的情况。

1. 基本处理方法

（1）医务人员发生职业暴露后，应立即用皂液和流动水清洗污染的皮肤，用生理盐水冲洗黏膜。如有伤口，应当在伤口旁轻轻挤压，尽可能挤出损伤处的血液，再用皂液和流动水进行冲洗，禁止对伤口进行直接的局部挤压。受伤部位的伤口冲洗后，应当用消毒液，75%乙醇或者0.5%碘伏进行消毒，并包扎伤口，被暴露的黏膜，应当反复用生理盐水冲洗干净。

（2）发生职业暴露后，当事人立即汇报科室负责人，同时上报医院感染管理部门，以对发生职业暴露的医务人员进行评估和确定。

（3）根据评估和确定的结果实施预防性用药方案，同时立即抽血对相应感染指标进行检测。

2. 乙型肝炎职业暴露后的处理方法

见图 1-9。

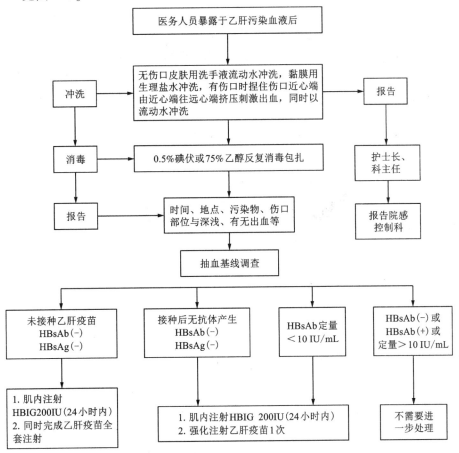

图 1-9 乙型肝炎职业暴露后的处理方法

3. 艾滋病职业暴露后的处置方法

(1)艾滋病职业暴露后先按照基本处理方法进行处理后按照上报流程汇报科主任、护士长、院感科。

(2)院感科评估伤口后给予药物治疗。

(3)HIV 暴露后预防性反转录病毒治疗方案

①治疗原则:最新指南建议对于所有发生 HIV 职业暴露的对象均采取 3 种或以上可以耐受的药物组合作为暴露后预防性治疗方案。

②首选药物:首选药物组合为替诺福韦/恩曲他滨合剂每日 1 片+拉替拉韦

400 mg 每日 2 次，或替诺福韦 300 mg 每日 1 片+恩曲他滨 200 mg 每日 1 片+拉替拉韦 400 mg 每日 2 次。此外，拉米夫定 300 mg 每日 1 次可以替代恩曲他滨。

③开始治疗的时间及疗程：在发生 HIV 暴露后尽可能在最短的时间内（尽可能在 2 小时内）进行预防性用药，最好不超过 24 小时。但即使超过 24 小时，也建议实施预防性用药。所有方案的疗程均为连续服用 28 天。

（4）HIV 暴露后的监测

①即刻：HIV 抗体、血常规、肝肾功能、血糖、淀粉酶、血脂、合并疾病及合并用药情况监测。

②第 2 周：药物不良反应评估，包括血常规、肝功能、血糖、淀粉酶、血脂检测。

③第 4 周：同第 2 周时的检测。

④第 6 周、第 12 周、第 24 周：分别检测 HIV 抗体（如采用四代试剂，则选择在 8 周和 16 周分别检测一次即可）。

⑤临时访视：出现可疑不良反应，或 HIV 感染急性期表现。

（陈茜）

第三章

病毒感染性传染病

第一节　病毒性肝炎

病毒性肝炎是由多种肝炎病毒引起的以肝脏损害为主的一组全身性传染病。各型病原不同，但临床表现相似，以食欲减退、厌油、肝大、肝功能异常为主，部分病例可出现黄疸。甲型及戊型主要表现为急性肝炎，经粪-口传播，而乙型、丙型及丁型可转化为慢性肝炎，并可发展为肝硬化，且与肝癌密切相关，主要经血液、体液、母婴等途径传播。

（一）病原学

病毒性肝炎的病原体是肝炎病毒，目前已证实甲、乙、丙、丁、戊五型肝炎病毒是病毒性肝炎的致病因子。巨细胞病毒、EB病毒、单纯疱疹病毒、风疹病毒、黄热病毒、传染性非典型肺炎（SARS）冠状病毒等感染亦可引起肝脏炎症，但这些病毒所致的肝炎是全身感染的一部分，不包括在"病毒性肝炎"的范畴内，目前确定的病毒性肝炎类型有甲型肝炎、乙型肝炎、丙型肝炎、丁型肝炎及戊型肝炎5型。

（二）流行病学史

1. 甲型肝炎

（1）传染源：主要是急性期患者和隐性感染者，尤其以后者多见，由于其数量多，又不易识别，是最重要的传染源。甲型肝炎无病毒携带状态。患者在发病前2周和起病后1周，从粪便中排出病毒的数量最多，传染性最强。

（2）传播途径：HAV主要经粪-口传播。污染的水源、食物可导致暴发流行，日常生活密切接触大多为散发性发病，极少见输血传播。

（3）人群易感性：抗 HAV 阴性者均易感。6 个月以下婴儿从母体获得了抗-HAV IgG 而不易感染，6 个月以后抗体逐渐消失而成为易感者。在我国，初次接触 HAV 的儿童最为易感，故以学龄前儿童发病率最高，其次为青年人。成人甲型肝炎抗体阳性率达 80%，感染后免疫力可持续终身。

（4）流行病学特征：肝炎在我国属高发病，甲型肝炎成人抗-HAV IgG 检出率达 80%；甲型肝炎的发病率有明显的季节性，秋冬季为高峰，主要流行于发展中国家。

2. 乙型肝炎

（1）传染源：急、慢性乙型肝炎患者和病毒携带者均可传播乙型肝炎，慢性患者和 HBsAg 携带者是乙型肝炎最主要的传染源，其中以 HBeAg、HBV-DNA 阳性的患者传染性最强。

（2）传播途径

①血液传播：是主要的传播方式，包括不洁注射（如静脉药瘾者共用注射器）、针刺、输注含肝炎病毒的血液和血制品、手术、拔牙、血液透析、器官移植等。

②母婴传播：主要经胎盘、产道分娩、哺乳和喂养等方式传播。

③性接触传播：与 HBV 阳性者发生无防护的性接触。

④生活密切接触传播。

（3）人群易感性

HBsAg 阴性者均易感。婴幼儿期是获得 HBV 感染最危险的时期。随着年龄增长，经隐性感染获得免疫力的比例增加。感染或接种疫苗后出现抗-HBs 者具有免疫力。

3. 丙型肝炎

（1）传染源

急、慢性患者和病毒携带者，尤以病毒携带者有重要的意义。

（2）传播途径

与乙型肝炎相似。

①血液传播：是 HCV 感染的主要方式，包括输血和血制品、静脉注射毒品、使用非一次性注射器和针头、使用未经严格消毒的医疗器械等，均可导致血液传播。

②性接触传播。

③母婴传播。

（3）人群易感性

各个年龄组均普遍易感。目前检测到的抗 HCV 并非保护性抗体。

4. 丁型肝炎

传染源和传播途径与乙型肝炎相似。人类对 HDV 普遍易感，感染有混合感染和重叠感染两种形式。前者指 HBV 和 HDV 同时感染，感染对象是正常人群或未受 HBV 感染的人群；后者指在 HBV 感染基础上感染 HDV，感染对象是已经感染 HBV 的人群，这类人群对 HDV 的易感性更强，目前仍未发现 HDV 的保护性抗体。本病以南美洲、中东等为高发区，我国以西南地区感染率最高，在 HBsAg 阳性人群中超过 3%。

5. 戊型肝炎

传染源和传播途径与甲肝相似。戊肝患者或隐性感染者是主要传染源，主要经粪-口传播。散发为主，暴发流行均由粪便污染水源所致。春冬季高发，隐性感染为主。发病者主要见于成年人，原有慢性 HBV 感染者或晚期孕妇感染 HEV 后病死率高。抗 HEV 多在感染后短期内消失。戊型肝炎主要流行于亚洲和非洲，可呈地方性流行。

(三)临床表现

潜伏期：甲型肝炎 2~6 周，平均 4 周；乙型肝炎 1~6 个月，平均 3 个月；丙型肝炎 2 周~6 个月，平均 40 天；丁型肝炎 4~20 周；戊型肝炎 2~9 周，平均 6 周。甲型和戊型肝炎主要表现为急性肝炎。乙、丙、丁型肝炎除了表现为急性肝炎外，慢性肝炎更常见。5 种肝炎病毒之间可出现重叠感染或混合感染，导致病情加重。

1. 急性肝炎

急性肝炎分为两型：急性黄疸型肝炎和急性无黄疸型肝炎。

(1)急性黄疸型肝炎：典型的临床表现有阶段性，分 3 期，病程 2~4 个月。

①黄疸前期：平均 5~7 天。表现为毒血症，有畏寒、发热、疲乏及全身不适等。甲型及戊型肝炎起病较急，发热多在 38~39℃ 以上。乙型肝炎起病较缓慢，多无发热或发热不明显。患者消化系统症状如食欲减退、厌油、恶心、呕吐、腹胀、腹痛和腹泻等。其他症状：部分乙型肝炎病例可出现荨麻疹、斑丘疹、血管神经性水肿和关节痛等。

②黄疸期：持续 2~6 周。患者自觉症状好转，而黄疸逐渐加深，尿色深如浓茶，巩膜、皮肤黄染。1~3 周达到高峰。部分患者可有短暂粪便颜色变浅、皮肤瘙痒、心动过缓等阻塞性黄疸的表现。体检见肝大、质软，有轻压痛及叩击痛。部分患者有轻度脾大。血清胆红素和转氨酶升高，尿胆红素阳性。

③恢复期：本期平均持续 4 周。上述症状消失，黄疸逐渐消退，肝、脾回

缩,肝功能逐渐恢复正常。

（2）急性无黄疸型肝炎：较黄疸型肝炎多见。主要表现为消化道症状，多较黄疸型肝炎轻。因不易被发现而成为重要的传染源。

2. 慢性肝炎

慢性肝炎病程超过半年，或原有乙、丙、丁型肝炎急性发作再次出现肝炎症状、体征及肝功能异常者。根据病情轻重分为轻度、中度和重度。根据 HBeAg 阳性与否可分为 HBeAg 阳性或阴性慢性乙型肝炎。分型有助于对预后的判断和指导抗病毒治疗。

（1）轻度　病程较轻，部分患者无症状、体征。肝功能指标仅 1 或 2 项异常。病程迁延，只有少数发展为中度慢性肝炎。

（2）中度　症状、体征和实验室检查介于轻度和重度之间。

（3）重度　有明显或持续出现的肝炎症状、体征，包括疲乏、纳差、厌油、腹胀、腹泻、面色灰暗、蜘蛛痣、肝掌或肝脾大。肝功能持续异常。

3. 重型肝炎(肝衰竭)

是一种最严重的临床类型，各型肝炎均可引起肝衰竭，病死率高，病因及诱因复杂。

（1）表现极度乏力，严重消化道症状。

（2）胆酶分离现象　黄疸进行性加深，胆红素不断升高。ALT 快速下降，提示肝细胞大量坏死。

（3）肝浊音界进行性缩小，可出现中毒性鼓肠、肝臭。

（4）出血倾向　凝血酶原时间(PT)时间延长。凝血酶原活动度(PTA)< 40%，是诊断重型肝炎最重要的指标。

（5）肝性脑病　精神神经系统症状，早期可出现计算能力下降、精神行为异常、烦躁不安、嗜睡、扑翼样震颤等，晚期可发生昏迷，深反射消失。

（6）腹水　腹胀明显，后期可能出现。

（7）肝肾综合征　功能性肾衰竭，少尿、无尿，血尿素氮升高。

4. 淤胆型肝炎

又称毛细胆管炎型肝炎。以肝内胆汁淤积为主要表现的一种特殊临床类型，其病程较长，可达 2~4 个月或更长时间。临床表现类似急性黄疸型肝炎，但自觉症状较轻，黄疸较深，有皮肤瘙痒、粪便颜色变浅、肝大、肝功能检查血清胆红素明显升高，以结合胆红素升高为主。在慢性肝炎或肝硬化基础上发生上述表现者为慢性淤胆型肝炎，其发生率较急性者多，预后较差。

5. 肝炎后肝硬化

在肝炎基础上发展为肝硬化，表现为肝功能异常及门静脉高压。

(四)辅助检查

1.一般检查

血常规、尿液一般检查：急性肝炎初期外周血白细胞总数正常或略高，黄疸期白细胞总数正常或稍低，淋巴细胞相对增多，偶可见异型淋巴细胞；重型肝炎患者白细胞可升高，红细胞及血红蛋白可下降；肝炎肝硬化伴脾功能亢进者可有血小板、红细胞、白细胞减少的"三少"现象。

2.肝功能检查

（1）血清酶检测

ALT在肝功能检测中最常见，是判断肝细胞损害的重要指标。急性黄疸型肝炎常明显升高；慢性肝炎可持续或反复升高；肝衰竭时ALT迅速下降，而胆红素不断升高，出现胆-酶分离。AST也升高，与肝炎的严重程度呈正相关。血清胆碱酯酶（CHE）活性降低提示肝细胞有明显损伤。

（2）血清蛋白检测

血清总蛋白下降、白蛋白降低，球蛋白升高和A/G比值下降或倒置。反映肝功能显著下降，常有助于慢性活动性肝炎、肝硬化及重型肝炎的诊断。

（3）血清和尿胆红素检测

黄疸型肝炎尿胆原和尿胆红素明显增加，淤胆型肝炎时尿胆红素增加，而尿胆原减少或阴性。黄疸型肝炎时，直接和间接胆红素均升高。淤胆型肝炎则以直接胆红素升高为主。

3.凝血酶原活动度（PTA）检查

PTA与肝脏损害程度成正比，可用于肝衰竭临床诊断及预后判断。肝衰竭PTA常<40%，PTA愈低，预后愈差。

4.血氨浓度检测

若并发性脑病，可有血氨升高。

5.肝炎病毒病原学（标志物）检测

（1）甲型肝炎

①血清抗HAV-lgM：是HAV近期感染的指标，是确诊甲型肝炎最主要的标志物；

②血清抗HAV-IgG：为保护性抗体，见于甲型肝炎疫苗接种后或既往感染HAV的患者。

（2）乙型肝炎

①表面抗原（HBsAg）与表面抗体（抗HBs）：HBsAg阳性见于HBV感染者；抗HBs抗体阳性主要见于预防接种乙型肝炎疫苗后或过去感染HBV并产生免

疫力的恢复者。

②e 抗原(HBeAg)与 e 抗体(HBe)：HBeAg 一般只出现在 HBsAg 阳性的血清中，HBeAg 阳性提示 HBV 复制活跃，传染性较强；抗 HBe 抗体在 HBeAg 消失后出现。抗 HBe 阳性可显示病情好转，此时患者的病情趋于稳定，但不能作为无传染性标志。近年来研究表明，抗 HBe 阳性血清中也有一定比例的 HBV-DNA 阳性。

③核心抗原(HBcAg)与其抗体(抗 HBc)：HBcAg 主要存在于受感染的肝细胞核内，也存在于血液中 Dane 颗粒的核心部分，因检测难度较大，故较少用于临床常规检测。抗 HBc 阳性表示 HBV 处于复制状态，有传染性。

④乙型肝炎病毒脱氧核糖核酸(HBV-DNA)：位于 HBV 的核心部分，是反映 HBV 感染最直接、最特异和最灵敏的指标。阳性提示 HBV 的存在、复制，传染性强。

(3)丙型肝炎　血清中抗 HCV 不是保护性抗体，其阳性是 HCV 感染的标记，丙型肝炎病毒核糖核酸(HCV-RNA)，在病程早期即可出现，是病毒感染和复制的直接标志，抗 HCV-IgM 见于丙型肝炎的急性期，高效价的抗 HCV-IgG 常提示现症感染，而低效价的抗 HCV-IgG 可见于丙型肝炎恢复期，甚至治愈后仍可持续存在。

(4)丁型肝炎　血清或肝组织中的 HDV-Ag 和(或)HDV-RNA 阳性有确诊意义。急性 HDV 感染时，HDV-Ag 仅在血中出现数天，继之出现 HDV-IgM，持续时间也较短。而抗 HDV-IgG 效价增高见于慢性丁型肝炎。

(5)戊型肝炎　常检测抗 HEV-IgM 及抗 HEV-IgG，持续时间不超 1 年，两者均可作为近期感染的指标。

(五)治疗原则

1. 一般治疗及对症治疗

病毒性肝炎目前仍无特效治疗。治疗原则以综合性治疗(休息、营养)为主，辅以适当药物治疗，避免使用损害肝脏的药物。

(1)急性甲、戊型肝炎

为自限性疾病，一般不采用抗病毒治疗，但急性丙型肝炎例外，因急性丙肝容易转为慢性，早期应用抗病毒药物可防止转变成慢性，可采用普通干扰素或长效干扰素，疗程24周，同时加用利巴韦林治疗。

(2)慢性肝炎

除了适当休息和补充营养外，还需要保肝、抗病毒等对症治疗。根据慢性肝炎临床分度、有无黄疸、有无病毒复制及肝功能受损、肝纤维化的程度等进行治疗。

2.一般保肝药物和支持疗法

(1)保肝药物：补充维生类，如复合维生素 B；促进解毒功能的药物，如还原型谷胱甘肽(TAD)、葡醛内酯等；促进能量代谢的药物，如肌苷、ATP、辅酶 A 等；合理应用退黄(如丹参、茵栀黄等)及改善微循环的药物，可通过改善微循环起退黄作用，如低分子右旋糖酐；输注白蛋白或血浆。

(2)降转氨酶的药物

具有非特异性的降转氨酶作用，可选五味子类药物，如北五味子核干粉、联苯双酯滴丸、垂盆草冲剂。

(3)免疫调控药物

胸腺素、猪苓多糖、转移因子、特异性免疫核糖核酸等。

(4)抗病毒药物

主要是核苷(酸)类似物和干扰素，能抑制 HBV-DNA 及 HCV-RNA 的复制。

核苷(酸)类似物对 HBV DNA 复制有强力抑制作用，无明显不良反应，是目前乙型肝炎抗病毒治疗研究的热点之一。主要药物有拉米夫定，其最先用于临床，其他核苷类药物如阿德福韦、替比夫定、恩替卡韦亦已用于慢性乙型肝炎抗病毒治疗。

(5)中医中药

①活血化瘀药物：丹参、赤芍、毛冬青等。

②抗纤维化治疗药物：丹参等。

3.重型肝炎的治疗

治疗原则为以对症支持疗法为基础的综合治疗。

(1)强调卧床休息；减少饮食中的蛋白，以减少肠道内氨的来源；静脉输注白蛋白、血浆；保持水和电解质平衡，防止和纠正低血钾；静滴葡萄糖，补充维生素。

(2)促进肝细胞再生：可选用肝细胞生长因子、前列腺素 E1、干细胞移植等方法。

(3)防治并发症。

4.淤胆型肝炎

早期治疗同急性黄疸型肝炎，黄疸持续不退时，可适量加用激素治疗，2 周后逐步减量。

5.肝炎肝硬化

治疗基本同慢性肝炎和重型肝炎的治疗。有脾功能亢进或门脉高压者可选用手术或介入治疗。

（六）护理诊断

（1）活动无耐力　与肝功能受损、能量代谢障碍有关。

（2）营养失调：低于机体需要量　与食欲下降、呕吐、腹泻、消化和吸收功能障碍有关。

（3）潜在并发症：出血、肝性脑病、肾衰竭。

（4）有皮肤完整性受损的危险　与胆盐沉着刺激皮肤神经末梢引起瘙痒、肝衰竭大量腹水形成、长期卧床有关。

（七）护理措施

1. 消毒与隔离

急性甲型、戊型肝炎实施接触隔离，隔离期3~4周，接触患者后要严格进行手部卫生消毒。对患者食具、便器、呕吐物、排泄物进行随时消毒。其余各型肝炎实施血液-体液隔离。接触患者血液时戴手套，尽量使用一次性医用耗材，血液污染的器械必须严格消毒。

2. 一般护理

（1）休息　全身症状明显时应强调卧床休息。特别是急性肝炎早期和重型肝炎患者应绝对卧床休息，因卧床可增加肝脏血流量，降低代谢率，有利于炎症病变的恢复。随着症状的减轻可逐步增加活动，可每日轻微活动1~2小时，以患者不感觉疲乏为度。肝功能正常1~3个月后可恢复日常活动及工作，但避免过劳和重体力劳动。

（2）饮食　合理饮食也是治疗病毒性肝炎的一项重要措施。急性肝炎患者应给予清淡、易消化的食物，如米粥、菜汤、清肉汤、豆浆、蒸鸡蛋、鲜果汁等。热量以能维持身体需要为度，多食新鲜蔬菜、水果。慢性肝炎特别是有肝硬化倾向时，可给予高蛋白饮食，蛋白质以每日 0.8~1 g/kg 为宜，有肝性脑病先兆者应限制蛋白质摄入。有腹水者应该给予低盐饮食，腹水严重者限制摄入液量在 1000 mL/d 左右，重型肝炎患者应给予低脂、低盐、高糖、高维生素、易消化流质或半流质饮食，限制蛋白质摄入量，每日蛋白质应少于 0.5 g/kg。为改善患者食欲，应经常更换食物品种，注意使食物色、香、味俱全，少量多餐。进食不足者应输入10%~15%葡萄糖，加适量胰岛素，总液量以 1500 mL/d 为宜，不宜过多。肝炎患者应禁酒，因乙醇能严重损害肝脏，使肝炎加重或使病程迁延。

（3）心理护理　患者对肝炎往往缺乏正确的认识，入院时都有不同程度的精神紧张，因此医护人员必须热情迎接患者入院，主动诚恳地向患者介绍医院的情况以及各种规章制度，向他们说明遵守制度是配合治疗的必要保证，消除患者的顾虑。对患者提出的问题要耐心解答，病情解释要恰当，注意保护性医疗制度。病情严重复杂的患者，在治疗过程中症状加重，也容易出现悲观情绪，甚至产生轻生心理和行为。医护人员应通过各种渠道给他们大量、积极的信息，激发他们对人生的热爱，使他们渴望生活，配合治疗以收到满意的效果。

3. 病情观察

密切观察患者的生命体征和意识状态；观察患者黄疸的加深或消退情况；观察消化道症状与饮食、药物的关系；当出现并发症时，应及时通知医生并配合抢救。

4. 治疗配合

急性肝炎的患者应遵医嘱应用药物，切忌滥用药物，禁用损害肝脏的药物。慢性肝炎抗病毒治疗者应注意所用药物的给药方法、剂量，并密切观察各种药物的不良反应。向患者解释干扰素治疗的目的、注意事项和不良反应。

（1）注射干扰素 $2\sim4$ h 可出现发热、头痛、全身乏力等"流感样综合征"，随着治疗次数增加，反应逐渐减轻，注意多饮水，卧床休息。

（2）干扰素有骨髓抑制作用，嘱患者定期复查血常规。

（3）干扰素使用过程中还可能出现恶心、呕吐、食欲缺乏、ALT 升高、脱发、甲状腺功能减退等，一般不需停药。

（4）大剂量皮下注射会出现局部疼痛红斑，一般 $2\sim3$ 天可自行消失。用药时，可适当增加溶剂量，并缓慢推注，可减轻局部不良反应。患者使用拉米夫定时一定要遵医嘱停药，防止停药反跳，并注意观察骨髓抑制等不良反应。用药时及停药后均应加强随访观察，每 $3\sim6$ 个月复查 HBV-DNA、HBeAg、ALT、AST 等。孕妇禁用干扰素，用药期间及治疗结束后至少 6 个月内应避孕。

5. 对症护理

（1）肝肾综合征　肝肾综合征是肝功能严重受损的表现。对出现少尿或无尿的患者应严格记录出入量，根据"量出而入"的原则控制入液量，以免导致稀释性低钠血症而诱发肝性脑病。控制蛋白质的摄入和禁止含钾饮食。禁用肾毒性的药物，如氨基苷类药物。注意利尿剂的利尿效果，对大量利尿、大量及多次放腹水、严重感染的患者应加强观察，以免诱发肝衰竭。

（2）肝性脑病　密切观察患者的精神症状，如有无违拗、哭泣、喊叫、当众便溺等，如有以上表现，护士不要轻易训斥患者。定期检查患者的定向力、计算力，及时发现肝性脑病早期表现。昏迷者按昏迷常规进行护理。

（3）出血　观察有无牙龈出血、鼻出血、皮肤瘀斑、呕血、便血及注射部位出血等，并密切观察生命体征，注意出血程度。告知患者不要用手指挖鼻或用牙签剔牙，不用硬毛牙刷刷牙，刷牙后有出血者可用棉棒擦洗或用水漱口。注射后局部至少压迫 10~15 分钟，以避免出血。若发生出血时，根据不同出血部位给予相应护理。

（4）皮肤护理　保持皮肤清洁，减少胆盐对皮肤的刺激，嘱患者用温水轻擦皮肤，忌用碱性肥皂擦洗；保持床单清洁，床铺平整；经常更换内衣、内裤、减少刺激，增加舒适感；昏迷和腹水患者，应经常更换体位，对骨突受压部位及水肿部位进行按摩，局部垫软枕，防止压疮发生。

6. 健康教育

（1）消毒隔离宣教

指导慢性肝炎患者在家里采取相应的隔离措施，如不共用剃须刀等洗漱品，患者的血液污染床单和衣物应浸在漂白剂里 30 分钟后再洗。HBsAg、HBeAg、HBV-DNA、抗-HCV 和 HCV-RNA 阳性者应禁止献血和从事托幼、餐饮业工作。母亲 HBsAg 阳性者，新生儿应在出生后立即接种乙肝疫苗，并联合使用高效价乙型肝炎免疫球蛋白。

（2）休息与活动宣教

肝功能异常时应卧床休息，肝功能基本正常后，可适当增加活动，以不感觉疲劳为原则。育龄妇女在疾病的活动期最好不怀孕，以利肝恢复。症状消失，肝功能正常 3 个月以上者，可恢复原工作。平时生活应规律，劳逸结合。

（3）饮食宣教

患者宜进食高蛋白、富含维生素并能提供足够热量的食物。绝对禁酒。

（4）药物宣教

遵照医嘱用药，所有用药必须在医生指导下服用，并保证按时服药，忌滥用药物以免增加肝脏负担，阻碍疾病恢复。

（5）随访宣教

患者遵医嘱抗病毒治疗，明确用药剂量、使用方法、漏用药物或自行停药可能导致的风险。急性肝炎患者出院后第 1 个月复查 1 次，以后每 1~2 个月复查 1 次，半年后每 3 个月复查 1 次，定期复查 1~2 年。慢性肝炎患者定期复查肝功能、病毒的血清学指标、肝脏 B 超和与肝纤维化有关的指标，以指导治疗方案的调整。

7. 疾病预防指导

（1）控制传染源

肝炎患者及病毒携带者为主要传染源。急性期患者应隔离至病毒消失，慢性患者及携带者可根据病毒复制指标评估传染性大小，复制活跃者予以抗病毒治疗。凡现症感染者不能从事食品加工、饮食服务、托幼保育等工作。对献血员严格筛选，不合格者不得献血。

（2）切断传播途径

甲型和戊型肝炎应预防消化道传播，重点在于加强粪便管理，保护水源，严格饮用水的消毒，加强食品卫生和餐具消毒。乙、丙、丁型肝炎预防重点则在于防止通过血液和体液传播。对供血者进行严格筛查，做好血源监测。推广一次性注射用具，重复使用的医疗器械要严格消毒灭菌。大力推广安全注射（包括针灸的针具），并严格遵循医院感染管理中的标准预防原则。服务行业所用理发、刮脸、修脚、穿刺和纹身等器具也应严格消毒。注意个人卫生，不和任何人共用剃须刀和牙具等用品。若性伴侣为 HBsAg 阳性者，应接种乙型肝炎疫苗或采用安全套；在性伴侣健康状况不明的情况下，一定要使用安全套以预防乙型肝炎及其他血源性或性传播疾病。对献血员进行严格筛选，不合格者不得献血。

（3）保护易感人群

甲型肝炎流行期间，易感者可接种甲型肝炎减毒活疫苗，对接触者可接种人血清免疫球蛋白以防止发病。乙型肝炎疫苗全程需接种 3 针，按照 0、1、6 个月程序，即接种第 1 针疫苗后，间隔 1 个月及 6 个月注射第 2 及第 3 针疫苗。新生儿接种乙型肝炎疫苗要求在出生后 24 h 内接种，越早越好。母亲 HBsAg 阳性者，新生儿应在出生后立即注射高效价抗 HBV-IgG（HBIG），同时在不同部位注射乙型肝炎疫苗。

（夏玉香）

第二节　手足口病

手足口病是由人肠道病毒引起的一种以口腔溃疡和手足等部位皮疹为特征表现且具有高度传染性的出疹性疾病。

（一）病原学

手足口病病原体多样，均为单股正链 RNA 病毒，小 RNA 病毒科，肠病毒属。其中引起手足口病的肠道病毒有肠道病毒 71 型、柯萨奇病毒和埃可病毒的某些血清型，如 Cox A16、A4、A5、A9、A10、B2、B5、B13 和埃可病毒 11 型等。

病毒对乙醚、脱氧胆酸盐、去污剂、弱酸等有抵抗力，能抵抗 70% 乙醇和 5% 甲酚皂溶液，对紫外线及干燥敏感，对多种氧化剂（1% 高锰酸钾、1% 过氧化氢、含氯消毒剂等）、甲醛和碘酒等也都比较敏感，病毒会很快灭活。病毒在

50℃时可被迅速灭活,在4℃时可存活1年,-20℃时可长期保存。

(二)流行病学

手足口病四季均可发病,在温带和亚热带地区夏秋季出现流行高峰,在热带地区季节性不明显。该病主要见于5岁以下幼托机构儿童,青少年和成人多通过隐性感染获得免疫保护,但也可发病。患者和无症状感染者为传染源,肠道病毒可经粪-口途径传播,也可经呼吸道(飞沫咳嗽、打喷嚏等)传播,亦可因接触患者口鼻分泌物、皮肤或黏膜、疱疹液、被污染的手及物品等造成传播。感染者在疾病第1周传染性最强。

(三)临床表现

潜伏期通常为2~5天。临床表现以口腔溃疡和手足等部位的皮疹为特征,口腔疱疹为直径2~8 mm的红色粟米样斑丘疹或薄壁水疱疹,破溃后形成周围有红晕的黄灰色溃疡。肢体皮疹分布在手足心、臀部或下肢膝盖周围,为红色斑丘疹或疱疹,或平或凸,直径2~3 mm,疱疹呈圆或椭圆形,扁平凸起,内有混浊液体,斑丘疹在5天左右由红变暗,消退前结硬皮,不留瘢痕。大部分患儿预后良好,一般5~7天自愈。少数患儿因并发重型脑干脑炎和神经源性肺水肿而在发病短期内死亡,多为EV71感染所致,多见于3岁以下婴幼儿。

(四)并发症

1. 中枢神经系统

并发脑炎、无菌性脑膜炎、急性、暂时性迟缓性瘫痪,严重者并发脑干脑炎,表现为肌痉挛、共济失调、眼球震颤、动眼神经麻痹、延髓麻痹,出现呼吸衰竭、循环衰竭、休克、昏迷、腱反射消失、呼吸停止。可伴自主神经系统失调,表现为出冷汗、皮肤发绀、气促、心动过速、高血压、高血糖。一些患儿很快进展至肺水肿或肺出血,预后差,病死率高。

2. 呼吸系统

并发肺水肿和(或)肺出血,常在发病后72小时内出现,病死率很高。肺水肿可单独出现,但常伴随脑干脑炎和自主神经系统失调之后出现,临床表现有呼吸窘迫,伴心率增快、气促、肺部湿啰音、咳泡沫痰。对于并发肺水肿患者需与重症肺炎鉴别。

3. 其他并发症

心肌炎、肝炎等。

（五）辅助检查

1. 血液检查

血常规、肝肾功能、电解质等。

2. 咽拭子或肛拭子检查

可分离出肠道病毒。

3. 血清学检查

特异性 IgM 抗体阳性，或急性期与恢复期血清 IgG 抗体有 4 倍以上增高。

（六）治疗原则

尚无特异性抗病毒药物。

（1）对症支持治疗：包括退热、止痛，脱水患者给予补液。

（2）重症病例转重症监护病房治疗，早期给予静脉丙种球蛋白支持，甘露醇降颅内压，酌情给予激素，必要时给予机械通气。

（七）护理诊断

（1）皮肤完整性受损　与肠道病毒引起的皮疹及继发感染有关。

（2）体温过高　与毒血症有关。

（3）舒适的改变　与口腔黏膜溃疡引起的疼痛有关。

（4）营养失调：低于机体需要　与发热、口腔黏膜疱疹疼痛、明显摄入不足有关。

（5）潜在并发症：心肌炎、脑炎、肺水肿等。

（八）护理措施

1. 消毒隔离

（1）确诊手足口病后，应将患儿及时隔离在空气流通、清洁安静、温湿度适宜的病房，待皮疹消退、水疱结痂脱落、体温恢复正常后才能解除隔离。

（2）病房应用紫外线消毒灯每日照射 1~2 小时，患儿的一切用具应彻底清洁或在阳光下曝晒 1 小时以上。

（3）患儿的分泌物、排泄物用生石灰或 3% 漂白粉混悬液作用 2 小时后才能倒入厕所。

2. 休息与活动指导

急性期应卧床休息，避免哭闹，减少消耗。

3. 饮食与营养知识指导

（1）患儿有发热、口腔疱疹，应给予温凉、清淡易消化、富含维生素的流食或半流食，少量多餐，避免刺激性食物，如辛辣、过咸等食物，减少对口腔黏膜的刺激。

（2）发热时多饮水。

（3）口腔疼痛不能进食者，静脉滴注补充营养。

4. 疾病监测指导

（1）严密观察生命体征、神志、尿量等病情变化。

（2）注意观察有无严重并发症，如弥散性血管内凝血、呼吸衰竭、心力衰竭、脑膜炎等。

（3）观察皮疹分布及形态，有无继发感染。

（4）口腔护理

患者因口腔溃疡出现拒食、哭闹，饭前饭后应用0.9%氯化钠溶液漱口，保持口腔清洁。必要时可用3%碳酸氢钠液涂擦口腔溃疡面，动作要轻柔，尽量减轻对溃疡部和患儿的刺激。

（5）皮疹护理

保持皮肤、衣被清洁，衣着宽松柔软，剪短指甲，防止抓破皮疹，臀部有皮疹时保持臀部清洁干燥。手足部皮疹初期，可涂炉甘石洗剂，若有疱疹形成或疱疹破溃时可涂0.5%碘伏。

（6）高热惊厥护理

惊厥发作后，用开口器从臼齿处放入，防止舌咬伤，及时清除口腔分泌物，防止窒息。

5. 并发症预防指导

观察病情恶化征兆，具有以下情况者，尤其是3岁以下患儿，有可能在短期内发展为危重病例：持续高热不退、末梢循环不良、呼吸、心率明显增快、精神差、呕吐、肢体无力、抽搐、外周血白细胞计数明显增高、高血糖、高血压或低血压。

6. 用药指导

（1）遵医嘱用药，及时观察不良反应。

（2）使用脱水剂时应快速静脉滴注或静脉注射，同时注意观察患儿的呼吸、心率、血压、神志和瞳孔等改变。

7. 健康教育

（1）消毒隔离宣教

手足口病一经确诊，应将患儿及时隔离在空气流通、清洁安静、湿度适宜的病房，做好清洁消毒工作，每天清洁儿童接触的家具、玩具、地板等，每周用含氯消毒剂消毒一次。流行期间，幼儿园、托儿所等儿童较集中的机构应加强空气消毒隔离，做好晨间体检，发现疑似病例，立即隔离。

（2）疾病相关知识教育

手足口病是婴幼儿常见的传染病，其特点是传播快、感染性强，公共场所和幼儿园是本病的流行场所，向幼儿园的工作人员及家长宣传手足口病的临床表现、流行特征、预施知识，本病为自限性疾病，大多预后良好。

（3）出院宣教

①对已患过手足口病的患儿，应嘱其家长在 2 周内不要将其送幼儿园或到公共场所。

②教会孩子养成良好的卫生习惯，加强锻炼，注意营养。

8. 疾病预防指导

（1）管理传染源：对患者、隐性感染者进行消化道、呼吸道、接触隔离，直至体温正常 3 天，皮疹基本消失方能解除隔离。

（2）切断传播途径：养成良好的个人卫生习惯，餐前便后洗手，不食生冷、不洁饮食，外出需戴口罩。

（3）保护易感人群：本病尚无特异性预防方法。加强监测，提高敏感性是控制本病流行的关键，流行期间，家长应尽量少让孩子到拥挤的公共场所，减少感染的机会。

（肖丽红）

第三节　流行性感冒

流行性感冒（influenza）简称流感，是由流感病毒引起的急性呼吸道传染病。流感的临床特点为起病急骤，急起高热、全身酸痛、乏力等全身中毒症状，而呼吸道症状相对较轻。老年人和慢性病患者则可引起严重的并发症。

（一）病原学

流感病毒属于正黏病毒科，是有包膜的、含单股负链 RNA 的病毒。流感病毒核心是单链核糖核酸核蛋白，其囊膜内层为内膜蛋白，外层为脂层，其有两种微粒，即植物血凝素（HA）和神经氨酸酶（NA）。根据病毒核蛋白（NP）的抗原特性不同，流感病毒分成甲（A）、乙（B）、丙（C）3 个型。然后根据 HA 和 NA 抗原特性的不同而分为若干亚型。流感病毒对高温抵抗力弱，不耐热，加热到

56℃数分钟后丧失致病性，加热到100℃1分钟后被灭活。流感病毒对热、酸、乙醚、紫外线、甲醛、乙醇和常用消毒剂很敏感。

(二)流行病学

1. 传染源

患者是主要传染源，其次是隐性感染者。患者传染期约1周，患者自潜伏期末到发病后3天，从鼻涕、口诞、痰液中排出大量病毒，排病毒时间可长达病后7天，其中病初2~3天传染性最强，体温正常后则很少再带病毒。隐性感染者见于有部分免疫的人群，隐性感染者体内有病毒增殖，但无明显症状而不易被发现。轻型患者和隐性感染者数量大，是重要的传染源。

2. 传播途径

流感经空气飞沫由呼吸道传播，或由密切接触传播。空气飞沫传播是主要的传播途径，故流感传染性强，传播速度快、流行广泛。病毒污染的食物、食具、茶具、毛巾等也可间接传播本病。

3. 易感人群

人群对流感普遍易感，病后有一定的免疫力。甲、乙、丙3型之间无交叉感染，不同亚型之间无交叉免疫。对同一亚型的变种有一定的交叉免疫力，但维持时间不长，由于病毒不断发生小变异，故可引起反复发病。各亚型间无交叉免疫力，对同亚型的免疫力可维持较久。

4. 流行特征

流感发病呈全球性分布，流感的流行特点是：突然暴发，迅速蔓延，发病率高，并发症重。流感一般是在秋冬季到春季流行。甲型流感常呈暴发或小流行，可引起大流行或世界性大流行；新亚型的大流行发病率高，形成明显高峰，流行期短；乙型流感呈暴发或小流行；丙型流感常为散发。

(三)临床表现

流感的潜伏期为1~3天，可短至数小时，长至4天。流感的全身症状通常较普通感冒重。

1. 典型流感

此型最常见。急起畏寒高热，显著乏力、头痛、咽痛、胸骨后烧灼感，多无鼻塞流涕等。可有鼻出血，腹泻水样便。急性病容，面颊潮红，结膜外眦充血，咽轻度充血，肺部可有干啰音。发热在1~2天内达高峰，3~4天后消退。乏力可持续2周以上。

2.轻型流感

急性起病，发热不高，全身及呼吸道症状都较轻，病程 2~3 天。

3.肺炎型流感(流感病毒肺炎)

主要发生于年幼及老年流感患者，原有较重基础疾病或采用免疫抑制剂治疗者。初起如典型流感，1~2 天后病情迅速加重，出现高热、剧烈咳嗽、血性痰液、呼吸急促、发绀、全身衰竭等。双肺满布湿啰音，而无肺实变体征。X线检查双肺弥漫性、结节性阴影，近肺门处较多。多于 5~10 天内发生呼吸衰竭和循环衰竭而死亡。

4.中毒型和胃肠型流感

中毒型极为少见。病毒侵入神经系统和心血管系统引起中毒症状，临床上有脑炎或脑膜炎的症状，主要表现为高热、昏迷，成人常有谵妄，儿童可出现抽搐，并出现脑膜刺激征，脑脊液细胞数可轻度增加。少数患者可出现心血管系统症状如发生心肌炎、心包炎甚至出现血压下降或休克。胃肠型流感在儿童中常见，以恶心、呕吐、腹泻、腹痛为主要症状，一般 2~3 天恢复。

5.并发症

流感引起的并发症有肺炎、中耳炎、鼻炎、肌炎、雷耶综合征、中毒性休克、心肌炎及心包炎等。典型和轻型流感一般预后良好，但对年老体弱的患者，尤其有并发症者，仍有可能导致严重后果。老年人如发生肺炎型流感或继发细菌感染，易并发呼吸衰竭和心力衰竭而死亡。中毒型流感症状严重，病死率高。罕见的暴发性出血性流感、急性肺水肿和雷耶综合征是流感死亡的原因。

(四)辅助检查

1.血常规检查

白细胞计数多减少，中性粒细胞减少，淋巴细胞相对增多。

2.病毒分离

患者上呼吸道分泌物进行病毒分离，是确定诊断的重要依据。

3.血清学检查

进行血凝抑制试验或补体结合试验，抗体滴度 4 倍以上增长为阳性。

4.X 线胸片

双肺絮状阴影，散在分布，近肺门处较多。

(五)治疗原则

(1)临床诊断病例和确定诊断病例，尽早实施呼吸道隔离治疗，隔离至热退后48小时。

（2）避免盲目不恰当使用抗菌药物，合理选用退热药物。

（3）非住院患者居家隔离。

（4）高危人群尽早抗病毒治疗。

重症或有重症流感高危因素的病例应尽早给予经验性抗流感病毒治疗，发病48小时内抗病毒治疗可减少并发症、降低病死率、缩短住院时间。

（5）重症病例的治疗原则

积极治疗原发病，防治并发症，并进行有效的器官功能支持。密切观察，如出现低氧血症或呼吸衰竭，应及时给予相应的治疗措施，包括氧疗或机械通气等；合并休克时给予抗休克治疗；出现其他脏器功能损害时，给予相应支持治疗；出现继发感染及时使用抗生素；给予支持治疗，预防并发症，注意休息，多饮水，增加营养，维持电解质平衡。

（六）护理诊断

（1）体温过高　与病毒感染或继发细菌感染引起体温调节中枢失调有关。

（2）疼痛：头疼　与病毒感染有关。

（3）全身酸痛、疲乏　与病毒感染或继发感染造成机体能量代谢障碍有关。

（4）焦虑　与持续高热有关。

（5）知识缺乏　缺乏流感预防知识。

（6）并发症　呼吸道并发症：主要为继发性细菌感染，包括急性化脓性扁桃体炎、急性鼻旁窦炎、细菌性气管炎、细菌性肺炎。肺外并发症：中毒性心肌炎、瑞氏综合征等。

（七）护理措施

（1）急性期应卧床休息，取舒适体位，协助患者做好生活护理，呼吸道隔离1周至主要症状消失。

（2）高热期应多饮水，嘱患者卧床休息，监测体温，可用冰袋冷敷、温水或酒精擦浴等物理方法降温。给予易消化、营养丰富、富含维生素的流质或半流质饮食。

（3）对全身酸痛或头痛的患者，可协助患者采取舒适卧位，必要时给予解热镇痛类药物。

（4）病情观察

严密观察患者的生命体征，注意有无高热不退、咳嗽、咳痰、呼吸急促、血氧饱和度下降，观察咳嗽的诱因、时间、节律、性质。呼吸困难或发绀者应取半卧位,给予吸氧。

(5)应规范佩戴口罩,勤洗手,减少细菌继发感染的机会。

(6)预防并发症

1)肺炎

流感最常见的并发症,流感并发肺炎可分为原发性流感病毒性肺炎、继发性细菌性肺炎或混合性肺炎。流感起病后2~4天病情进一步加重,或在流感恢复期后病情反而加重,出现高热、剧烈咳嗽、咳脓性痰、呼吸困难,肺部湿性啰音及肺实变体征。外周血白细胞总数和中性粒细胞显著增多,以肺炎链球菌、金黄色葡萄球菌、流感嗜血杆菌等为主。

2)神经系统损伤

包括脑炎、脑膜炎、急性坏死性脑病、脊髓炎、吉兰-巴雷综合征等。

3)心脏损伤

不常见,主要有心肌炎、心包炎。可见肌酸激酶升高、心电图异常,重症病例可出现心力衰竭。此外,感染流感病毒后,心肌梗死、缺血性心脏病相关住院和死亡的风险明显增加。

4)肌炎和横纹肌溶解

主要症状有肌痛、肌无力、肾衰竭,血清肌酸激酶、肌红蛋白升高。

(7)用药指导

1)奥司他韦:抗流感病毒药物,它是一种口服神经氨基酸抑制剂,对甲型、乙型流感均有效。成人剂量每次75 mg,每日2次,疗程5天,重症病例剂量可加倍,疗程可延长。肾功能不全者要根据肾功能调整剂量。1岁及以上年龄的儿童应根据体重给药:体重不足15 kg者,予30 mg每日2次;体重15~23 kg者,予45 mg每日2次;体重23~40 kg者,予60 mg每日2次;体重大于40 kg者,予75 mg每日2次。对于吞咽胶囊有困难的儿童,可选用奥司他韦颗粒剂。对用药过程中无效或病情加重的患者,要注意是否出现耐药。

2)扎那米韦:适用于成人及7岁以上青少年,用法:每日2次,间隔12小时;每次10 mg(分两次吸入)。但吸入剂不建议用于重症或有并发症的患者。

3)帕拉米韦:成人用量为300~600 mg,小于30天新生儿6 mg/kg,31~90天婴儿8 mg/kg,91天至17岁儿童10 mg/kg,静脉滴注,每日1次,1~5天,重症病例疗程可适当延长。目前临床应用数据有限,应严密观察不良反应。

(8)健康教育

1)消毒隔离

在标准预防的基础上,应采用飞沫和接触隔离预防,隔离至体温正常后

2 日或病后 7 日。病房应进行空气消毒，应开窗通风换气，每次通风时间在 30 分钟以上。病房也可紫外线消毒，照射时间 30 分钟，或采用空气净化消毒器消毒。对病房内环境表面实施含氯消毒溶液擦拭消毒。

2）休息与饮食

发热期应卧床休息，多饮温开水，给予高热量、营养丰富、清淡易消化的流质或半流质饮食。保证摄入足够的水分，维持水电解质和出入量的平衡，伴呕吐或严重腹泻者，必要时静脉输液。每次进食后以温盐水或温开水漱口。保持鼻咽、口腔清洁，协助患者做好生活护理，预防继发细菌感染。

3）出院宣教

嘱患者出院后注意休息，养成良好的生活习惯，加强户外锻炼，提高机体抗病能力，秋冬天气多变，注意及时加减衣服。房间经常通风换气，保持清洁。

（9）疾病预防指导

1）管理传染源

早期发现疫情，对流感患者进行呼吸道隔离和早期治疗，隔离 1 周或至主要症状消失。流感流行时，尽量减少公众集会和集体娱乐活动。

2）切断传播途径

室内每天开窗通风或进行空气消毒，患者用过的食具应煮沸消毒，衣物可用含氯消毒液浸泡消毒或阳光下曝晒 2 小时。

3）保护易感人群

预防流感的基本措施是接种流感疫苗，重点接种人群包括 65 岁以上老人、严重心肺疾病患者、慢性肾病、糖尿病、免疫缺陷病患者、接受激素及免疫抑制剂治疗者以及医疗卫生机构工作者；不宜接种的人群有：对疫苗中的成分或鸡蛋过敏者、吉兰-巴雷综合征患者、妊娠 3 个月以内的孕妇、严重过敏体质者等。

（邓芳）

第四节　人禽流感

人禽流感是由禽甲型流感病毒某些亚型中的一些毒株引起的急性呼吸道传染性疾病。临床上一般表现为流感样症状，以发热、咳嗽、少痰、伴有头痛、肌肉酸痛、腹泻等为主要特征，也可以表现为呼吸道症状、结膜炎等。

(一)病原学

禽流感病毒属正黏病毒科甲(A)型流感病毒属。病毒结构与其他甲型流感病毒类似。根据对禽的致病性的强弱,禽流感病毒可分为高致病性、低致病性和非致病性。其中 H5 和 H7 亚型毒株(以 H5N1 和 H7N7 为代表)能引起严重的禽类疾病,是高致病性禽流感病毒。高致病性禽流感病毒引起的大流行才称作禽流感暴发。甲型禽流感病毒具有宿主特异性,并不是所有的禽流感病毒都能引起人类患病。目前,已证实可感染人的禽流感病毒亚型主要有 H5N1、H9N2、H7N7、H7N2、H7N3 等,其中感染 H5N1 亚型的患者病情重,病死率高。

人禽流感病毒对乙醚、氯仿、丙酮等有机溶剂均敏感。常用消毒剂容易将其灭活,如氧化剂、漂白粉和碘剂等都能迅速破坏其活性。禽流感病毒对热比较敏感,但对低温抵抗力较强,65℃加热 30 分钟或煮沸(100℃)2 分钟以上可灭活。

(二)流行病学

1. 传染源

传染源主要为患禽流感或携带禽流感病毒的家禽类,野禽在禽流感的自然传播中发挥了重要作用。人类直接或间接接触受禽流感病毒感染的家禽或其分泌物、排泄物或组织而感染,目前尚无人传人的确切证据。

2. 传播途径

经呼吸道传播,也可通过密切接触感染的家禽分泌物和排泄物、受病毒污染的物品和水等被感染,直接接触病毒毒株也可被感染。

3. 易感人群

人群对禽流感病毒普遍缺乏免疫力。儿童病例居多,病情较重,无明显性别差异,与不明原因病死家禽或感染、疑似感染禽流感家禽密切接触人员为高危人群。

4. 流行特征

聚集性发病,可远距离传播;与动物疫情相伴,传播途径复杂;多于冬春季节发病,儿童、青壮年发病者多,病死率高;存在隐性感染,具有高度的职业相关性。

(三)临床表现

潜伏期一般为 2~4 天,一般在 7 天以内。患者一般表现为流感样症状,如发热、咳嗽、少痰，可伴有头痛、肌肉酸痛、腹泻等全身症状。

1. 早期

一般为病初的 1~7 天。以急性发热为首发症状，常为高热，伴有头痛、关节肌肉酸痛、乏力，偶有畏寒，部分患者可有干咳、胸痛、腹泻等症状；但稍有上呼吸道卡他症状，肺部体征多不明显，部分患者可闻及少许湿啰音。X 线胸片中肺部阴影在发病即可出现，平均在第 4 天出现，95% 以上的患者在病程第 7 天内出现阳性改变。

2. 进展期

多发生在病程的第 8~14 天，个别患者可更长。在此期，发热及感染中毒症状仍存在，肺部病变进行性发展，表现为胸闷，气促，呼吸困难，尤其在活动后明显。X 线胸片检查示肺部阴影发展迅速，且常为多叶病变。少数患者（10%~15%）出现 ARDS 而危及生命。

3. 恢复期

进展期过后，体温逐渐下降，临床症状缓解，肺部病变开始吸收，多数患者经 2 周左右的恢复，可达到出院标准，肺部阴影的吸收则需要较长的时间。少数重症可能在相当长的时间内遗留限制性通气功能障碍和肺弥散功能下降，但大多可在出院后 2~3 个月内逐渐恢复。

（四）辅助检查

1. 实验室检测

血常规检查的主要变化为外周血白细胞、淋巴细胞的数量减少，部分重症患者还可出现血小板降低。

生化检查示丙氨酸氨基转移酶、天门冬氨酸氨基转移酶、磷酸肌酸激酶、乳酸脱氢酶等升高。

2. 病毒抗原及基因检测

取患者呼吸道标本采用免疫荧光法（或酶联免疫法）检测甲型流感病毒核蛋白抗原（NP）或基质蛋白（M1）、禽流感病毒 H 亚型抗原。还可用 RT-PCR 法检测禽流感病毒亚型特异性 H 抗原基因。

3. 病毒分离

从患者呼吸道标本中（如鼻咽分泌物、口腔含漱液、气管吸出物或呼吸道上皮细胞）分离禽流感病毒。

4. 血清学检查

发病初期和恢复期双份血清禽流感病毒亚型毒株抗体滴度 4 倍或以上升高，有助于回顾性诊断。

（五）治疗原则

（1）隔离

对疑似病例、临床诊断病例和确诊病例应尽早隔离治疗。

（2）对症治疗

可应用解热药、缓解鼻黏膜充血药、止咳祛痰药等。儿童忌用阿司匹林或含阿司匹林以及其他水杨酸制剂的药物，避免引起瑞氏综合征。

（3）抗病毒治疗

应尽早（发病48内）使用抗流感病毒药物，对于临床认为需要使用抗病毒药物的病例，即使发病超过48小时也应使用，早期抗病毒治疗对于改善人禽流感患者预后至关重要。

（4）根据缺氧程度可采用鼻导管、开放面罩及储氧面罩进行氧疗。高热者可进行物理降温或应用解热药物。咳嗽咳痰严重者可给予复方甘草片、盐酸氨溴索、乙酰半胱氨酸、可待因等止咳祛痰药物。

（5）重症患者的治疗　除抗病毒治疗外，主要是综合、对症和支持治疗，包括吸氧与呼吸机的使用，气道管理、糖皮质激素的合理使用、处理呼吸机相关性肺炎、处理多脏器功能衰竭、胃肠营养和深静脉营养供应、维持水电解质平衡、中医中药配合治疗等。

（六）护理诊断

（1）体温过高　与病毒感染有关。

（2）营养失调：低于机体需要量　与发热、食欲缺乏、摄入减少、腹泻等有关。

（3）疼痛：头痛　与病毒感染有关。

（4）知识缺乏　缺乏疾病相关知识。

（5）潜在并发症：肺炎、心肌炎。

（七）护理措施

（1）严密病情监测，重点监测生命体征及神志变化。尤其应注意血氧饱和度和血氧分压的监测，有呼吸困难者及时给予氧疗。高热患者予以物理降温，也可使用解热镇痛药，儿童要避免使用阿司匹林，防止发生瑞氏综合征。

（2）注意补充营养，告知患者进高热量、高蛋白、高维生素、清淡易消化的食物。保证充足的睡眠和休息，加强体育锻炼，以增强抵抗力。养成良好的个人卫生习惯，加强室内空气流通，每天1~2次开窗换气半小时。均衡饮食，注意多摄入一些富含维生素C等增强免疫力的食物。经常进行体育锻炼，以增加机体对病毒的抵抗能力。

（3）紫外线消毒房间每天 3 次，每次 1 小时，呼吸道隔离至热退后 2 天。

（4）向患者及家属宣教疾病相关知识。

（5）并发症预防指导

1）肺炎

观察患者发热时伴发咳嗽、咳黄脓痰、胸闷等情况，可能是肺炎的表现，积极对症治疗，预防肺炎发生。

2）心肌损伤

检查心电图及相关指标，感染流感病毒后，患者出现心肌梗死、缺血性心脏病几率明显增加。定期复查相关指标。

（6）用药指导

早期使用抗流感病毒药物，对于改善人禽流感患者预后至关重要，最好在 48 小时之内使用抗流感病毒药物。

患者治疗因无特效药，用药种类繁多，故严密观察治疗效果及毒副作用非常重要，重点观察抗病毒类药物有无胃肠道反应；激素类药物有无应激性消化道出血；抗凝药物有无皮下出血、瘀斑及大小便颜色有无异常等。使用皮下抗凝药物时应注意深层皮下注射，更换注射部位，抽血或注射后按压时间稍长一些；患者上呼吸机时，为了能有效适应机械通气、减少耗氧，使用镇静剂时观察镇静效果，根据患者的情况调节镇静药物的用量，原则上不宜镇静过深，以唤之能睁眼为适度。

（7）健康教育

1）尽量在正规的销售场所购买经过检疫的禽类产品。尽可能减少与禽类不必要的接触，尤其是病死禽。勤洗手，远离家禽的分泌物，接触过禽鸟或禽鸟的粪便后，要注意用消毒液彻底清洁双手。

2）养成良好的个人卫生习惯，加强室内空气流通，每天 1~2 次开窗换气半小时。吃禽肉要煮熟、煮透，食用鸡蛋时蛋壳应用流水清洗，应烹调加热充分，不吃生的或半生的鸡蛋。要有充足的睡眠和休息，均衡的饮食，注意多摄入一些富含维生素 C 等增强免疫力的食物。经常进行体育锻炼，以增加机体对病毒的抵抗力。

3）学校及幼儿园应采取措施，教导儿童接触禽鸟或禽鸟粪便后要立刻彻底清洗双手。外出旅途中，尽量避免接触禽鸟，例如不要前往观鸟园、农场、街市或到公园活动，不要喂饲白鸽或野鸟等。

4）不要轻视重感冒，禽流感的病症与其他流行性感冒病症相似，如发热、头痛、咳嗽及喉咙痛等，在某些情况下，会引起并发症，导致患者死亡。因此，若出现发热、头痛、鼻塞、咳嗽、全身不适等呼吸道症状，应戴上口罩，尽快到医院就诊，告知医生自己发病前是否到过禽流感疫区，是否与病禽类接触等情况，并在医生指导下治疗和用药。

（8）疾病预防指导

1）管理传染源

加强禽类疾病的监测，动物防疫部门一旦发现疑似禽流感疫情，应立即封锁疫区，捕杀疫区内的全部家禽，并通报当地疾病预防控制机构，指导职业暴露人员做好防护工作。加强对密切接触禽类人员的监测。与家禽或人禽流感患者有密切接触史者，一旦出现流感样症状，应立即进行流行病学调查，采集患者标本并送至指定实验室检测，以进一步明确病原，同时应采取相应的防治措施。有条件者可在48小时以内口服神经氨酸酶抑制剂。

2）切断传播途径

发生禽流感疫情后，应对禽类养殖场、市场售禽类摊档以及屠宰场进行彻底消毒，对死禽及禽类废弃物应销毁或深埋；医院诊室应彻底消毒，防止患者排泄物和血液污染院内环境及医疗用品；医护人员做好个人防护。接触人禽流感患者应戴口罩、戴手套、戴防护镜、穿隔离衣，严格执行操作规程，防止医院感染和实验室的感染及传播。保持室内空气清新流通；勤洗手，养成良好的个人卫生习惯。

3）保护易感人群

因禽流感病毒极易变异，目前尚无有效的人用H5N1疫苗，对高危人群可试用抗流感病毒药物或按照中医辨证施治。

（唐芙蓉）

第五节　水痘

水痘是由水痘带状疱疹病毒初次感染引起的急性传染病。主要发生在婴幼儿和学龄前儿童，成人发病症状比儿童更严重。以发热、皮肤黏膜成批出现周身性红色斑丘疹、疱疹、痂疹为特征，皮疹呈向心性分布，主要发生在胸、腹、背，四肢少见。冬春两季多发，其传染力强，水痘患者是唯一的传染源，自发病前1~2天直至皮疹干燥结痂期均有传染性，接触或飞沫吸入均可传播，易感儿发病率可达95%以上。该病为自限性疾病，一般不留瘢痕，如合并细菌感染会留瘢痕，病后可获得终身免疫，有时病毒以静止状态存留于神经节，多年后感染复发而出现带状疱疹。

（一）病原学

该病是感染水痘-带状疱疹病毒所致。水痘-带状疱疹病毒属疱疹病毒科，为双链的脱氧核糖核酸病毒，仅有一个血清型。病毒糖蛋白至少有 8 种，决定了病毒的致病性和免疫原性。病毒在外界环境中生存力很弱，不耐热和酸，能被乙醚等消毒剂灭活。

（二）流行病学

1. 传染源

水痘患者是唯一的传染源。发病前 1~2 天至皮疹完全结痂为止均有传染性，一般认为在短暂的前驱期和出疹早期传染性最大。人是已知的自然界唯一的宿主。

2. 传播途径

主要通过呼吸道飞沫和直接接触传播。病毒感染人体后，先在鼻咽部局部淋巴结增殖复制 4~6 天，而后侵入血液并向全身扩散，引起各器官病变。本病病变主要是在皮肤棘状细胞层，细胞肿胀变性形成囊状细胞，核内有嗜酸性包涵体，细胞裂解及组织液渗入后即形成疱疹。水疱液中含有大量的感染性病毒颗粒。水疱也常见于口咽部、呼吸道、胃肠道、眼结膜和阴道黏膜表面。

3. 人群易感性

人群普遍易感。任何年龄人群均可感染水痘-带状疱疹病毒，以婴幼儿和学龄前、学龄期儿童发病较多，6 个月以下的婴儿较少见。水痘在易感人群中的播散主要取决于气候、人口密度和医疗卫生条件等因素。易感儿童接触水痘患者后 90% 发病。病后可获持久免疫，以后可发生带状疱疹。

4. 流行特征

本病全年均可发生，呈散发性，以冬、春季高发。

（三）临床表现

该病潜伏期为 12~21 日，平均 14 日。起病较急，年长儿童和成人在皮疹出现前可有发热、头痛、全身倦怠、恶心、呕吐、腹痛等前驱症状，小儿则皮疹和全身症状同时出现。

在发病 24 小时内出现皮疹，皮疹先发于头皮、躯干受压部分，呈向心性分布。最开始为粉红色小斑疹，迅速变为米粒至豌豆大的圆形紧张水疱，周围明显红晕，有水疱的中央呈脐窝状。黏膜亦常受侵，见于口腔、咽部、眼结膜、外阴、肛门等处。

在为期1~6日的出疹期内皮疹相继分批出现，皮损呈现由细小的红色斑丘疹→疱疹→结痂→脱痂的演变过程，脱痂后不留瘢痕。水疱期痛痒明显，若因挠抓继发感染可留下轻度凹痕。体弱者可出现高热，约4%的成年人可发生播散性水痘、水痘性肺炎。

水痘的临床特异性表现有：大疱性水痘、出血性水痘、新生儿水痘、成人水痘等。此外，若妊娠期感染水痘，可引起胎儿畸形、早产或死胎。

（四）辅助检查

1. 血常规

血白细胞总数正常或稍增高，淋巴细胞分数可升高。

2. 疱疹刮片

刮取新鲜疱疹基底组织涂片，用瑞特或吉姆萨染色可见多核巨细胞，用苏木素伊红染色可见核内包涵体。

3. 血清学检查

常用酶联免疫吸附法或补体结合试验检测特异性抗体。补体结合抗体于出疹后1~4天出现，2~6周达高峰，6~12个月后逐渐下降。血清抗体检查有可能发生与单纯疱疹病毒抗体的交叉反应。

4. 病原学检查

（1）病毒分离　取病程3~4天疱疹液种于人胚成纤维细胞，分离出病毒后可作进一步鉴定。

（2）抗原检查　对病变皮肤刮取物，用免疫荧光法检查病毒抗原。其方法敏感、快速，并容易与单纯疱疹病毒感染相鉴别。

（3）核酸检测　用聚合酶链反应（PCR）检测患者呼吸道上皮细胞和外周血白细胞中的病毒DNA，为敏感、快速的早期诊断方法。

（五）治疗原则

患儿应早期隔离，直到全部皮疹结痂为止，一般不少于两周。与水痘患者接触过的儿童，应隔离观察3周。该病无特效治疗方法，主要是对症处理及预防皮肤继发感染，保持清洁，避免抓搔。加强护理，勤换衣服，勤剪指甲，防止抓破水疱继发感染。

局部治疗以止痒和防止感染为主，可外擦炉甘石洗剂，疱疹破溃或继发感染者可用1%甲紫或抗生素软膏。继发感染全身症状严重时，可用抗生素。忌用皮质类固醇激素，以防止水痘泛发和加重。

对免疫能力低下的播散性水痘患者、新生儿水痘或水痘性肺炎、脑炎等严重病例，应及早采用抗病毒药物治疗。阿昔洛韦是目前治疗水痘-带状疱疹的首选抗病毒药物，但须在发病后 24 小时内应用效果更佳，或加用 α-干扰素，以抑制病毒复制，防止病毒扩散，促进皮损愈合，加速病情恢复，降低病死率。

（六）护理诊断

（1）皮肤完整性受损　与水痘病毒引起的皮疹及继发感染有关。
（2）体温过高　与病毒血症有关。
（3）舒适的改变　与瘙痒有关。
（4）潜在并发症：皮肤继发感染、水痘肺炎、出血性水痘、病毒性脑炎等。

（七）护理措施

1. 消毒隔离

采取呼吸道隔离。室内温湿度适宜，经常通风换气。如有发热，应卧床休息。

2. 饮食护理

多饮水，饮食宜清淡，给予易消化及营养丰富的流质或半流质饮食，如绿豆汤、粥、面片等。避免食用辛辣、油腻食物。

3. 病情观察

观察生命体征，重点注意体温的变化；观察皮疹的性质、范围、分布及有无继发感染；注意观察并及早发现有无咳嗽、胸痛、呼吸困难等并发症的症状。

4. 用药护理

遵医嘱早期应用抗病毒药，首选阿昔洛韦，每天 400~800 mg，分次口服，疗程 7~10 天，注意胃肠道反应，监测肾功能。避免使用肾上腺皮质激素，防止出现严重皮疹，使病情加重，因其他疾病已用激素者，尽快减量或停用。避免使用阿司匹林，防止引起脑炎、瑞氏综合征。

5. 对症护理

（1）皮肤护理

避免搔抓皮肤，以防导致皮肤破损继发感染；穿宽松、柔软、舒适衣物，减少皮肤摩擦，以防刺激皮损；保持皮损清洁、干燥；皮肤瘙痒严重者可口服抗组胺药物，也可外用炉甘石洗剂止痒；若继发感染，局部可应用新霉素软膏或莫匹罗星软膏，感染严重时还可口服抗生素药物治疗；定期对患者的床褥、衣物、用具等进行消毒。

（2）发热护理

发热时卧床休息，多饮水，有助于降温。热度较高时可适当给予退热剂，但注意禁用阿司匹林治疗。

6. 水痘肺炎的护理

（1）保持呼吸道通畅

指导患者进行有效的咳嗽，以促排痰，鼓励并协助患者翻身、排痰，痰液黏稠者可给予雾化吸入，必要时吸痰。床旁备气管插管、气管切开等急救物品，必要时可行机械通气。

（2）氧疗

患者出现气促、发绀时遵医嘱给予鼻导管或面罩吸氧，监测血氧饱和度及动脉血气分析结果，观察氧疗效果。

（3）用药护理

遵医嘱给予抗生素、抗病毒治疗等对症支持处理，密切观察药物疗效及不良反应。注意控制输液速度，避免加重心脏负荷。

7. 健康教育

向患者及家属讲解疾病的相关知识，指导患者在家休养期间注意消毒、隔离，注意皮肤护理，防止搔破皮疹引起继发性感染或留下疤痕。

8. 疾病预防指导

（1）管理传染源

水痘患者应予呼吸道隔离至疱疹全部结痂为止，易感儿童接触后应隔离观察3周。

（2）切断传播途径

避免与急性期患者接触，对患者呼吸道分泌物和污染用品进行消毒，流行期间水痘易感儿童尽量避免出入公共场所。

（3）保护易感人群

对使用大量激素、免疫功能受损、严重疾病患者及孕妇，如有接触史，可肌内注射水痘-带状疱疹免疫球蛋白活疫苗预防发病。对易感儿童可接种水痘疫苗。

（张雪雪）

第六节　麻疹

麻疹是由麻疹病毒引起的急性呼吸道传染病，在我国法定的传染病中属于乙类传染病。麻疹多见于小儿，临床上以发热、咳嗽、眼结膜充血为主要症状。

（一）病原学

麻疹是由麻疹病毒引起的，麻疹病毒经空气飞沫到达上呼吸道或眼结膜，在局部上皮细胞内复制，并从原发病灶处侵入局部淋巴组织，引起毒血症及一系列临床表现。麻疹病毒属于副黏病毒科，呈圆颗粒状，抗原性稳定。麻疹病毒体外抵抗力弱，对热、紫外线及一般消毒剂敏感，56℃30分钟即可灭活，但在低温下能长期存活。

（二）流行病学

麻疹流行主要发生在冬春季节，其他季节可有散发，患者是唯一的传染源，婴幼儿最为易感。病毒主要通过感染者呼吸道分泌物产生的气溶胶粒子传播，病毒中粒子在环境中能存活1小时以上，因此可通过吸入感染。麻疹传染性很强，所有易感暴露人群都会发生症状性感染。急性期患者从潜伏期末1~2天至出疹后5天内都有传染性，以前驱期最强，出疹后迅速减弱。

我国自1965年广泛开展麻疹减毒活疫苗接种后，麻疹的发病率和死亡率明显下降，但在流动人口中，由于未按时接种麻疹疫苗，而导致麻疹散发或局部流行。

（三）临床表现

1. 典型麻疹

有潜伏期、前驱期、出疹期和恢复期。典型症状是高热、皮疹及呼吸道卡他症状等。

（1）潜伏期

平均为10~14天，在潜伏期末可出现轻度发热、精神萎靡、全身不适等中毒症状。

（2）前驱期

平均为2~4天。主要表现为上呼吸道炎症，有发热、咳嗽、流涕、打喷嚏、流泪、畏光、结膜充血和眼睑水肿等上呼吸道卡他症状，还可有头痛、全身乏力、食欲缺乏、呕吐和腹泻，婴幼儿偶有惊厥。约90%以上患者在双侧第二磨牙对面的颊黏膜上出现麻疹黏膜斑(图3-1)。

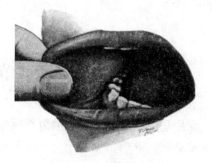

图3-1　麻疹黏膜斑

（3）出疹期

多在发热 4~5 天后出现，持续 2~5 天不等，皮疹为玫瑰色丘疹，自耳后、发际、前额、面部、颈部开始逐渐波及躯干和四肢、手掌、足底（图 3-2），出疹时体温达到高峰，皮疹出齐后体温开始下降。

（4）恢复期

皮疹出齐后病情缓解，发热开始减退，体温在 12~24 小时内降至正常，上呼吸道卡他症状减轻，皮疹按出疹顺序隐退，留浅褐色色素斑，伴糠麸样脱皮，持续 1~2 周消失。

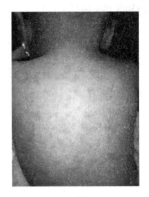

图 3-2　背部皮疹

2. 非典型麻疹

（1）轻型麻疹

临床症状为一过性低热，轻度卡他症状及少量皮疹，症状轻，无明显并发症。

（2）重型麻疹

多见于全身状况差和免疫力低下的人群，或继发严重感染，死亡率高。分中毒性、休克性、出血性、疱疹性荨麻疹 4 种类型。

（3）异型麻疹

典型症状是持续高热，不典型皮疹，伴有四肢水肿、全身痛、头痛等，经常伴有严重的肺炎。

（四）辅助检查

1. 血常规

白细胞总数减少，淋巴细胞比例相对增多。如果白细胞数增加，尤其是中性粒细胞增加，提示继发细菌感染。若淋巴细胞严重减少，常提示预后不好。

2. 血清学检查

酶联免疫吸附试验（ELISA）或化学发光法测定血清麻疹特异性 IgM 和 IgG 抗体，其中 IgM 抗体在病后 5~20 天最高，阳性即可确诊麻疹，IgG 抗体恢复期较早期增高 4 倍以上即为阳性，也可以诊断麻疹。

3. 病原学检查

（1）病毒分离　取早期患者眼、鼻、咽分泌物或血、尿标本接种于原代人胚肾细胞，分离麻疹病毒但不作为常规检查。

（2）病毒抗原检测

取早期患者鼻咽分泌物、血细胞及尿沉渣细胞，用免疫荧光或免疫酶法查麻疹病毒抗原,如阳性,可早期诊断。上述标本涂片后还可见多核巨细胞。

(3)核酸检测

采用反转录聚合酶链反应(RT-PCR)从临床标本中扩增麻疹病毒 RNA,是一种非常敏感和特异的诊断方法,对免疫力低下而不能产生特异抗体的麻疹患者尤为有价值。

(五)治疗原则

1. 一般治疗

(1)呼吸道隔离。

(2)保持室内空气新鲜,温湿度适宜。

(3)眼耳鼻保持清洁。

(4)饮食清淡,多饮水,适当补充维生素 A。

2. 对症治疗

(1)高热时酌情给予小剂量退热药物或物理降温。

(2)咳嗽时使用祛痰镇咳药。

(3)体弱危重患者可早期注射丙种免疫球蛋白。

3. 积极治疗并发症

(1)支气管肺炎:主要为抗菌治疗,根据药敏结果选用抗菌药物。常用青霉素、氨苄西林、红霉素及复方磺胺甲噁唑等。高热、中毒症状严重者,酌用小剂量氢化可的松静脉滴注。进食少者可适当补液加支持疗法。

(2)心肌炎:有心力衰竭者,宜及早静脉注射毒毛花苷 K 或毛花苷 C,重症者可同时用糖皮质激素保护心肌。

(3)喉炎:应尽量使患儿安静,给予蒸汽吸入,稀释痰液,选用抗菌药物。重症患者可同时用肾上腺皮质激素以减轻喉部水肿。喉阻塞严重者应及早气管切开。

(六)护理诊断

(1)皮肤完整性受损　与皮疹瘙痒有关。

(2)体温过高　与毒血症、继发感染有关。

(3)潜在并发症:肺炎、喉炎等。

(七)护理措施

1. 消毒隔离

(1)对患者进行呼吸道隔离,保持室内空气清新、通风,室内温度保持在

20~22℃。

（2）将患者隔离至出诊后 5 日，有并发症者延迟至出疹后 10 日。有接触史的易感者隔离观察 21 日。

（3）麻疹病毒抵抗力不强，对干燥、日光、高温均敏感，紫外线、过氧乙酸等对麻疹病毒均有杀灭作用，患者房间可每天用紫外线消毒或通风半小时。

2. 休息与活动指导

（1）卧床休息

（2）室内保持空气清新、通风，温度不宜过高，以 20~22℃ 为宜，相对湿度维持在 50%~60%。

（3）光线不宜太强，防止强光对患者眼睛的刺激。

（4）保持皮肤黏膜的完整性，及时评估出疹情况，如出疹瘙痒，遵医嘱给予外用药涂擦，切忌抓伤皮肤引起感染。被褥衣服宽松柔软，切忌紧衣厚被"捂汗发疹"。

3. 饮食

（1）给予清淡易消化、富含维生素的流质和半流质饮食，特别要补充维生素 A。

（2）出疹前期及出疹期多饮水。

（3）禁食刺激性食物及鱼虾等海产品。

4. 疾病监测

（1）监测体温、脉搏

麻疹的发热与出疹有一定关系。若出疹高峰时体温骤降，或发热不出疹等，脉搏超过 160 次/分，提示有并发症的发生可能。

（2）观察皮疹

观察出疹是否顺利、皮疹分布、色泽等。若发热 3~5 日或以上仍不出疹，或出疹先后无序、分布不均匀、疹色紫暗等提示病情危重。

（3）观察咳嗽呼吸情况

若咳嗽频繁、呼吸急促，或伴有鼻翼煽动、口唇发绀等缺氧现象，应给予低流量吸氧。

5. 并发症预防

（1）支气管肺炎

遵医嘱使用抗菌药物治疗，注意观察咳嗽呼吸情况，若咳嗽频繁、呼吸急促，或伴有鼻翼煽动、口唇发绀等缺氧现象，应给予低流量吸氧。

（2）心肌炎

有心力衰竭者，卧床休息，遵医嘱尽早静脉注射毒毛花苷 K 或毛花苷 C，同时应用利尿药，重症者可用肾上腺皮质激素保护心肌，注意观察药物不良反应。

（3）喉炎

尽量使患儿安静，给予蒸汽吸入，稀释痰液，遵医嘱使用抗菌药物。

6. 用药指导

（1）对麻疹病毒尚无特异性抗病毒药，高热时可给小剂量退热剂，咳嗽剧烈时予以镇咳药，并发喉炎时使用抗生素等。

（2）体弱病重者可注射丙种球蛋白，少量多次输血或血浆。

（3）在处理麻疹发热时需兼顾透疹，在前驱期，如体温不超过 39.0℃，不予处理，降温时禁用冷敷及酒精擦浴。如体温过高，为防止惊厥可给予物理降温和小剂量退热剂，使体温略降为宜。

7. 健康教育

（1）消毒隔离

对麻疹患者，应及早隔离，做好疫情报告。确诊者应隔离至出疹后 5 天，有并发症者应延长至第 10 日。患者住过的房间应开窗通风、曝晒被褥，室内物品及时消毒。单纯麻疹患者可在家中隔离、治疗、护理，减少继发感染及并发症。

（2）疾病相关知识指导

告知患者及家属麻疹传染性强，传播快，对儿童健康有严重威胁，向患儿及家属介绍麻疹相关知识，使其有充分的心理准备，并积极配合消毒、隔离、治疗及护理。

8. 疾病预防指导

（1）管理传染源

对患者行呼吸道隔离至出疹后 5 天，伴呼吸道并发症者应至出疹后 10 天。接触过患儿的易感儿童应隔离观察 3 周，若接触后接受过被动制剂者则延至 4 周。

（2）切断传播途径

流行期间避免去公共场所或人员聚集的地方，出入患者房间应佩戴口罩，房间每天用紫外线消毒或通风半小时。

（3）保护易感人群

①主动免疫：我国计划免疫定于 8 个月初种，7 岁时复种 1 次，接种疫苗后反应轻微，少数可有低热，个别有高热或出现稀疏皮疹。应强化婚前育龄妇女麻疹疫苗接种，使婴儿获得有效抗体，减少小月龄婴儿麻疹的发病。

②被动免疫：麻疹流行期间，对没有接种过疫苗的年幼体弱易感儿及患有

其他疾病的小儿，在接触患者 5 日内进行被动免疫，可防止发病及减轻病情，目前常用注射人血丙种球蛋白。

（柳为君）

第七节　肾综合征出血热

肾综合征出血热，也称流行性出血热，是由汉坦病毒引起的以鼠类为主要传染源的一种自然疫源性传染病。临床以发热、充血、出血、低血压休克和肾脏损害为主要特征。

（一）病原学

肾综合征出血热是由汉坦病毒引起的以鼠类为主要传染源的一种自然疫源性传染病。汉坦病毒属于布尼亚病毒科，为负性单链 RNA 病毒。根据抗原结构的不同，汉坦病毒至少分为 20 个以上的血清型。不同型别的病毒引起人类疾病临床症状轻重亦不相同，其中Ⅰ型最重，Ⅱ型次之，Ⅲ型多为轻型。我国所流行的主要是Ⅰ型和Ⅱ型病毒。汉坦病毒不耐热、不耐酸，高于 37℃或 pH5.0 以下易灭活，对紫外线、乙醚、氯仿、乙醇及碘酒等敏感。

（二）流行病学

1. 传染源

在我国黑线姬鼠和褐家鼠为主要宿主动物和传染源，林区则是大林姬鼠。据国内外不完全统计，有 170 多种脊椎动物可自然感染汉坦病毒，我国有 53 种。这些动物既是宿主又是传染源。人不是主要的传染源。

2. 传播途径

（1）呼吸道传播：含病毒的鼠类排泄物形成的气溶胶可通过呼吸道感染人体。

（2）消化道传播：进食含病毒的鼠类排泄物污染的食物后可经口腔或胃肠黏膜感染。

（3）接触传播：被鼠咬伤或破损伤口接触带病毒的鼠类血液或排泄物可致感染。

（4）母婴传播：孕妇感染本病后病毒可经胎盘感染胎儿。

（5）虫媒传播：尚需进一步证实。

3.人群易感性

人群普遍易感,病后有较稳固的免疫力。

4.流行特征

黑线姬鼠传播者以 11 月至次年 1 月为高峰,家鼠传播者以 3~5 月为高峰,林区姬鼠传播者则以夏季为流行高峰。我国疫情最重,男性青壮年农民和工人发病最多,约占 80%。

(三)临床表现

潜伏期为 4~46 天,多为 7~14 天。典型病例表现为发热、出血、肾损害三类症状和发热期、低血压休克期、少尿期、多尿期、恢复期五期经过。

1.发热期

(1)发热

突发畏寒、高热,体温可迅速升至 39~40℃之间,热型以稽留热或弛张热多见,多持续 3~7 天。体温越高,持续时间越长,病情越重。轻者退热后症状缓解,重症病例退热后病情反而加重。

(2)全身中毒症状

①头痛、腰痛、眼眶痛(三痛)及全身酸痛,疼痛原因与相应部位充血和水肿有关。

②多数患者可出现食欲减退、恶心、呕吐、腹泻、腹痛等消化道症状。腹痛剧烈者可有腹部压痛、反跳痛,易被误诊为急腹症。

③部分患者出现嗜睡、烦躁不安、谵妄、神志恍惚等神经症状,易发展为重型。

(3)毛细血管损伤表现

①充血:多有颜面、颈部、胸部潮红(皮肤三红),重者呈醉酒貌;还可见眼结膜、软腭与咽部充血(黏膜三红)。

②出血:可见皮肤、黏膜及内脏出血。皮肤出血呈点状、条索状、搔抓样瘀点,多在腋下和胸背部;黏膜出血多见于软腭及眼结膜;内脏出血者表现为咯血、黑便、血尿等。

③渗出与水肿:主要为球结膜水肿,通常渗出水肿程度与疾病严重程度成正比。

(4)肾损害

多在起病后的 2~4 天出现,主要表现为蛋白尿,镜检可见管型。

2.低血压休克期

常发生于病程第 4~6 天,一般持续 1~3 天。持续时间长短与病情轻重、治疗措施是否正确和及时有关。患者多在发热末期或退热同时出现低血压及休克。轻者血压略有波动，不发生低血压及休克，重者可为顽固性休克，且易并发 DIC、急性呼吸窘迫综合征(ARDS)、脑水肿、急性肾衰竭等。

3. 少尿期

是本病具有特征性的一期，也是本病的极期。一般发生于病程的第 5~8 天，持续时间 1~10 天，多为 2~5 天，持续时间长短与病情有关。以少尿或无尿、尿毒症、水电解质和酸碱平衡紊乱为特征。少数无明显少尿而存在氮质血症者系肾小球受损而肾小管损害不重所致，临床称无少尿型肾功能不全。

4. 多尿期

一般发生于病程第 9~14 天，持续 1 天至数月不等，多为 7~14 天。本期又可分为三期：尿量 500~2000 mL/天为移行期，此期尿量增加，但血尿素氮、肌酐仍上升，症状加重，应注意观察病情变化；尿量超过 2000 mL/天为多尿早期，氮质血症无改善，病情仍重；多尿后期尿量超过 3000 mL/天，可达 5000~8000 mL/天或以上，症状明显好转，但仍可出现继发性休克、低血钾及低血钠等症状。

5. 恢复期

多尿期后，情况逐渐好转，尿量逐渐恢复至 2000 mL/天或以下。可持续一至数月方可完全恢复。

6. 并发症

(1)腔道出血：可出现消化道大出血、咯血、腹腔出血、鼻出血等。

(2)肺部并发症：心源性肺水肿、急性呼吸窘迫综合征(ARDS)等。

(3)中枢神经系统并发症：脑水肿、颅内出血、脑炎和脑膜炎等。

(四)辅助检查

1. 血常规

白细胞计数增多，可达(15~30)×10⁹/L，重者明显增多，且可见幼稚细胞，呈类白血病反应。分类计数早期以中性粒细胞为主，病程第 4~5 天淋巴细胞增多，且可见较多异型淋巴细胞。血红蛋白和红细胞因血液浓缩而升高。血小板从第 2 日起即有不同程度下降，并出现异型血小板。

2. 尿常规

显著蛋白尿为本病主要特征之一，病程第 2 天即可出现，至少尿期达高峰，尿蛋白常达(+++)~(++++)。部分病例尿中出现膜状物，系红细胞、尿蛋白和上皮细胞混合的凝聚物。

3. 血液生化检查

血尿素氮、肌酐多在低血压休克期开始上升。发热期血气分析常出现呼吸性碱中毒，休克期及少尿期则多见代谢性酸中毒。血钾在发热期、休克期处于低水平，少尿期升高，但亦有部分少尿期低血钾。

4. 免疫学检查

病程第 2 天即可检测血清特异性抗原及抗体。IgM 抗体 1：20 为阳性，IgG 抗体 1：40 为阳性，相隔 1 周血清滴度升高 4 倍以上有诊断价值。

5. 分子生物学方法

巢式 RT-PCR 检出汉坦病毒 RNA，具有诊断价值，但未广泛应用于临床。

（五）治疗

本病以综合治疗为主，早期抗病毒治疗，中晚期则针对病理生理改变进行对症治疗。"三早一就"是本病的治疗原则，即早发现、早休息、早治疗和就近治疗。

1. 发热期治疗原则

控制感染，减轻外渗，改善中毒症状和预防 DIC。

2. 低血压休克期治疗

积极补充血容量，注意纠正酸中毒和改善循环功能。

3. 少尿期治疗

"稳、促、导、透"，即稳定机体内环境，促进利尿，导泻和透析治疗。

4. 多尿期治疗

移行期和多尿早期的治疗同少尿期。多尿后期主要是维持水和电解质平衡，防治继发感染，忌用对肾脏有毒性的抗生素。

5. 恢复期治疗

补充营养，逐步恢复工作。

（六）护理诊断

（1）组织灌注量改变　与全身广泛小血管损害、血浆外渗或出血有关。

（2）体温过高　与毒血症有关。

（3）体液过多　与肾损害有关。

（4）营养失调：低于机体需要量　与发热、呕吐、进食量减少及大量蛋白尿有关。

（5）有感染的危险　与机体抵抗力下降、营养不良有关。

（6）潜在并发症：心力衰竭、肺水肿、出血等。

（七）护理措施

1. 消毒隔离

采取严密隔离，隔离期为 10 天。

2. 休息与活动指导

疾病早期需绝对卧床休息，避免过多活动而加重血浆外渗及脏器出血。病情好转可逐步恢复活动与工作。

3. 饮食与营养知识指导

给予清淡、易消化、高热量、高维生素的流质或半流质饮食。发热期间注意适当补充液体；少尿期入液量应为前一天出量加 500 mL；多尿期注意维持水、电解质、酸碱平衡，应随尿量增加水分的补充。

4. 疾病监测指导

（1）密切观察生命体征及意识状态的变化，尤其注意体温及血压的变化。

（2）观察充血、渗出及出血的表现：有无"三红""三痛"，皮肤瘀斑的范围及是否有破溃出血，有无呕血、咯血、便血。

（3）严格记录 24 小时出入量，注意尿量、颜色、性状及尿蛋白的变化。

（4）了解实验室检查结果，判断患者有无氮质血症及水、电解质、酸碱平衡紊乱。若血小板进行性减少，凝血酶原时间延长，常提示患者出现 DIC，预后多不良。

5. 并发症预防指导

（1）配合抢救、防止并发症

有效循环血容量不足者，应迅速建立静脉通路，快速补充血容量，纠正酸中毒并使用血管活性药物，以迅速纠正休克。快速扩容时，注意观察心功能，有无突发的呼吸困难、咳嗽、咳粉红色泡沫样痰等急性肺水肿的临床表现。

（2）消化道大出血的处理

针对病因治疗，如为血小板减少引起应及时补充血小板，肝素类物质增高用鱼精蛋白或甲苯胺蓝静脉注射，尿毒症引起者则需进行透析。

（3）心衰、肺水肿的治疗

严格控制输液量及速度，根据需要给予强心、镇静、扩血管和利尿药物，或进行导泻和透析治疗。

6. 用药指导

告知药物作用和用法，药物疗效与不良反应，发现异常及时报告医生处理。

（1）利巴韦林　又名病毒唑，能抑制病毒核酸的形成，具有广谱抗病毒作用。发病 4 日的成年患者可应用 1 g/d，加入 10%葡萄糖溶液中静脉滴注，持续 3~5 日，此药无明显毒性，但可导致白细胞减少，剂量过大抑制血红蛋白和红细胞成熟而导致可逆性贫血，因此用药期间要观察血常规的变化。孕妇忌用。

（2）利尿药 常用的利尿药物为呋塞米，通常从小剂量开始，逐步加大剂量至 100~300 mg/次，直接静脉注射，4~6 小时一次。用药期间应注意观察有无低血容量、低血钾、低血钠等水电解质紊乱现象，有无眩晕、耳鸣、听力减退等表现，发现异常及时报告医师。

7. 健康宣教

（1）消毒隔离

开展预防流行性出血热的健康宣教工作，尤其是防鼠灭鼠工作。向社区群众讲解疾病的流行过程及早期表现，发病后要及时就诊。

（2）休息与活动

肾功能恢复需较长时间，故患者出院后仍应休息 1~3 个月，活动要有规律，多进营养丰富的饮食，保证足够睡眠，安排力所能及的体力活动，如散步、太极拳等，逐渐增加活动量。

（3）随访指导

定期复查尿常规、肾功能、血压、垂体功能等，避免使用对肾脏有损害的药物。

8. 疾病预防指导

（1）管理传染源

向社区宣传防鼠灭鼠工作的重要性，灭鼠和防鼠是预防本病的关键。注意食品及个人卫生，防止鼠类排泄物污染食品。

（2）切断传播途径

野外作业、疫区工作时应加强个人防护，不要用手直接接触鼠类或鼠的排泄物。被打死的老鼠要烧掉或埋掉。

（3）保护易感人群

重点人群可行沙鼠肾细胞疫苗（Ⅰ型）和地鼠肾细胞疫苗（Ⅰ型）注射，每次 1 mL，共注射 3 次，保护率达 88%~94%。1 年后应加强注射 1 针。加强个人防护，皮肤伤口及时包扎，避免被鼠排泄物污染伤口。

（王璐）

第八节　流行性乙型脑炎

流行性乙型脑炎简称乙脑，是由乙型脑炎病毒引起的以脑实质炎症为主要病变的中枢神经系统急性传染病。临床以高热、意识障碍、抽搐、病理反射及脑膜刺激征为特征，病死率高，部分留有后遗症。

(一)病原学

乙脑病毒属黄病毒科，核心为单股正链 RNA，球状，直径为 40~50nm。适宜在神经细胞内生长繁殖。乙型脑炎病毒抵抗力不强，容易被常用消毒剂所杀灭，对乙醚、酸及一般消毒剂均敏感，不耐热，100℃ 2 分钟或 56℃ 30 分钟即可灭活，但耐低温和干燥，用冰冻干燥法在 4℃ 冰箱中可保存数年。

(二)流行病学

1.传染源

乙脑是人畜共患的自然疫源性疾病，人与动物(猪、牛、马、羊、鸡、鸭、鹅等)都可成为本病的传染源。猪是本病的主要传染源。人感染后因血中病毒数量少、病毒血症期短，不是主要的传染源。

2.传播途径

乙脑主要通过蚊虫叮咬而传播。三带喙库蚊为主要传播媒介。蚊感染后可携带病毒越冬或经卵传播，成为乙脑病毒的长期贮存宿主。

3.人群易感性

人对乙脑病毒普遍易感，2~6 岁儿童发病率最高。感染后多以隐性感染最为常见，可获较持久的免疫力。

4.流行特征

乙脑在热带地区全年均可发生，在亚热带和温带地区有明显的季节性，病例集中在 7、8、9 三个月；东南亚和西太平洋地区是乙脑的主要流行区。在我国除东北、青海、新疆及西藏外均有本病流行，发病率农村高于城市。

(三)临床表现

潜伏期 4~21 天，一般为 10~14 天。典型的临床表现可分为 4 期。

1.初期

起病急，体温在 1~2 天内上升至 39~40℃，伴有头痛、恶心、呕吐、精神倦怠或嗜睡。少数患者可有颈项强直及抽搐。此期持续1~3天。

2. 极期

除初期症状加重外，主要表现为脑实质受损的症状，此期病程4~10天。

（1）持续高热

体温常高达40℃以上，多呈稽留热，一般持续7~10天。发热越高，热程越长，则病情越严重。

（2）意识障碍

可表现为不同程度的意识障碍，如嗜睡、谵妄、昏迷、定向力障碍等。常持续1周，重型者可达1个月以上。

（3）惊厥或抽搐

可有局部小抽搐、肢体阵挛性抽搐，重型者可有全身强直性抽搐、持续数分钟至数十分钟，伴有意识障碍。频繁或长时间的抽搐可加重缺氧和脑实质损伤，导致呼吸衰竭。

（4）呼吸衰竭

是本病最严重的表现和主要死亡原因，多发生于重型患者。其特点为：呼吸先快后慢，呼吸表浅，但呼吸节律规则。高热、抽搐和呼吸衰竭是乙脑极期的严重表现，三者相互影响。

（5）神经系统症状和体征

多在病程10天内出现，第2周后很少出现新的神经系统表现。主要表现为浅反射减弱或消失，深反射先亢进后消失，病理征阳性；大脑锥体束受损可有肢体强直性瘫痪，肌张力增强，巴宾斯基征阳性等；可有不同程度的脑膜刺激征；颞叶受损可有失语，听觉障碍。

（6）循环衰竭

与呼吸衰竭同时出现，但较少见，表现为血压下降，脉搏细速、休克和消化道出血等。

3. 恢复期

多数患者于病程8~11天进入恢复期，体温逐渐下降，神经、精神症状和体征逐渐好转，一般于2周左右可完全恢复，重型患者常需1~6个月才能逐渐恢复。此阶段的表现可伴有持续性低热、多汗、失眠、失语、流涎、吞咽困难、肢体强直性瘫痪等。

4. 后遗症期

患病6个月后仍留有神经、精神症状者称为后遗症。5%~20%重型乙脑患者留有后遗症，主要表现为意识障碍、痴呆、失语、强直性瘫痪等。如给予积极治疗可有不同程度的恢复。

（四）辅助检查

1. 血常规

白细胞总数增高，一般在 $(10\sim20)\times10^9$/L，中性粒细胞在 80% 以上。

2. 脑脊液检查

为无菌性脑膜炎改变。表现为压力增高，外观清亮或微浊，白细胞多在 $(50\sim500)\times10^9$/L，少数可达 1000×10^9/L 以上。分类早期以中性粒细胞为主，蛋白轻度增高，糖正常或偏高，氯化物正常。

3. 血清学检查

（1）特异性 IgM 抗体检查：在病程第 3~4 天即可检出，2 周时达高峰，约 80% 患者入院时脑脊液特异性抗体呈阳性，可用于早期诊断。

（2）补体结合试验：补体结合抗体为 IgG 抗体，具有较高的特异性，多在病后 2 周出现，5~6 周达到高峰。

（3）血凝抑制试验：血凝抑制抗体出现较早，一般在病后 4~5 天出现，2 周时达高峰，主要用于流行病学调查。

4. 病原学检查

可用组织培养法获得病毒。

（五）治疗原则

1. 一般治疗

患者应隔离于有防蚊和降温设施的病房，室温控制在 30℃ 以下。注意口腔和皮肤清洁，昏迷患者应定时翻身、侧卧、拍背、吸痰，以防止肺部感染和压疮的发生。昏迷、抽搐患者应设护栏以防坠床。重型患者应静脉输液，但不宜过多，以免加重脑水肿。一般每天补液 1500~2000 mL，儿童每天 50~80 mL/kg，并酌情补充钾盐，纠正酸中毒。昏迷者可采用鼻饲。

2. 对症治疗

（1）高热

应以物理降温为主，药物降温为辅，同时降低室温，使肛温保持在 38℃ 左右。

（2）抽搐

应去除病因及镇静解痉。

（3）呼吸衰竭

应根据引起的病因进行相应治疗。氧疗，脱水，吸痰，使用呼吸兴奋剂，改善微循环等。

（4）循环衰竭

补充血容量，应用升压药物、强心剂、利尿剂等并注意保持水电解质平衡。

3.恢复期和后遗症期的治疗

应加强护理，防止压疮和肺炎的发生；进行语言、智力、肢体和吞咽的功能锻炼，还可结合理疗针灸、推拿按摩、高压氧、中药等治疗。

（六）护理诊断

（1）体温过高　与病毒血症及脑部炎者有关。

（2）意识障碍　与脑实质炎症、脑水肿有关。

（3）气体交换功能受损　与乙脑所致的惊厥有关。

（4）躯体移动障碍　与意识程度降低，感觉运动缺失、瘫痪、长期卧床有关。

（5）语言沟通障碍　与中枢神经系统病变导致后遗症有关。

（6）有窒息和受伤的危险　与乙脑所致惊厥有关。

（7）有皮肤完整性受损的危险　与昏迷、长期卧床有关。

（8）潜在并发症：颅内压增高、脑疝。

（七）护理措施

1.消毒隔离

采取虫媒隔离，应有防蚊设备和灭蚊措施。

2.休息与活动指导

患者应卧床休息，病房环境安静、光线应柔和，防止强光、强声的刺激，避免诱发抽搐或惊厥。昏迷、抽搐患者应防止坠床。

3.饮食与营养知识

初期及极期应给予清淡流质饮食，成人每天补液量为1500~2000 mL，并注意水、电解质平衡。昏迷及有吞咽困难患者给予鼻饲或静脉输液，以保证足够的水分和营养。恢复期应逐渐增加高蛋白、高热量饮食。

4.疾病监测

（1）密切观察生命体征，特别是体温及呼吸的变化，每1~2小时测体温一次，观察呼吸的频率、节律、幅度改变，及时判断有无呼吸衰竭。

（2）观察意识障碍是否继续加重。

（3）观察惊厥发作先兆、频率、发作持续时间、间隔时间、抽搐的部位、方式及伴随症状。

（4）观察颅内压增高及脑疝的先兆，重点观察瞳孔的大小、形状、两侧是否对称、对光反射等。

（5）准确记录 24 小时出入量。

5. 并发症的预防指导

注意预防压疮和肺炎。

6. 用药指导

（1）冬眠灵、异丙嗪：具有降温、镇静、止痉的作用。成人每次各 25～50 mg，儿童每次各 0.5～1 mg/kg，肌内注射，每 4～6 小时 1 次，疗程 3～5 天。用药过程中应保持呼吸道通畅，密切观察生命体征。

（2）20% 甘露醇：具有脱水、利尿的作用。用于脑水肿，是降低颅内压安全有效的首选药。每次 1～2 g/kg，静脉滴注或静脉注射（20～30 分钟内），根据病情可 4～6 小时重复使用。静脉给药过快可致一过性头疼、眩晕、视力模糊、心悸、水、电解质失调等，应密切观察。

（3）地西泮（安定）：具有镇静、止惊的作用。成人每次 10～20 mg，儿童每次 0.1～0.3 mg/kg，肌内注射或缓慢静脉注射。常见的不良反应有呼吸抑制、头晕、嗜睡、乏力等。

（4）尼可刹米、洛贝林：具有兴奋呼吸中枢的作用，使呼吸频率加快、幅度加深、通气量增大、呼吸功能改善。中枢性呼吸衰竭时首选洛贝林，成人每次 3～6 mg，儿童每次 0.15～0.2 mg/kg 肌内注射或静脉滴注，亦可选用尼可刹米，成人每次 0.375～0.75 g，儿童每次 5～10 mg/kg，肌内注射或静脉滴注。尼可刹米、洛贝林过量可引起血压升高、心动过速，甚至惊厥等不良反应。

7. 健康宣教

（1）疾病相关知识宣教

对患者讲解乙脑发病原因、主要临床特点、治疗方法、病程及预后等。如在乙脑流行季节患者有高热、头疼、意识障碍，应考虑乙脑的可能性，及时就诊。康复期患者，应加强运动和保证营养的供给。

（2）出院指导

指导患者出院后遵医嘱服用药物，定期随访，康复期患者如有肢体瘫痪，要定期进行肌肉按摩，并进行功能锻炼，防止出现肌肉萎缩。

8. 疾病预防的指导

（1）管理传染源

及时隔离和治疗，患者隔离至体温正常。加强家畜的管理，尤其是幼猪，搞好饲养场所的环境卫生，人畜居住地分开。

（2）切断传播途径

积极开展防蚊、灭蚊工作是预防乙脑病毒传播的主要措施。乙脑流行季节使用驱蚊剂、蚊帐等措施防止蚊虫叮咬。

（3）保护易感人群

预防接种是保护易感人群的根本措施。对 10 岁以下儿童和初进入流行区域的人员进行疫苗接种。一般接种 2 次，间隔 7~10 天，第二年加强注射 1 次，3 次加强后不必再注射，可获得较持久的免疫力。

（文湘兰）

第九节　流行性腮腺炎

流行性腮腺炎是由腮腺炎病毒感染引起的急性呼吸道传染病。以腮腺非化脓性炎症、腮腺区肿痛为临床特征。主要发生在儿童和青少年，本病为自限性疾病，绝大多数预后良好，极少发生死亡，感染后可获得终身免疫力。

（一）病因

流行性腮腺炎是由腮腺炎病毒感染引起的，腮腺炎病毒通过呼吸道侵入人体后，在上呼吸道黏膜上皮细胞和局部淋巴结中复制，导致局部炎症和免疫反应，然后进入血液，引起毒血症，播散到腮腺和中枢神经系统，引起脑膜炎和腮腺炎。病毒在进一步繁殖复制后，再次进入血液，形成第二次毒血症，侵犯第一次毒血症时未累及的器官，如颌下腺、舌下腺睾丸、胰腺等，从而引起相应的临床表现。

（二）病原学

腮腺炎病毒属于副黏病毒科副黏病毒属的单股 RNA 病毒。呈球形，大小悬殊，直径在 85~300 nm。人是腮腺炎病毒唯一的宿主。腮腺炎病毒抵抗力低，暴露于紫外线下迅速死亡。对甲醛、乙醇敏感，加热至 55~60℃ 时 10~20 分钟即可灭活。但耐寒，在 4℃ 时活力能保持 2 个月，在 -70℃ 时可存活数年。

（三）流行病学

1. 传染源

早期患者及隐性感染者均为传染源。患者腮腺肿大前 7 天至肿大后 2 周时间内，可从唾液中分离出病毒，此时患者具有高度传染性。部分脑膜炎表现的患者也能从脑脊液中分离出病毒。

2. 传播途径

主要通过飞沫经呼吸道传播，也能通过接触被病毒污染的物品传播。妊娠早期可经胎盘传播至胚胎导致胎儿发育畸形。

3. 人群易感性

人群普遍易感，约90%的病例为1~15岁的少年儿童，易在幼儿和5~9岁的儿童中流行。

4. 流行特征

本病呈全球性分布，全年均可发病，但以冬、春季为主。患者主要是学龄儿童，无免疫力的成人亦可发病。感染后一般可获较持久的免疫力，再次感染极为罕见。

（四）临床表现

1. 症状

大多无前驱症状，常以腮腺肿大为首发体征。往往先一侧肿大，然后波及对侧。肿大的腮腺以耳垂为中心，向前、后、下发展，边缘不清，表面发热但多不红，触之有弹性感并有触痛。腮腺肿大可持续5天左右，再逐渐消退。腮腺管口早期有红肿。在腮腺肿胀时，可同时或单独累及颌下腺和舌下腺。可伴有发热、头痛、乏力、食欲减退等。

2. 并发症

（1）脑膜脑炎：较常见，表现为发热、头痛、呕吐、颈项强直、克氏征阳性等，脑脊液的改变与其他病毒性脑炎相似。

（2）睾丸炎：是男孩最常见的并发症，多为单侧。表现为突发高热、寒战、睾丸明显肿胀、疼痛。部分病例可有睾丸萎缩，如双侧萎缩可导致不育症。

（3）卵巢炎：5%~7%的青春期女性患者可并发卵巢炎，表现为疼痛、触痛、月经不调等，不影响受孕。

（4）胰腺炎：表现为上腹剧痛和触痛，伴发热、寒战、反复呕吐等。

（五）辅助检查

1. 常规检查

白细胞计数和尿常规一般正常，有睾丸炎者白细胞可以增高。有肾损害时尿中可出现蛋白和管型。

2. 血清和尿液中淀粉酶测定

发病早期90%患者血清和尿淀粉酶增高。淀粉酶增高的程度往往与腮腺肿胀程度成正比。无腮腺肿大的脑膜炎患者，血和尿中淀粉酶也可升高。血脂肪酶增高,有助于胰腺炎的诊断。

3. 脑脊液检查

有腮腺炎而无脑膜炎症状和体征的患者,约半数脑脊液中白细胞计数轻度升高,且能从脑脊液中分离出腮腺炎病毒。

4. B超检查

可以对患者的受侵腺体或者是肿块形态以及大小、回声、前后径及双侧情况进行了解,协助诊断。

5. 血清学检查

(1)抗体检查:特异性抗体一般要在病程第2周后方可检出。用 ELISA 法检测血清中核蛋白的 IgM 抗体可作出近期感染的诊断,用放射免疫法测定患者唾液中腮腺炎病毒 IgM 抗体的敏感性和特异性亦很高。

(2)抗原检查:近年来有应用特异性抗体或单克隆抗体来检测腮腺炎病毒抗原的情况,可做早期诊断。应用 PCR 技术检测腮腺炎病毒 RNA,可明显提高可疑患者的诊断率。

6. 病毒分离

应用早期患者的唾液、尿或脑膜炎患者的脑脊液,接种于原代猴肾、Vero细胞或 HeLa 细胞可分离出腮腺炎病毒,3~6 d 内组织培养细胞可出现病变形成多核巨细胞。

(六) 治疗

流行性腮腺炎具有自限性,本病可采用中西医结合治疗。

1. 一般治疗

卧床休息,给予流质或半流质饮食,避免食酸性食物,坚硬食物,以免加重疼痛。注意口腔卫生,餐后用生理盐水漱口。

2. 对症治疗

有严重毒血症状者,可在适量、有效抗生素治疗同时,加用糖皮质激素;兴奋、躁狂者可用镇静剂对症治疗,头痛和腮腺胀痛可应用镇痛药;睾丸胀痛可局部冷敷或用棉花垫和丁字带托起;发热温度较高、患者食欲差时,应补充水、电解质和能量,以减轻症状。

3. 抗病毒治疗

发病早期可试用利巴韦林 1 g/天,儿童 15 mg/kg 静脉滴注,疗程 5~17 天,但效果有待确定。有文献报道更昔洛韦治疗有效率显著高于利巴韦林。更昔洛韦既可直接与病毒 DNA 杂合,终止病毒 DNA 链的延长,又能在病毒激酶诱导下产生三磷酸化物,竞争性地抑制病毒 DNA 聚合酶,更昔洛韦通过以上两种途径终止病毒 DNA 链的延长，增强抗病毒效果，较单一途径更不易产生耐药性。亦有报道应用干扰素治疗成人腮腺炎合并睾丸炎患者，能使腮腺炎和睾丸炎症状很快消失。

4. 肾上腺皮质激素的应用

对重症或并发脑膜脑炎、心肌炎的患者，可应用地塞米松每天 5~10 mg，静脉滴注。

5. 颅内高压处理

若出现剧烈头痛、呕吐疑为颅内高压的患者，可应用 20%甘露醇 1~12 g/kg 静脉推注，隔 4~16 小时一次，直到症状好转。

6. 预防睾丸炎

男性成年患者，疾病早期可应用己烯雌酚 2~5 mg/次，3 次/日口服，预防睾丸炎。

7. 中医治疗

口服中药、药物外敷等。

(七)护理诊断

(1)疼痛　与腮腺非化脓性炎症有关。

(2)体温过高　与病毒感染致毒血症有关。

(3)营养失调：低于机体需要量　与腮腺肿大不能张口进食有关。

(4)潜在并发症：脑膜炎、睾丸炎、胰腺炎、肺炎等。

(八)护理措施

1. 消毒隔离

(1)对患者进行呼吸道隔离，直至腮腺肿胀完全消退为止。

(2)与患者有接触史的易感者应观察 3 周。

(3)腮腺炎对物理及化学因素均敏感，来苏、甲醛等均能在 2~5 分钟内将其灭活，紫外线照射也能将其杀灭，加热至 56℃即可灭活。居室注意保持空气流通，对患者的口鼻分泌物及污染物品均应进行消毒。

2. 休息与活动指导

发热伴有并发症者应卧床休息至体温下降。

3. 饮食与营养知识指导

(1)进食营养丰富、易消化的流质、半流质或软食。

(2)不食酸、辣、甜、干硬的食物。

(3)注意保持口腔清洁，进食后漱口，防止口腔感染。

4.疾病监测指导

(1)密切观察生命体征。

(2)注意观察腮腺部位肿大程度、颜色、腮腺导管有无红肿及脓性分泌物。

(3)注意观察有无脑膜炎、睾丸炎、急性胰腺炎的表现。

①注意观察有无急性高热伴剧烈头痛、呕吐、嗜睡或意识障碍、脑膜刺激征阳性等表现,如有异常,及时报告医生并处理。

②注意观察有无睾丸肿大伴局部触痛、阴囊皮肤等表现,如有异常,及时报告医生并处理。

③注意观察有无上腹剧痛和触痛,伴发热、呕吐、腹胀、腹泻或便秘等临床表现,如有异常,及时报告医生并处理。

5.并发症预防

(1)并发脑膜炎的护理

嘱患者卧床休息,颅内压较高者注意取去枕平卧位。呕吐频繁者,可暂禁饮食,给予静脉补液;有高热、头痛及烦躁不安者,可给头部冷敷或服用退热止痛药;重症患者可静滴肾上腺皮质激素;颅内压增高者应静脉给予甘露醇或山梨醇等脱水剂。

(2)并发睾丸炎的护理

主动关心患者,密切观察病情,若出现高热、寒战、睾丸肿痛,坠胀感等应立即与医生联系处理。嘱患者卧床休息,用丁字带将睾丸托起;每4小时监测体温1次,遵医嘱给解热止痛药、静脉滴注氢化可的松或口服泼尼松;疼痛难忍者,给予局部冷敷,严重者可用2%普鲁卡因局部封闭。

(3)并发胰腺炎的护理

暂禁食,腹胀严重者可行胃肠减压,给予静脉输液减少胰腺的分泌。腹痛缓解后从少量清淡流质饮食开始,逐渐恢复正常饮食;腹痛剧烈者遵医嘱予肌注阿托品,东莨菪碱等用于解痉止痛。

(4)并发肺炎的护理

为患者提供安静、舒适的病室环境,保持室内空气清新、洁净,注意通风。维持室温和湿度,以充分发挥呼吸道的自然防御功能;使患者保持舒适体位,采取坐位或半坐位有助于改善呼吸和咳嗽排痰;提供足够热量、蛋白质和维生素的流质或半流质食物,以补充高热引起的营养物质消耗。鼓励患者多饮水,以保证足够的入量并有利于稀释痰液;协助患者清除呼吸道分泌物及异物,指导患者有效咳嗽,进行胸部叩击或机械吸痰。如患者无心、肾功能障碍,应给予充足的水分,使每天饮水量达到1.5~2 L,有利于呼吸道黏膜的湿润,使痰液稀释容易排出。

6.用药指导

（1）遵医嘱使用抗病毒药物，密切观察药物疗效及不良反应。

（2）重症病例使用肾上腺皮质激素时，注意观察有无胃肠道反应、血压升高、心悸等不良反应，一旦发现，应及时通知医生并配合处理。

（3）高热时可采用32~34℃的温水进行全身擦浴，降温效果不好时可采用药物降温，以逐步降温为宜，防止虚脱，儿童要防止惊厥。

（九）健康教育

（1）无并发症的患者一般在家中进行隔离治疗以防止疾病传播，隔离患者至腮腺肿胀完全消退为止。

（2）居室每日通风，保持空气流通。

（3）对患者及口鼻分泌物及生活污染用品都应进行消毒处理。

（4）保护易感人群：对易感者可预防性地应用腮腺炎减毒活疫苗，90%接种者可产生抗体，有接触史的易感者应观察3周。

（十）疾病预防指导

1.管理传染源

隔离患者至腮腺肿胀完全消退后5天，有接触史的易感者应观察3周。

2.切断传播途径

流行期间避免去公共场所或人员聚集的地方，出入应戴口罩。居室空气应流通，对患者口鼻分泌物及污染用品都应进行消毒处理。

3.保护易感人群

对易感者可预防性应用腮腺炎减毒活疫苗，中国现有上市使用的含麻疹、风疹、流腮成分疫苗包括麻疹风疹联合减毒活疫苗、麻疹腮腺炎联合减毒活疫苗、麻腮风联合减毒活疫苗、腮腺炎减毒活疫苗等。

（肖丽红）

第十节 登革热

登革热和登革出血热是由登革病毒引起的、由伊蚊传播的急性发热性传染病。前者临床特征为突起发热、头痛、全身肌肉骨骼和关节疼痛、疲乏、皮疹、淋巴结肿大及白细胞减少。后者以高热、休克、出血、皮疹、血液浓缩、血小板减少为主要特征。

（一）病原学

登革病毒归为黄病毒科中的黄病毒属，是单股 RNA 病毒，可分为 4 个血清型，各型登革热病毒均可引起重症登革热，其中以第 2 型最常见。

登革病毒不耐热，60℃ 30 分钟或 100℃ 2 分钟均可灭活，耐低温及干燥。对酸、脂肪溶媒、洗涤剂均敏感，用乙醚、紫外线或 0.65% 甲醛溶液可灭活。

（二）流行病学

1. 传染源

患者和隐性感染者为主要传染源。患者从发病前 1 天至发病后 3 天内传染性最强。在流行期间，轻型患者及隐性感染者占大多数，可能是本病重要的传染源。

2. 传播途径

通过蚊子叮咬而传播，伊蚊是传播病毒的主要媒介。包括埃及伊蚊和白纹伊蚊。在东南亚和我国沿海地区，主要传播媒介是埃及伊蚊，在太平洋岛屿和长江以南地区，主要传播媒介是白纹伊蚊。而且伊蚊在非流行期还可能是登革病毒的贮存宿主。

3. 人群易感性

人群普遍易感。在新流行区，发病以成人为主，20~40 岁青壮年发病较多。在地方性流行区，发病以儿童为主。感染后对同型病毒株有巩固免疫力，对其他血清型有短暂的免疫力。

4. 流行特征

呈世界性分布，尤其是在东南亚、太平洋岛屿和加勒比海地区。发病季节多在夏秋雨季，我国广东省多为 5~11 月，海南省多为 3~11 月。

（三）临床表现

潜伏期 3~15 天，一般为 4~8 天。感染登革病毒后，可导致隐性感染、登革热和登革出血热。

1. 典型登革热

（1）发热

起病急骤，多有高热、畏寒，24 小时内体温可高达 40℃，持续 5~7 天后骤退至正常。部分患者于病程第 3~5 天体温降至正常，1 天后再度上升，称为双峰热或马鞍热。发热时多伴头痛、眼球后痛、背痛，全身骨、关节、肌肉痛、极度乏力等全身毒血症症状及恶心、呕吐、腹痛、腹泻等胃肠道症状。骨、关节及肌肉痛可持续至热退后。早期体格检查可见颜面潮红、结膜充血、浅表淋巴结肿大。儿童起病较慢，毒血症状较轻，恢复较快。

（2）皮疹

起病后 3~6 天出现，为多形性，可为斑丘疹、麻疹样皮疹、猩红热样疹、红斑疹或皮下出血疹等，分布于躯干、四肢或头面部，压之褪色，多伴有痒感，持续 3~4 天退疹后脱屑、色素沉着。

（3）出血

多发生在起病后第 5~8 天。25%~50%的病例有不同程度、不同部位的出血，如牙龈、鼻黏膜、皮下出血、咯血、尿血、内脏和浆膜腔出血等。

（4）其他

约 1/4 病例有肝肿大，程度不重，黄疸及脾大不多见。

轻型登革热类似流感，短期发热，全身疼痛轻，皮疹稀少或不出疹，浅表淋巴结常有肿大，易被忽视。

重型登革热于病程第 3~5 天时突然病情加重，出现脑膜脑炎表现，如剧烈头痛、呕吐、意识障碍、颈项强直等，甚至出现瞳孔缩小等脑疝表现。部分病例表现为消化道大出血，甚至出血性休克。本型病情发展迅速，多因中枢性呼吸衰竭或出血性休克而死亡。

2. 登革出血热

病程早期 2~5 天，具有典型登革热临床表现。在发热过程中或热退后，病情突然加重，表现为皮肤变冷、脉速、昏睡或烦躁、出汗、瘀斑、消化道或其他器官出血、肝大、束臂试验阳性。部分病例脉压进行性下降，如不治疗，即进入休克，可于 4~6 小时内死亡。仅有出血者为登革出血热，同时有休克者为登革休克综合征。

（四）辅助检查

1. 一般检查

登革热患者白细胞第 4~5 天降至最低，可低至 $2×10^9/L$，分类中性粒细胞减少，可见异型淋巴细胞，血小板减少。登革出血热患者的白细胞总数正常或增多，血小板减少。尿常规可见蛋白尿及红细胞尿。

2. 血清学检查

血凝抑制试验灵敏性较高。红细胞凝集抑制实验滴度超过 1：1280 或双份血清效价递增 4 倍以上可确诊。血清补体结合试验滴度>1：32 有诊断意义。血清中特异性 IgM 抗体有助于早期诊断。

3. RT-PCR

用于检测登革病毒核糖核酸，敏感性明显高于病毒分离，可用于早期快速诊断登革病毒感染及血清型鉴定。

4. 病毒分离

是早期确诊的敏感性指标，取急性期患者血清接种于乳鼠脑内或 C6/36 细胞系可分离病毒。

(五)治疗原则

登革热主要采用综合治疗措施，无特效疗法。治疗原则是早发现、早治疗、早防蚊、早隔离。

(1)急性期患者宜卧床休息，恢复期时不宜过早活动。

(2)饮食以流质或半流质为宜，食物应富于营养并容易消化。

(3)高热患者以物理降温为主，解热镇痛药宜慎用。高热不退和中毒症状严重者，可短期适量使用肾上腺皮质激素或加用亚冬眠疗法。也可酌情静脉输液，每日 1000~1500 mL，但需注意防止脑水肿，有脑水肿者可用20%甘露醇和地塞米松等静脉滴注。

(4)重症登革热有休克、出血等严重症状，需积极处理。休克者应及时补充血容量，可选用右旋糖酐 40、平衡盐液等，必要时可输血浆或加用血管活性药物等。大出血患者应输新鲜血液、血小板等。上消化道出血者，可用奥美拉唑、VitK1 等止血治疗。

(六)护理诊断

(1)体温过高　与登革热病毒感染有关。

(2)皮肤完整性受损　与登革病毒感染导致皮肤黏膜损伤有关。

(3)体液不足　与高热、多汗、血管通透性增加致血浆外渗有关。

(4)有感染的危险　与机体抵抗力低下、营养失调等因素有关。

(5)疼痛：全身骨骼、肌肉和关节痛　与病毒血症有关。

(6)潜在并发症：急性血管内溶血。

(七)护理措施

1. 消毒与隔离

采用虫媒隔离，患者应在有防蚊设备的病室中隔离至完全热退为止。登革病毒在外界的抵抗力不强，不耐热，不耐酸，用乙醚、紫外线照射、0.65%甲醛溶液均可灭活病毒。

2. 休息与活动

早期患者应卧床休息，恢复期亦不可过早活动。体温正常、血小板计数恢复正常、无出血倾向者方可适当活动。注意口腔、皮肤清洁，防止继发感染。

3. 饮食与营养知识指导

嘱患者多饮水，昏迷患者可鼻饲饮食。给予高蛋白、高热量、高维生素、易消化的流质或半流质饮食。大量出汗、呕吐或腹泻的患者应注意维持水、电解质平衡，鼓励口服补液。对频繁呕吐、不能进食者或潜在血容量不足者，可静脉补液，但要控制补液速度及液体入量，防止发生脑水肿。昏迷患者可给予管饲饮食，或静脉输入高营养。

4. 疾病监测

(1) 监测生命体征

观察高热的持续时间、热型特点、退热后伴随症状是否缓解。如患者出现高热骤退、脉搏细速、大汗淋漓，应考虑出血性休克或登革休克综合征。

(2) 记录 24 小时出入量，监测水、电解质平衡情况。

(3) 观察有无皮肤黏膜瘀点、瘀斑或鼻出血、牙龈出血、注射部位出血，以及便血、血尿等出血表现。

5. 并发症预防

(1) 出血

有出血倾向者，遵医嘱使用卡巴克洛、酚磺乙胺、维生素 C 及维生素 K 等止血药，出血量大时，可输新鲜全血或血小板。

(2) 休克

遵医嘱迅速补足血容量，纠正酸中毒，维持水、电解质平衡，除用晶体液外，还可加用胶体液，如血浆、清蛋白，但不宜输入全血，以免加重血液浓缩。

6. 用药指导

目前无特效治疗药物。中毒症状严重及休克者，可遵医嘱使用肾上腺皮质激素，要注意防止继发感染。

7. 健康宣教

宣传疾病相关知识，如传播过程、致病原因、临床表现、防治方法等，指导群众及早发现患者并及早就诊，教会患者预防疾病的方法。

8. 疾病预防指导

(1) 管理传染源

对登革热患者严密隔离，不得少于 5 日，对来自疫区的人群应进行医学观察，并进行血清学检查，对可疑者进行病毒分离，识别隐性感染者。地方性流行区或可能流行地区要做好疫情监测预报工作，早发现、早诊断，及时隔离治疗。

（2）切断传播途径

防蚊灭蚊是预防本病的根本措施。改善卫生环境，消灭伊蚊孳生地。喷洒灭蚊剂消灭成蚊。

（3）保护易感人群

在流行期间，易感者可涂擦昆虫驱避剂以防叮咬。

（李胜）

第十一节　狂犬病

狂犬病又名恐水症，是由狂犬病毒引起的一种侵犯中枢神经系统为主的急性人畜共患传染病，人因被携带狂犬病毒的病犬咬伤而感染。临床表现以恐水、怕风、恐惧不安、咽肌痉挛、进行性瘫痪等为特征。病死率达100%。主要病理变化为急性弥漫性脑脊髓炎。具有特征性的病变是在神经细胞浆内可见嗜酸性包涵体，称为内基小体，为狂犬病毒的集落，具有诊断意义。

（一）病原学

狂犬病毒属弹状病毒科，形如子弹。从患者和病畜体内分离的病毒称为野毒株或街毒株，其特点是致病力强、潜伏期长，能在唾液腺中繁殖。该毒株连续多次在家兔脑内传代后获得的病毒株称为固定毒株，其毒力减弱，潜伏期短，对人和犬失去致病力，但仍然保持其免疫源性，可供制备疫苗之用。狂犬病毒易被紫外线、碘酒、苯扎溴铵、高锰酸钾、乙醇、甲醛等灭活。加热100℃ 2分钟即可灭活。

狂犬病毒自皮肤或黏膜破损处侵入人体后，对神经组织有强大的亲和力，可分为三个阶段：

（1）组织内病毒小量增殖期：病毒先在伤口附近的肌肉小量增殖，并在局部停留3天或更久，然后侵入近处的末梢神经。

（2）侵入中枢神经期：病毒沿中枢神经的轴突向中枢神经向心性扩展，至脊髓的背根神经节再大量繁殖，入侵脊髓并很快到达脑部，侵犯脑干、小脑等处。

（3）向各器官扩散期：病毒从中枢神经向周围神经扩散，侵入各神经组织。尤以唾液腺、舌部味蕾、嗅神经上皮等病毒较多。由于迷走、舌咽及舌下脑神经核受损，导致吞咽肌及呼吸肌痉挛，故出现恐水、吞咽困难等症状。交感神经受累时可出现唾液分泌和出汗增多。而迷走神经节、交感神经和心脏神经节受损时可引起心血管功能紊乱或者猝死。

(二)流行病学

1. 传染源

携带狂犬病毒的动物是本病的传染源，我国狂犬病的主要传染源是病犬，其次是猫、猪、马等家畜。一般来说，狂犬病患者不是传染源，不形成人与人之间的传染。

2. 传播途径

主要通过病畜咬伤而传播，也可经过各种抓破黏膜和皮肤入侵体内。

3. 人群易感性

人群普遍易感，尤其是兽医与动物饲养员。被病畜咬伤而未做预防接种者，其发病率为15%~30%。若及时处理伤口及接种疫苗后，发病率可明显下降为0.15%。

(三)临床表现

潜伏期一般为1~3个月，最长者可达十年以上。潜伏期的长短与年龄、伤口部位、伤口深浅、入侵机体病毒的数量和毒力有关。典型临床经过分为3期：

1. 前驱期

本期持续2~4天，症状常有低热、倦怠、头痛、恶心、全身不适，继之恐惧不安、烦躁失眠，对水、风、光等刺激敏感，并有喉头紧缩感。在愈合的伤口附近及其神经支配的区域有痒、痛、麻木及蚁走等异样感觉，是最具有诊断意义的早期症状。

2. 兴奋期

本期持续1~3天，临床特点为：

(1)高度兴奋，表情极度恐惧，发作性咽肌痉挛和呼吸困难，可为多种刺激而加重，又恐水、怕风、怕光、怕声。其中恐水为本病特征。典型患者虽极度口渴但不敢饮水，甚至闻水声、见水、饮水或仅提及饮水时均可引起咽肌严重痉挛，严重发作时可出现全身肌肉阵发性抽搐，因呼吸肌痉挛致呼吸困难和发绀。

(2)体温常升高，达到38~40℃。

(3)交感神经功能亢进，患者可出现流涎、多汗、心率增快、血压升高、瞳孔散大、对光反射迟钝等，多数患者神志清楚、少数可出现精神失常、幻视、幻听等。

3. 麻痹期

本期持续时间短，约为 6~18 小时。肌肉痉挛发作停止，全身迟缓性瘫痪，患者由安静转为昏迷状态，最后因呼吸、循环衰竭而死亡。

除上述典型表现外，尚有以脊髓或延髓受损为主的麻痹型，患者无兴奋期和典型恐水表现，呈横断性脊髓炎或上行性麻痹等症状。

（四）辅助检查

1. 血常规及脑脊液检查

外周血白细胞总数轻中度增高，中性粒细胞占 80% 以上，脑脊液检查示压力增高，细胞数及蛋白质轻度增高，糖及氯化物正常。

2. 病原学检查

（1）抗原检查：可取患者脑脊液或唾液直接涂片检测抗原，阳性率可达 98%。

（2）病毒分离：取患者脑脊液、唾液、皮肤或脑组织进行细胞培养，可分离病毒。

（3）内基小体检查：取病畜或死亡患者脑组织做切片染色，镜检找到内基小体，阳性率为 70%~80%。

（4）核酸测定：采用反转录 - 聚合酶链反应（RT-PCR）法测定狂犬病毒 RNA。

（五）治疗原则

目前尚无特效疗法，以对症、综合治疗为主。如单室严密隔离，防止唾液污染，尽量保持患者安静，减少风、光、声等刺激，狂躁时用镇静药。重点是维持呼吸和循环功能，防止呼吸肌痉挛导致窒息，必要时气管切开。

（六）护理诊断

（1）皮肤完整性受损　与带狂犬病病毒的动物咬伤或抓伤有关。

（2）体温过高　与患者高度兴奋、交感神经功能亢进、感染有关。

（3）有窒息的危险　与病毒损害中枢神经系统致呼吸肌痉挛有关。

（4）营养失调：低于机体需要量　与吞咽困难不能进食有关。

（5）恐惧　与疾病引发起死亡的威胁有关。

（6）体液不足　与发热、多汗、消耗有关。

（7）有受伤的危险　与精神失常、阵发性抽搐有关。

（8）低效型呼吸型态（呼吸困难）　与呼吸肌痉挛有关。

(9)潜在并发症：惊厥、呼吸衰竭、循环衰竭。

（七）护理措施

1. 消毒隔离

单室严密隔离，及时清理患者口腔分泌物，并进行严格消毒处理，防止唾液污染。狂犬病毒易被紫外线、季胺化合物、碘酊、高锰酸钾、乙醇、甲醛等杀灭，加热100℃2分钟灭活。

2. 休息与活动

应卧床休息，保持病室安静、光线暗淡，避免风、光、声的不良刺激。对躁动不安、恐怖、幻视、幻听患者，应注意安全，病床设置护栏。为了防止意外，给予约束，必要时给予镇静治疗。

3. 饮食与营养

患者因恐水及吞咽困难，应禁食禁饮，采用鼻饲高热量流质饮食，在痉挛发作的间歇期或应用镇静药后缓慢注入，必要时遵医嘱静脉补充营养。

4. 疾病监测

(1)密切观察生命体征及意识、瞳孔变化。尤其是呼吸频率、节律改变，观察有无缺氧征如发绀、呼吸困难等。

(2)观察有无恐水、恐风、怕声、多汗、流涎等表现。

(3)密切观察患者伤口及其相应的神经支配区域有无痒、麻、痛和蚁走等异样感觉。

(4)若患者发生抽搐，观察并记录抽搐部位、发作次数、持续时间、间隔时间及伴随症状。

5. 并发症预防

主要是防止窒息，及时清除口腔及呼吸道分泌物，以保持呼吸道通畅。呼吸肌持续痉挛者，给予氧气吸入及镇静剂，必要时行气管切开术、气管插管或使用人工呼吸机辅助呼吸。

6. 用药指导

遵医嘱给药，常用抗病毒药物，如干扰素、阿糖胞苷、大剂量人抗狂犬病免疫球蛋白治疗。持续抽搐者可用地西泮，肌内注射或缓慢静脉注射，常见不良反应有头昏、嗜睡、乏力、呼吸抑制等表现。有脑水肿者、颅内高压时脱水、降压，常用20%甘露醇1～2 g/kg，快速静脉滴注。常见的不良反应有一过性头痛、眩晕、视力模糊、心悸及水电解质失衡等。

7. 健康教育

狂犬病患者及时隔离，消毒，予以对症治疗，并进行狂犬病知识教育，被犬咬伤后及时有效地处理伤口。讲解狂犬病发展过程，恐水、怕风、兴奋、狂躁等原因，强调避免刺激患者，积极配合治疗。

预防：家中最好不养猫、犬，对家犬进行兽用狂犬疫苗预防接种。若被犬、猫抓伤，应立即进行彻底的伤口处理，并进行全程疫苗接种；高危人群，如接触狂犬病的工作人员，也应注射疫苗。

8. 疾病预防指导

（1）管理传染源

严格犬的管理为主。管理和免疫家犬，对病犬、猫及其他狂畜进行捕杀，并立即焚毁或深埋处理。

（2）切断传播途径

严密接触隔离，咬伤的伤口进行严格的处理。及时、有效地处理伤口可明显降低狂犬病的发病率。伤后应尽快用20%肥皂水或0.1%苯扎溴铵（不可与肥皂水合用）反复冲洗至少半小时，力求去除狗涎，挤出血污。冲洗后用70%乙醇或浓碘酊涂拭。伤口一般不予缝合或包扎，以便排血引流。若咬伤部位为头、颈部或严重咬伤者还需用抗狂犬病免疫血清在伤口及周围行局部浸润注射（免疫血清皮肤试验阳性应进行脱敏试验）。

（3）保护易感人群

①预防免疫，主动免疫可用于暴露后预防，也可用于暴露前预防。

暴露前预防：主要对高危人群如兽医、山洞探险者、相关实验员、动物管理员应暴露前预防接种。共接种三次，每次2 mL肌内注射，分别于0、7、21天完成，1~3年加强注射一次。

暴露后预防：主要对被犬、猫或患狂犬病的动物咬伤、抓伤者，或医务人员的皮肤破损处被狂犬病患者唾液沾污时均需要尽早预防接种。共接种5次，每次2 mL，肌内注射，分别于0、3、7、14天和30天完成，如严重咬伤者疫苗可全程注射10针，分别于当日到第六日每日一针，随后分别于10、14、30、90天各注射一次。

②被动免疫

被动免疫制剂有狂犬病免疫血清、人抗狂犬病免疫球蛋白，以后者为佳。

（谭英征）

第十二节 艾滋病

艾滋病又称获得性免疫缺陷综合征（AIDS），是由人免疫缺陷病毒（HIV）感染所引起的慢性传染病。HIV 特异性侵犯并破坏 CD_4^+T 淋巴细胞，导致机体多种细胞免疫功能受损乃至缺陷，最终并发各种严重机会性感染和肿瘤。本病传播迅速、发展缓慢、病死率高。

（一）病原学

HIV 为单链 RNA 病毒，属于反转录病毒科慢病毒亚科，HIV 由核心和包膜两部分组成。核心中有单链 RNA、反转录酶、整合酶和蛋白酶等。包膜由宿主细胞膜与 HIV 的糖蛋白和跨膜蛋白 GP_{41} 共同组成。结构蛋白是核心蛋白 P24，基质蛋白 P17。HIV 主要感染 $CD4^+$ 细胞、单核-吞噬细胞、小神经胶质细胞和骨髓肝细胞等。目前已知 HIV 有两型可引起艾滋病，即 HIV-1 型和 HIV-2 型。全球流行的主要毒株是 HIV-1，HIV-2 传染性和致病性较低。HIV 是变异性极强的病毒。突变主要原因是反转录酶无校正功能而发生随机变异，高度变异性有助于 HIV 逃避宿主的免疫监视，同时也为 HIV 感染的预防、诊断和治疗增加了巨大的障碍。

HIV 对外界的抵抗力弱，对热敏感，56℃ 30 分钟可使其失去感染性，100℃ 20 分钟、75%乙醇、0.2%次氯酸钠和漂白粉能将其灭活。但对 0.1%甲醛、紫外线、γ 射线不敏感。感染后能刺激人体产生抗体，但中和抗体少，作用极弱，病毒和抗体可同时存在于血清中，此时仍有传染性。

（二）流行病学

1.传染源

艾滋病患者和 HIV 无症状病毒携带者是本病唯一的传染源。病毒主要存在于血液、精液、子宫和阴道分泌物中，唾液、眼泪和乳汁等体液中也含 HIV，无症状而血清 HIV 抗体阳性的 HIV 感染者是有重要的传染源。

2.传播途径

目前公认的传播途径主要是性接触传播、血液体液接触和母婴传播。

（1）性接触传播：为艾滋病的主要传播途径，性接触摩擦所致细微破损即可侵入机体致病，同性、异性、双性性接触均可传播。

（2）经血液及血制品途径传播：药物依赖者共用针头静脉吸毒、输注被

HIV 污染的血液及血制品及介入性医疗操作等均可导致感染。

（3）母婴传播：感染 HIV 的孕妇可通过胎盘、分娩过程及产后血性分泌物和哺乳将病毒传给婴儿。HIV 阳性孕妇约 11%~60% 发生母婴传播。

（4）其他：应用 HIV 感染者的器官移植或人工授精，被污染的针头刺伤或破损皮肤意外受污染。

3. 易感人群

人群普遍易感，15~49 岁人群发病者占 80%，儿童和妇女感染有逐年上升趋势。高危人群为男性同性恋者、多个性伴侣者、静脉药物依赖者和多次接受输血或血制品者。

（三）临床表现

本病潜伏期长，短者数月，长者达 15 年，平均 9 年。临床表现十分复杂，在不同阶段临床表现各不相同，根据我国关于艾滋病的诊断标准，将艾滋病分为急性期、无症状期和艾滋病期三期。

1. 急性期

通常发生在初次感染的 2~4 周，表现为发热、全身不适、头痛、盗汗、恶心、呕吐、咽痛、腹泻、肌肉关节疼痛、淋巴结肿大及神经系统症状等。症状持续约 1~3 周后缓解或自然消失，此期症状常较轻微，易被忽略。在感染 2~6 周后，血清 HIV 抗体可呈阳性反应。部分患者可出现轻度白细胞和（或）血小板减少或肝功能异常。

2. 无症状期

多由急性期症状消失后延伸而来，也可无明显症状而直接进入此期。临床无任何症状。血清学检查可检出 HIV 以及 HIV 核心蛋白和包膜蛋白的抗体，CD4$^+$T 细胞逐渐下降。此期一般持续 6~8 年或更长，具有传染性。

3. 艾滋病期

是艾滋病病毒感染的最终阶段，主要的临床表现为 HIV 相关症状、各种机会性感染及肿瘤。

（1）HIV 相关症状：出现持续 1 个月以上的发热、盗汗、腹泻及体重明显减轻。另可出现全身淋巴结肿大，表现为除腹股沟淋巴结以外，全身其他部位两个或两个以上淋巴结肿大，直径在 1 cm 以上，无粘连，无压痛，淋巴结肿大一般持续 3 个月以上。

（2）各种机会性感染及肿瘤：因免疫功能严重缺陷，易发生各种机会性感染及恶性肿瘤，并可累及全身各个系统及器官，临床表现极其复杂。①呼吸系统：人肺孢子虫引起的肺孢子菌肺炎最常见，是本病机会性感染死亡的主要原因，表现为慢性咳嗽，发热、发绀、血氧分压下降；②消化系统：白色念珠菌、疱疹和巨细胞病毒引起的口腔和食管炎症及溃疡最常见。疱疹病毒、隐孢子虫、鸟分枝杆菌和卡波西肉瘤侵犯胃肠黏膜常引起腹泻、体重减轻、感染性肛周炎、直肠炎；③中枢神经系统：隐球菌脑膜炎、结核性脑膜炎、脑弓形虫病及各种病毒性脑膜炎、原发性脑淋巴瘤和转移性淋巴瘤。HIV 直接感染中枢神经系统可引起艾滋病痴呆综合征、无菌性脑炎；④皮肤黏膜：带状疱疹、传染性软疣、尖锐湿疣等。⑤眼部：弓形虫性视网膜炎、巨细胞病毒、眼部卡波西肉瘤等；⑥口腔：可见鹅口疮、舌毛状白斑及复发性口腔溃疡、牙龈炎等；⑦继发肿瘤：常见卡波西肉瘤和恶性淋巴瘤。

(四)辅助检查

1. 一般检查

出现不同程度贫血，血红蛋白、红细胞、白细胞及血小板不同程度降低，红细胞沉降率加快，尿蛋白阳性。

2. 免疫学检查

T 细胞总数降低，$CD4^+T$ 淋巴细胞减少，CD4/CD8 比值<1.0。

3. 血清学检查

(1) ELISA 测 HIV-1 抗体、p24 和 gpl20 抗体，用 ELISA 连续两次阳性，其阳性率可达 99%。ELISA 抗体检测结果需经蛋白印迹或固相放射免疫沉淀法(SRIP)检测确认方可确诊。

(2) HIV 抗原检查：ELISA 法检测 p24 抗原。

4. 核酸检测

可用 Northern 印迹法或 RT-PCR。定量检测既有助于诊断，又可判断治疗效果及预后。

5. 分离病毒

患者血浆、单核细胞和脑脊液中可分离出 HIV，但操作复杂。

6. 耐药检测

通过测定 HIV 基因型和表型的变异了解药物变异情况，目前国内外主要采用基因型检测。一般在选用或更换抗病毒药物时使用。

7. 蛋白质芯片

近年蛋白质芯片技术发展较快，能同时检测 HIV、HBV、HCV 联合感染者血中 HIV、HBV、HCV 核酸和相应的抗体，有较好的应用前景。

(五)治疗要点

目前尚无特效疗法，因而强调综合治疗，包括抗病毒、免疫调节、机会性感染和抗肿瘤治疗等。目前认为早期抗病毒是治疗的关键，既可缓解病情，又能预防和延缓艾滋病相关疾病的出现，减少机会性感染和肿瘤的发生。

1. 抗病毒治疗

目前国际上已有的抗病毒药物有四类：核苷类反转录酶抑制剂(NRTI)、非核苷类反转录酶抑制剂(NNRTI)、蛋白酶抑制剂、融合抑制剂。目前国内的ART药物有3类，即核苷类反转录酶抑制剂、非核苷类反转录酶抑制剂和蛋白酶抑制剂。代表性药物包括齐多夫定、双脱氧胞苷、双脱氧肌苷和拉米夫定、依法韦轮、奈韦拉平等。

2. 并发症的治疗

(1)肺孢子菌肺炎：可用喷他脒或复方磺胺甲噁唑。

(2)念珠菌病：应用氟康唑或两性霉素B。

(3)肺结核和肺外结核：可用异烟肼、利福平等。

(4)隐孢子球虫病和脑弓形虫病：可用螺旋霉素或克林霉素。

3. 支持治疗

加强营养支持治疗，明显消瘦者可给予乙酸甲地孕酮改善食欲。

4. 预防性治疗

(1)结核菌素试验阳性者用异烟肼治疗1个月。

(2)CD_4^+T淋巴细胞低于$0.2×10^9/L$者可用戊烷脒或TMP-SMZ预防肺孢子菌肺炎。

(3)针刺或实验室意外感染者，2小时内用齐多夫定等治疗，疗程4~6周。

5. 免疫治疗

可用白介素-2、胸腺素等，改善患者免疫功能。

(六)护理诊断

(1)有感染的危险　与免疫功能受损有关。

(2)体温过高　与HIV感染或机会性感染有关。

(3)营养失调：低于机体需要量　与食欲下降、慢性腹泻及艾滋病期并发各种机会性感染和肿瘤消耗有关。

(4)活动无耐力　与HIV感染、并发各种机会性感染和肿瘤有关。

(5)腹泻　与并发胃肠道机会性感染和肿瘤有关。

(6)社交孤立　与艾滋病患者被歧视有关。

(7)恐惧　与艾滋病预后不良、疾病折磨、担心受到歧视有关。

(七)护理措施

1. 隔离措施

艾滋病期患者应在执行血液/体液隔离的同时实施保护性隔离。在急性期和艾滋病期应卧床休息，以缓解症状；无症状期可以照常工作，但应避免过度劳累。

2. 饮食护理

给予高热量、高维生素、高蛋白、易消化饮食，保证营养供给，以增强机体抵抗力。根据患者的饮食习惯，注意食物的色香味，少量多餐，设法促进患者食欲。呕吐者饭前30分钟给予止吐药。腹泻者忌食生冷及刺激性食物，应给予少渣、少纤维素、高热量、高蛋白、易消化的流质或半流质饮食，并鼓励患者多饮水。不能进食者给予鼻饲饮食，必要时可给予静脉补充营养物质。明显消瘦者可给予乙酸甲地孕酮改善食欲。

3. 心理护理

多与患者沟通，运用倾听技巧，了解其心理状态。由于艾滋病缺乏特效治疗，预后不良，加之疾病的折磨，患者易有焦虑、抑郁、恐惧等心理障碍，部分可出现报复、自杀等行为。护士要真正关心体谅患者，并注意保护患者的隐私。了解患者的社会支持资源状况及对资源的利用度，鼓励亲属、朋友给其提供生活上和精神上的帮助，解除孤独、恐惧感。

4. 病情观察

严密观察有无肺、胃肠道、中枢神经系统、皮肤黏膜等机会性感染的发生，以便及早发现、及时治疗。监测营养状况，如皮下脂肪、皮肤弹性、体重以及血红蛋白等。

5. 用药护理

注意观察患者使用抗病毒药物后的不良反应，特别是使用齐多夫定治疗的患者，应严密观察其严重的骨髓抑制作用，早期可出现巨幼细胞性贫血，晚期可有中性粒细胞及血小板减少，也可见恶心、头痛和肌炎等症状应定期检查血象，同时做好输血准备，中性粒细胞$<0.5\times10^9$/L时，应及时报告医生。

6. 对症护理

(1)腹泻

对于腹泻患者，应指导患者少量多餐，食物温度与室温相当；给予少渣、少纤维素、高热量的流质或半流质饮食，鼓励患者多饮水以防止脱水，日常饮食中多摄含钾丰富的食物，如橙汁、香蕉、马铃薯等；避免煎炸食物、咖啡因及生冷食物，若为牛奶导致的腹泻，应饮用不含乳糖产品的食物；减少纤维素类；

注意观察体重、饮食及排泄，评估营养状况。做好皮肤护理，保持肛周皮肤干燥，必要时涂护肤膏。

（2）恶心、呕吐

评估每次恶心发作的时间、持续时间及严重程度，并观察呕吐物性质和颜色，出现恶心呕吐时，可于进食前30分钟遵医嘱服用止呕剂；指导患者少食多餐，缓慢进食，并细嚼食物；每餐之间，或餐后30~40分钟内饮用流质饮料，注意保持口腔卫生。

（3）皮肤和黏膜受损

提供适当的床、床褥或其他减轻压力的卧具，按规定的时间给长期卧床的患者翻身，协助进行皮肤清洁护理；保持良好的个人卫生，防止继发性感染；经常更换被服和睡衣；注意观察皮肤溃烂的位置、范围、特点和气味，嘱患者不要搔抓皮肤。避免留长指甲，以防抓伤皮肤。

卡波西肉瘤的护理：清洁皮肤患处，暴露伤口，保持皮肤干燥用沾有聚烯毗酮碘的纱布及凡士林纱布包扎引流伤口。

口腔溃疡护理：口腔护理2次/日，用0.5%碘伏轻轻擦拭溃疡可使溃疡面渗出减少，收敛快，口臭很快消失，促进肉芽组织的生长，加快溃疡面愈合，最后用0.01%维生素 B_{12} 漱口液含漱10分钟，维生素 B_{12} 具有局部镇痛作用，可以减轻患者痛苦并有利于进食。如为口腔念珠菌所致溃疡，给予4%碳酸氢钠液漱口。

7. 健康教育

（1）消毒隔离

接触被患者血液、体液污染的物品和排泄物时，应戴橡胶手套，或使用其他方法避免直接接触，如使用镊子或有聚乙烯塑料袋套在手部；患者生活和卫生用具，如牙刷、剃须刀等应单独使用；其他被患者血液、体液、排泄物污染的物品应随时严格消毒，用0.2%次氯酸钠溶液浸泡消毒；被血液、体液或排泄物等污染的衣物、被单应与其他衣物分开清洗，并先用含氯的消毒剂等浸泡被污染的衣物30分钟后再清洗。

（2）卫生宣教

注意个人卫生，养成良好的生活及卫生习惯，以预防各种感染的发生，特别是机会性感染，必要时遵医嘱服用机会性感染的药物。一旦发生感染应给予重视，积极治疗，以免发生严重并发症。

（3）随访宣教

定期到医院进行相关检查，如 CD_4^+T 淋巴细胞计数或白细胞计数、病毒载量等。如接受抗病毒治疗，应定期接受指导和进行病情变化情况观察等。

8.疾病预防指导

（1）管理传染源

本病是《传染病防治法》管理的乙类传染病。发现 HIV 感染应尽快报告。高危人群普查 HIV 感染有助于发现传染源。隔离治疗患者，监控无症状 HIV 感染者。加强国境检疫。

（2）切断传播途径

加强艾滋病防治知识宣传教育。高危人群用避孕套，规范治疗性病。严格筛查血液及血制品，用一次性注射器。严格消毒患者用过的医疗器械，对职业暴露采取及时干预。对 HIV 感染的孕妇可采用产科干预（如终止妊娠、择期剖宫产等措施），加之抗病毒药物干预以及人工喂养措施。注意个人卫生，不共用牙具、剃须刀等。

（3）保护易感人群

重组 HIV-1 gp120 亚单疫苗或重组痘苗病毒表达的 HIV 包膜作为疫苗等均尚在研制中，包括核酸疫苗在内部分进入了 Ⅱ/Ⅲ 期试验研究阶段。

（江伟民）

第十三节　新型冠状病毒感染

新型冠状病毒感染是一种急性传染性疾病。其病原体是一种先前未在人类中发现的新型冠状病毒，新型冠状病毒肺炎简称"新冠肺炎"，是指新型冠状病毒感染导致的肺炎。目前已呈全球播散趋势，是继 SARS、禽流感、甲型 H1N1 流感之后，严重威胁人类健康的新发呼吸道传染病。

（一）病原学

新型冠状病毒属于 β 属的冠状病毒，从疫情初始至今，新型冠状病毒不断进化和变异，产生传播力和毒力增强的变异株，其中 Delta 变异株和 Lambda 变异株具有极强危险性，目前 Omicron 感染病例已取代 Delta 株成为主要流行株。现有证据显示 Omicron 株传播力强于 Delta 株，致病力有所减弱，我国境内常规使用的 PCR 检测诊断准确性未受到影响，但可能降低了一些单克隆抗体药物对其中和作用。新型冠状病毒对紫外线和热敏感，56℃ 30 分钟、乙醚、75% 乙醇、含氯消毒剂、过氧乙酸和氯仿等脂溶剂均可有效灭活病毒，氯己定不能有效灭活病毒。

(二)流行病学

1. 传染源

传染源主要是新型冠状病毒感染者,在潜伏期即有传染性,发病后5天内传染性较强。其中,潜伏期患者和无症状感染者没有明显症状,却可能具有传染性,流行病学意义重大。无症状感染者即部分患者由于免疫系统应激反应较弱或者自身体质特点,没有表现出明显的临床症状,但本身携带病毒并可传染他人。

2. 传播途径

(1)经呼吸道飞沫和密切接触传播是主要的传播途径。

(2)在相对封闭的环境中经气溶胶传播。

(3)接触被病毒污染的物品后也可造成感染。

3. 易感人群

人群普遍易感。感染后或接种新型冠状病毒疫苗后可获得一定的免疫力。

(三)临床表现

目前的流行病学调查显示,新型冠状病毒感染的潜伏期为1~14天,多为2~4天。临床以发热、干咳、乏力为主要表现。少数患者伴有鼻塞、流涕和腹泻等症状。

重症患者多在发病一周后出现呼吸困难和(或)低氧血症,严重者可快速进展为急性呼吸窘迫综合征、脓毒症休克、难以纠正的代谢性酸中毒和出凝血功能障碍及多器官功能衰竭等。极少数患者还可有中枢神经系统受累及肢端缺血性坏死等表现。值得注意的是,重型、危重型患者病程中可为中低热,甚至无明显发热。轻型患者可表现为低热、轻微乏力、嗅觉及味觉障碍等,无肺炎表现。曾接种过疫苗者及感染 Omicron 株者以无症状及轻症为主。多数患者预后良好,少数患者病情危重,多见于老年人、有慢性基础疾病者、晚期妊娠和围生期女性、肥胖人群。儿童病例症状相对较轻,部分儿童及新生儿病例症状可不典型,表现为呕吐、腹泻等消化道症状或仅表现为反应差、呼吸急促。极少数儿童可有多系统炎症综合征,出现类似川崎病或不典型川崎表现、中毒性综合征或巨噬细胞活化综合征等。

(四)辅助检查

1. 一般检查

发病早期外周血白细胞总数正常或减少,可见淋巴细胞计数减少,部分患者可出现肝酶、乳酸脱氢酶、肌酶、肌红蛋白、肌钙蛋白和铁蛋白增高。部分患者 C 反应蛋白和血沉升高,降钙素原正常。重症、危重症患者可见 D-二聚体升高、外周血淋巴细胞进行性减少,炎症因子升高。

2. 病原学检查

能够从患者鼻咽拭子、痰、下呼吸道分泌物、粪便标本中分离出病毒。

3. 胸部影像学检查

极少数普通型患者起病早期 CT 无异常发现。随着病变发展肺内可以出现病变,开始为极淡薄的磨玻璃阴影,或小血管周围有局限性磨玻璃密度。

(五)治疗原则

1. 一般治疗

(1)按呼吸道传染病要求隔离治疗。保证充分能量和营养摄入,注意水、电解质平衡,维持内环境稳定。高热者可进行物理降温、应用解热药物,咳嗽严重者给予止咳祛痰药物。

(2)对重症高危人群应进行生命体征监测,特别是静息和活动后的指氧饱和度等。同时对基础疾病相关指标进行监测。

(3)根据病情进行必要的检查,如血常规、尿常规、CRP、生化指标(肝酶、心肌酶、肾功能等)、凝血功能、动脉血气分析、胸部影像学等。

(4)根据病情给予规范有效氧疗措施,包括鼻导管、面罩给氧和经鼻高流量氧疗。

(5)抗菌药物治疗:避免盲目或不恰当使用抗菌药物,尤其是联合使用广谱抗菌药物。

(6)有基础疾病者给予相应治疗。

2. 抗病毒治疗

中国乃至全世界针对新冠病毒的治疗的探索,逐步从经验性尝试发展到创新性研究。既往的抗病毒方案以借鉴严重急性呼吸系统综合征(SARS)和中东呼吸综合征(MERS)治疗经验为主,但基于有限的临床研究证据,α-干扰素、洛匹那韦/利托那韦、磷酸氯峰、阿比多尔等已不再被推荐使用。目前,用于COVID-19 的抗病毒治疗药物已从超说明书使用的"老药新用",发展到批准上市的创新药物。尤其是中和单克隆抗体、安巴韦单抗/罗米司韦单抗等,以及小分子口服药奈玛特韦片/利托那韦片、莫纳比拉韦等的研发及应用,逐渐打破了新型冠状病毒感染临床治疗无特异性药物的瓶颈。

3. 免疫治疗

(1)糖皮质激素

对于氧合指标进行性恶化、影像学进展迅速、机体炎症反应过度激活状态的重型和危重型患者，酌情短期内(不超过 10 日)使用糖皮质激素，建议地塞米松 5 mg/日或甲泼尼龙 40 mg/日，避免长时间、大剂量使用糖皮质激素，以减少副作用。

(2)白细胞介素 6(IL-6)抑制剂

托珠单抗对于重型、危重型且实验室检测 IL-6 水平明显升高者可试用。用法：首次剂量 4~8 mg/kg，推荐剂量 400 mg，生理盐水稀释至 100 mL，输注时间大于 1 小时；首次用药疗效不佳者，可在首剂应用 12 小时后追加应用一次(剂量同前)，累计给药次数最多为 2 次，单次最大剂量不超过 800 mg。注意过敏反应，有结核等活动性感染者禁用。

4.抗凝治疗

用于具有重症高风险因素、病情进展较快的中型病例，以及重型和危重型病例，无禁忌证情况下可给予治疗剂量的低分子肝素或普通肝素。发生血栓栓塞事件时，按照相应指南进行治疗。

5.俯卧位治疗

具有重症高风险因素、病情进展较快的中型，重型和危重型患者，应当给予规范的俯卧位治疗，建议每天不少于 12 小时。

6.重型、危重型支持治疗

治疗原则：在上述治疗的基础上，积极防治并发症，治疗基础疾病，预防继发感染，及时进行器官功能支持。

(六)护理诊断

(1)体温过高　与 SARS-CoV-2 病毒感染有关。

(2)清理呼吸道无效　与支气管感染，呼吸道分泌物增多有关。

(3)舒适的改变　与全身酸痛、咳嗽、乏力、咽痛等有关。

(4)气体交换受损　与肺部病变有关。

(5)有感染的危险　与 SARS-CoV-2 病毒感染后机体抵抗力下降有关。

(6)孤独感　与隔离有关。

(7)焦虑/恐惧　与不了解疾病，担心疾病预后有关。

(8)潜在并发症：呼吸衰竭、难治性休克和多器官衰竭。

(七)护理措施

1.消毒隔离

(1)病区布局

要设立相对独立区域，分为清洁区、潜在污染区和污染区，设立两通道和三区之间的缓冲间，各区之间界线清楚，标识明显。

（2）病区空气

病房应保持空气清新，能保持良好的自然通风。每日通风2~3次，每次不少于30分钟。

（3）物体表面、地面、空气消毒

物体表面可选择1000 mg/L的含氯消毒液或75%酒精，采用擦拭或浸泡消毒方法。地面可用1000 mg/L的含氯消毒液擦拭或喷洒消毒。室内空气消毒在无人条件下，可选择过氧乙酸，过氧化氢和二氧化氯等消毒剂，采用超低容量喷雾法进行消毒。可配备循环风空气消毒设备(医用)进行空气消毒。

（4）医疗机构

在病例和无症状感染者出院、转院或死亡后，应对患者衣服等生活用品、相关诊疗用品和桌、椅、床单进行终末消毒；病房清空后，应对室内空气、地面、墙壁、卫生间等所有环境和物品进行终末消毒。治愈出院时，病例和无症状感染者的个人物品应消毒后带出院。

2. 感染管理与防护

（1）严格执行医务人员手卫生规范。

（2）实施分级防护。

1）医务人员防护

应当根据暴露风险和开展的诊疗操作，正确合理使用医用外科或医用防护口罩、护目镜或防护面屏、手套、隔离衣或防护服等个人防护用品，确保医务人员个人防护到位。在隔离病区、发热门诊及核酸采样点、核酸检测实验室等重点场所工作，接触到新冠病毒可能性较大的医务人员，要加强防护，严格落实佩戴医用防护口罩等要求。

2）住院患者防护

①疑似病例或确诊病例应分区域安置，谢绝探视。

②患者住院期间佩戴医用外科口罩。

③严格患者呼吸道分泌物、排泄物、呕吐物等处理。大量污染物用含吸水成分的消毒粉、漂白粉或一次性吸水材料完全覆盖后，浇上足量的5000～10000 mg/L的含氯消毒液，作用30分钟以上，清除干净。清除过程中避免接触污染物。患者的排泄物、分泌物、呕吐物等应有专门容器收集，用含20000 mg/L含氯消毒剂，按粪、药比例1:2浸泡消毒两小时。

3. 病情监测

（1）严密监测患者生命体征变化。重点监测体温，呼吸节律、频率和深度及血氧饱和度、出入水量等。

（2）发热患者根据医嘱给予退热处理。

（3）使用退热药物后应密切监测体温变化和出汗情况。

（4）使用无创呼吸机辅助通气患者，应按医嘱调节吸气压力、呼气压力和吸氧浓度等参数，按护理规范做好无创机械通气、有创机械通气、人工气道、俯卧位通气、镇静镇痛、ECMO 治疗的护理。

（5）行气管插管或气管切开需建立人工气道的患者，护理人员需在防护措施下，采用密闭式吸痰，做好人工气道管理。

（6）注意观察患者皮肤情况，卧床患者定时变更体位，预防压力性损伤。

4. 俯卧位通气

俯卧位通气作为肺保护性策略，其主要原理为有效改善通气血流比例，使背侧萎陷的肺泡复张，使肺及气管内分泌物在重力作用下得到良好的引流，以及减少心脏和纵隔对下垂肺区的压迫。

（1）实施俯卧位时建议至少准备 3 个枕头，在胸前、头部、脚踝部位各放一个，双肩胳膊放松，每趴 2 小时翻转 1 次。

（2）注意观察患者皮肤黏膜情况，避免压力性损伤、颜面部水肿、角膜水肿，

（3）置入导管的患者避免导管压迫、扭曲、移位和脱出，注意加强患者的气道引流，防止气道阻塞。

5. 心理评估与支持

隔离易产生恐惧、焦虑、愤怒、孤独、睡眠障碍等问题，正确评估患者心理状态类型与需求。

（1）评估患者认知改变、情绪反应和行为变化，给予患者心理调适等干预措施。

（2）提供恰当情感支持，鼓励患者树立战胜疾病的信心。

（3）提供连续的信息支持，消除不确定感和焦虑。

6. 标本采集与转运

（1）根据医嘱，在实施防护措施的情况下，正确采集患者呼吸道分泌物及血标本。

（2）严格设置专人、专用工具和流程，转运患者标本并有记录。

（3）医疗废物严格按规定处理，使用双层包装外应有明确标识并及时密封规范处置，患者生活垃圾按医疗废物处理。

7. 健康教育

（1）疾病指导

向患者详细介绍该疾病的概念，对个人及社会的危害，病原学、流行病学特征，临床表现及治疗要点。

（2）出院指导

病情明显好转，生命体征平稳，体温正常超过 24 小时，肺部影像学显示急性渗出性病变明显改善，可以转为口服药物治疗，没有需要进一步处理的并发症等情况时，可考虑出院。出院后注意：①保持良好的个人及环境卫生，均衡营养、充足休息，避免过度疲劳；②佩戴口罩，有条件的居住在通风良好的单人房间，减少与家人的近距离密切接触，分餐饮食，做好手卫生，避免外出活动。

（八）疾病预防指导

1. 管理传染源

本病已列入《中华人民共和国传染病防治法》法定乙类传染病范畴。发现或怀疑本病时，应尽快向卫生防疫部门报告。做到早发现、早隔离、早治疗。

2. 切断传播途径

加强科普宣传，流行期减少大型集会或活动，避免去人多或相对密闭的地方。不随地吐痰，有咳嗽、咽痛等呼吸道症状及时就诊，注意戴口罩。

3. 保护易感人群

保持良好的个人及环境卫生，均衡营养、适量运动、充足休息，避免过度疲劳。提高健康素养，养成"一米线"、勤洗手、戴口罩、公筷制等卫生习惯和生活方式，打喷嚏或咳嗽时应掩住口鼻。保持室内通风良好，做好个人防护。符合加强免疫条件的接种对象，应及时进行加强免疫接种新冠病毒疫苗。

（唐芙蓉）

第十四节　传染性非典型肺炎

传染性非典型肺炎又称严重急性呼吸综合征，是由 SARS 冠状病毒引起的急性呼吸道传染病。主要通过短距离飞沫、接触患者呼吸道分泌物及密切接触传播。以发热、头痛、肌肉酸痛、乏力、干咳少痰、腹泻等为主要临床表现，严重者出现气促或呼吸窘迫。

本病是一种新的呼吸道传染病，其临床表现与其他非典型性肺炎相似，但传染性强，故将其命名为传染性非典型肺炎。

(一)病原学

冠状病毒是一类单股正链 RNA 病毒,其对患者的肺损伤除了病毒本身的作用外,还包括感染所致的超强免疫反应导致的病理性损伤。SARS 病毒对环境因素的抵抗力较强,突出表现为耐低温,但不耐干燥和紫外线,对热及常用化学消毒剂敏感。日常用的消毒剂(如 75%的酒精)5 分钟就能使病毒失去感染活力,含氯的消毒剂 5 分钟可以灭活该病毒。56℃加热 90 分钟或 75℃加热 30 分钟能灭活病毒。

(二)流行病学

1.传染源

患者是本病的主要传染源,急性期患者体内病毒含量高,且症状明显,如打喷嚏、咳嗽等,容易经呼吸道分泌物排出病毒。少数患者腹泻,排泄物含有病毒。部分重型患者因为频繁咳嗽或需要气管插管、呼吸机辅助呼吸等,呼吸道分泌物多,传染性强。个别患者可造成数十甚至上百人感染,被称为"超级传播者"。

潜伏期患者传染性低或无传染性,作为传染源意义不大,康复患者无传染性,隐性感染者是否存在传染性及其作为传染源的意义迄今尚无足够的资料佐证。

2.传播途径

(1)呼吸道传播

短距离的飞沫传播是本病的主要传播途径。急性期患者咽拭子、痰标本中可以检测到 SARS-CoV。病毒存在于患者的呼吸道黏液或纤毛上皮脱落细胞里,当患者咳嗽、打喷嚏或大声讲话时,飞沫直接被易感者吸入而发生感染。飞沫在空气中停留的时间短,移动的距离约 2 米,故仅造成近距离传播。气溶胶传播是另一种方式,易感者吸入悬浮在空气中含有 SARS-CoV 的气溶胶而感染。

(2)消化道传播

患者粪便中可检出病毒 RNA,通过消化道传播可能是另一个传播途径。

(3)直接传播

通过直接接触患者的呼吸道分泌物、消化道排泄物或其他体液,或者间接接触被污染的物品,亦可导致感染。

(4)其他

患者粪便中的病毒污染了建筑物的污水排放系统和排气系统造成环境污

染，可能造成局部流行。虽然患者有短暂的病毒血症，但 SARS 通过血液传播尚有争议。

3. 易感人群

人群普遍易感，发病者以青壮年居多，儿童和老人少见。男女比约 1 : 0.87。患者家庭成员和医务人员属高危人群。

(三) 临床表现

非典型肺炎临床表现轻重不一，不同的患者存在很大的差别，部分患者在感染后可以没有任何表现，儿童临床表现较为轻微，而成年人感染的症状往往比较重，本病的潜伏期为 1~16 天，常见为 3~5 天。典型的患者病程通常分为 3 期。

1. 早期

起病比较急，一般发热为首要症状，为持续性高热，体温常在 38℃ 以上，最高可达 40℃。可以伴有头痛、乏力、关节肌肉酸痛，部分患者可以出现咳嗽咳痰等上呼吸道症状，在起病 3~7 天后可出现干咳、少痰，偶有血丝痰，肺部体征不明显，部分患者可闻及少许湿啰音。

2. 进展期

病情达到高峰，发热、乏力、肌肉酸痛等感染中毒症状加重，并出现频繁咳嗽、气促和呼吸困难，略有活动则气喘、心悸，被迫卧床休息。肺部 X 线显示有不同程度的片状、斑块状浸润性阴影或呈网状改变，部分患者进展成大片状阴影，常呈双叶或者双侧改变，阴影吸收较慢。这个时期病情重、进展快，易发生呼吸道的继发感染，严重者可以出现急性呼吸窘迫综合征。

3. 恢复期

病程进入 2~3 周后，发热渐退，其他症状与体征减少至消失。肺部炎症的吸收则较为缓慢，体温正常后仍需 2 周左右才能完全吸收并恢复正常。

4. 并发症

肺部继发感染、休克、呼吸衰竭、MODS、纵隔气肿、皮下气肿和气胸等。

(四) 辅助检查

1. 血常规

病程初期到中期白细胞计数通常正常或下降，淋巴细胞则常见减少，部分病例血小板亦减少。T 细胞亚群中 $CD3^+$、$CD4^+$ 及 $CD8^+$ T 淋巴细胞均显著减少。疾病后期多能恢复正常。

2.血液生化检查

丙氨酸氨基转移酶(ALT)、乳酸脱氢酶(LDH)及其同工酶等均可不同程度升高,血气分析可发现血氧饱和度降低。

3.血清学检测

间接荧光抗体法(IFA)和酶联免疫吸附法(ELISA)来检测血清中SARS病毒特异性抗体。

4.分子生物学检测

用反转录聚合酶链反应(RT-PCR)检查患者血液、呼吸道分泌物、大便等标本中SARS冠状病毒的RNA。

5.细胞培养分离病毒

将患者标本接种到Vero或猴肾细胞中进行培养,分离到病毒后,还应以RT-PCR法来鉴定是否为SARS病毒。

(五)治疗原则

本病的治疗主要是对症支持治疗。

(1)定期监测体温情况,体温>38.5℃者,可物理降温,酌情使用解热镇痛药;儿童忌用阿司匹林,该药有可能引起Reye综合征(儿童在病毒感染如流感、感冒或水痘康复过程中得的一种罕见的病,以服用水杨酸类药物如阿司匹林为重要病因,临床表现为急性呼吸感染退热后数日出现恶心、呕吐、嗜睡、昏迷和惊厥等神经系统症状,伴有肝大,肝功能轻度损害)。毒血症症状严重,体温>38.5℃持续48小时不退者,可适当用肾上腺皮质激素。

(2)定期复查胸片(早期间隔不超过3天)。

(3)有心、肝、肾等器官功能损害,应作相应处理。

(4)加强营养支持,注意水电解质平衡。

(5)糖皮质激素的应用 激素治疗早期应用对减轻中毒症状、减少肺部渗出及损伤有一定作用,对后期肺纤维化也可能有改善作用。

(6)预防和治疗继发细菌感染,早期可使用抗病毒药物,重症可使用增强免疫功能的药物,配合中药辅助治疗。

(7)低氧血症的治疗:有气促表现,血气分析 $PaO_2<70$ mmHg, $SaO_2<93\%$,应予氧气疗法。可通过鼻导管、鼻塞、面罩、氧帐给氧,吸入氧流量为2~5 L/分钟。

若经上述治疗仍不能改善 PaO_2、pH和 SaO_2,要及时考虑采用机械通气,首选无创机械通气,无创通气无效时,选用有创通气,在ICU进行。

(六)护理诊断

(1)气体交换受损　与支气管感染,肺部广泛性病变导致通气/血流比例失调有关。

(2)体温过高　与疾病引起的毒血症和肺部炎症有关。

(3)营养失调:低于机体需要量　与发热机体消耗高有关。

(4)恐惧　与进入隔离病区,以及疾病给身体带来的损害及对生命的威胁有关。

(5)焦虑　与自我概念不适应,担心治疗效果与预后有关。

(6)知识缺乏　与对疾病知识缺乏有关。

(7)活动无耐力　与疾病引起的肌肉酸痛,关节疼痛有关。

(8)潜在并发症:肺部继发感染、骨缺血性坏死、肺间质改变、胸膜病变、休克、呼吸衰竭、MODS、纵隔气肿、皮下气肿和气胸等。

(七)护理措施

1. 消毒隔离

"非典"患者应进行严密隔离,疑似病例与确诊病例分开收治。患者应隔离至体温正常,病情显著改善后7天。

2. 休息与活动指导

严格卧床休息,限制活动,减少耗氧,保持舒适安静环境,减少不良刺激,保证充分休息。

3. 饮食与营养知识指导

患者在高热期、极期应给予高热量、高维生素、易消化半流质或流质饮食。在使用皮质激素过程中应给予低脂、含纤维素多的食物,减少脂肪摄入。病情较重者、不能经口进食者,可遵医嘱给予静脉营养支持。

4. 疾病监测指导

本病具有病情变化快、病情危重的特点,治疗的关键在于及早发现和预防ARDS、MODS。

(1)密切监测生命体征变化

使用心电监护仪,认真观察与记录心电监护仪的各项参数。高热患者应定时测量体温并做好记录,鼓励患者多饮水,建议饮水量大于2000 mL;在药物降温的同时,适时使用物理降温,注意降温效果;注意环境清洁,舒适,温湿度适宜;及时更换患者潮湿的被单及衣服。观察患者呼吸节律、频率的变化,动态监测血氧饱和度及动脉血氧分压。观察有无呼吸困难、发绀、胸痛、咳嗽,每 1~2 天拍片一次，严密观察肺部体征。有气促症状尽早给予吸氧，以缓解缺氧症状。对使用呼吸机的患者，应注意随时检查氧气压力、氧流量、管路衔接、湿化瓶液体，所有设备应按要求做好消毒措施，预防交叉感染。

（2）记录 24 小时出入水量，做好体液和电解质平衡的监测，及时发现病情变化。

5. 心理护理

设身处地地关心患者，予以精神鼓舞，缓解患者被隔离的焦虑情绪。及时给予患者相关疾病知识宣教，使其树立战胜疾病的信心。

6. 并发症的预防指导

传染性非典型肺炎的并发症，一般发生在疾病高峰期之后。

（1）继发肺部感染

肺部继发细菌感染是严重的并发症，可使病变影像的范围增大，病程延长，疾病恢复过程中，继发感染可使肺内片状影像再次增多，少数患者的肺部继发感染也可引起空洞和胸腔积液，这种情况一般发生在病变后期。

（2）肺间质改变

少数患者在肺内炎症吸收后，较长时间内残存肺间质增生，表现为不规则的斑片和索条状影。

（3）纵隔气肿、皮下气肿和气胸

相当一部分病例的纵隔气肿、皮下气肿和气胸发生在使用呼吸机之后。

（4）胸膜病变

肺内病变可引起邻近胸腹局限性增厚或轻度粘连。

（5）骨缺血性坏死

患者在使用糖皮质激素治疗后，若出现关节疼痛、活动受限等症状，需立即行影像学检查。

（6）当患者出现呼吸窘迫综合征时，应尽早进行气管插管，采用有创呼吸干预治疗。在技术条件允许时，采用快速诱导气管插管技术。

7. 用药指导

告知药物作用及用法，观察药物疗效及不良反应，发现异常及时报告医生处理。

（1）有严重中毒症状，高热 3 日不退；48 小时内肺部阴影进展超过 50%；有急性肺损伤或出现 ARDS，可使用糖皮质激素（甲泼尼龙）治疗。一般成人剂量甲泼尼龙 80~320 mg/天，分 1~2 次静脉点滴或肌注，减量宜在症状、胸片好转后及时减量，每 3~4 天减半量。使用糖皮质激素应注意对不良反应的观察，加强对血糖、血压、心率、肾功能等的监测，同时注意有无口腔溃疡及皮肤感染的发生，儿童患者慎用。

（2）预防和治疗继发细菌感染：选用喹诺酮类，大环内酯类，四环素类等适用抗生素。重症患者后期可出现耐甲氧西林葡萄球菌及霉菌感染，可分别选用万古霉素或氟康唑、两性霉素等。

（3）抗病毒药物早期使用洛匹那韦及利托那韦等。

（4）使用增强免疫功能的药物。

8. 健康教育

（1）疾病相关知识介绍

向患者介绍 SARS 的概念、对个人及社会的危害，流行病学特征、临床表现和治疗处理要点及护理措施。

（2）出院指导

①嘱患者出院后 2 周内坚持戴口罩，避免与亲属的密切接触，勤洗手，保持家里良好的通风，保持愉快、平静的心态，多休息，注意劳逸结合。

②出院时如带激素类药物出院，务必按医嘱逐渐减量，不可随意停药。注意观察大便颜色及性状，如发现便血，应尽快去医院。

③多食高蛋白食物，如蛋禽类、鱼、虾、豆制品等。

④出院后定期检查肺、心、肝、肾及关节等功能，发现异常，及时治疗。

9. 疾病预防指导

（1）控制传染源

①疫情报告：2003 年 4 月，我国将 SARS 列入法定传染病管理范畴。2004 年 12 月，新《传染病防治法》将其列为乙类传染病，但其预防、控制措施采取甲类传染病的方法执行。发现或怀疑本病时应尽快向卫生防疫机构报告。做到早发现、早报告、早隔离、早治疗。

②隔离治疗患者：对临床诊断病例和疑似诊断病例应在指定的医院按呼吸道传染病分别进行隔离观察和治疗。

③隔离观察密切接触者：对医学观察病例和密切接触者，如条件许可，应在指定地点接受隔离观察，为期 14 天。在家中接受隔离观察时应注意通风，避免与家人密切接触。

（2）切断传播途径

①社区综合性预防：加强科普宣传，流行期间减少大型集会或活动，保持公共场所通风换气、空气流通；注意空气、水源、下水道系统的处理消毒。

②保持良好的个人卫生习惯：不随地吐痰，流行季节避免去人多或相对密闭的地方。有咳嗽、咽痛等呼吸道症状及时就诊，注意戴口罩；避免与人近距离接触。

③住院患者应戴口罩，不得随意离开病房。患者不设陪护，不得探视。病区中病房、办公室等各种建筑空间、地面及物体表面、患者用过的物品、诊疗用品以及患者的排泄物、分泌物均须严格按照要求分别进行充分有效的消毒。

（3）保护易感人群

尚无效果肯定的预防药物可供选择。良好的生活习惯如保持乐观稳定的心态，均衡饮食，注意保暖，避免疲劳，有助于增强抵抗非典型性肺炎的免疫力。

（易旺军）

第四章
细菌感染性传染病

第一节 鼠疫

鼠疫(plague)是由鼠疫耶尔森菌(亦称鼠疫杆菌)引起的烈性传染病。本病传染性强，病死率高，属国际检疫传染病，我国将其列为法定甲类传染病之首。临床以寒战、高热、淋巴结肿痛、出血倾向及严重毒血症状等为主要特征。鼠疫在世界历史上曾有多次大流行，死亡人数以千万计。我国疫情面广，分布于19个省区，以腺鼠疫为主，因此鼠疫防治工作仍需高度重视。

(一)病原学

鼠疫杆菌为革兰染色阴性，外观为两端钝圆、两极浓染的椭圆形小杆菌。无鞭毛，无芽孢，在动物体内和早期培养中有荚膜，可在普通培养基上生长。鼠疫杆菌主要有 V 抗原、W 抗原及 F1 荚膜抗原。V 抗原和 W 抗原均为菌体表面抗原，V 抗原可使机体产生保护性抗体，W 抗原不能使机体产生保护性抗体，F1 荚膜抗原特异性较高、抗原性较强。鼠疫杆菌产生的鼠毒素(毒性蛋白质)和内毒素(脂多糖)是重要的致病物质，可导致严重毒血症状。

鼠疫杆菌对外界抵抗力较弱，对光、热、干燥及常用消毒剂均敏感，日光照射4~5小时、加热至55℃ 15分钟或100℃ 1分钟、5%苯酚或5%甲酚皂等均可杀死病菌。但在潮湿、低温及有机物内生存较久，在脓液和痰液中可存活10~20天，在蚤体内可存活1个月，在尸体内可存活数周至数月。

(二)流行病学

1.传染源
鼠疫为典型的自然疫源性疾病，自然感染鼠疫的动物都可作为鼠疫的传染源，主要是鼠类和其他啮齿动物。黄鼠属和旱獭属为主要储存宿主，褐家鼠、黄胸鼠是次要储存宿主，但却是人间鼠疫的主要传染源。其他如猫、羊、兔、骆驼、狼、狐等也可成为传染源。

各型患者均为传染源，以肺型鼠疫最为重要。脓毒血症型鼠疫早期的血液有传染性。腺鼠疫仅在脓肿破溃后或被蚤叮咬时才起传染作用。

2. 传播途径

(1)经鼠蚤传播：是主要传播途径。以蚤为媒介，构成"啮齿动物→蚤→人"的传播方式，鼠蚤叮咬是主要传播途径。

(2)经皮肤传播：少数可因直接与患者痰液、脓液或病兽毛皮、血、肉接触，经破损皮肤或黏膜感染。

(3)经呼吸道飞沫传播：肺鼠疫患者痰中的鼠疫杆菌可借飞沫传播，引起人间鼠疫大流行。

3. 易感人群

人群普遍易感，无性别年龄差别。病后可获持久免疫力，预防接种可获一定免疫力。首发病例多见于狩猎者或农民，男性多于女性。

4. 流行特征

(1)鼠疫自然疫源性：目前世界各地仍存在许多自然疫源地，人间鼠疫以非洲、亚洲、美洲发病最多，我国主要发生在云南和青藏高原。

(2)流行性：本病多通过交通工具由疫区向外传播，形成外源性鼠疫，引起流行，甚至大流行。

(3)季节性：与鼠类活动和鼠蚤繁殖情况有关。人间鼠疫多在 6~9 月，肺鼠疫多在 10 月以后。

(4)隐性感染：在疫区已发现有无症状的咽部携带者。

(三)临床表现

1. 腺鼠疫

最常见，潜伏期多为 2~5 天，原发性肺鼠疫数小时至 3 天。曾接受过鼠疫菌苗预防接种者，可长达 9~12 天。主要表现为严重急性淋巴结炎，好发部位依次为腹股沟淋巴结(约占 70%)、腋下淋巴结(约占 20%)、颈部及颌下淋巴结(约占 10%)，一般为单侧。起病急骤，病初淋巴结即有肿大变硬，且发展迅速，淋巴结及其周围组织出现显著的红、肿、热、痛，并与周围组织粘连成块，剧烈触痛，患者常取强迫体位，同时可伴有严重的全身毒血症症状。若治疗及时，淋巴结肿大可逐渐消退。若治疗不及时，1 周后淋巴结迅速化脓破溃，多数患者可于 3~5 天内因严重毒血症、休克、继发脓毒血症或肺炎而死亡。

2.肺鼠疫

多继发于腺鼠疫,亦可为原发性,病死率极高。继发肺鼠疫先有腺鼠疫表现,继而发展为脓毒血症,随即出现肺炎表现。原发肺鼠疫起病急骤,病情发展迅速,表现为寒战、高热、剧烈胸痛、咳嗽、咳大量泡沫血痰或鲜红色痰,呼吸急促、发绀,肺部检查肺底可有少量散在湿啰音或轻微胸膜摩擦音。肺部体征较少与严重的全身症状不相称为本病特征。此型病情危重,发展迅速,患者可因休克、出血、心力衰竭等于2~3天内死亡。

3.脓毒血症型鼠疫

为鼠疫最凶险的一型,多继发于肺鼠疫或腺鼠疫。原发性脓毒血症鼠疫起病急骤,病情发展极速,故又称暴发型鼠疫,主要表现为突发寒战、高热或体温不升,谵妄或昏迷,无淋巴结肿大,皮肤黏膜广泛出血,DIC和心力衰竭,多在1~3天内死亡。因皮肤发绀及广泛出血、瘀斑、坏死,尸体死后皮肤呈紫黑色,因此有"黑死病"之称。

4.其他类型鼠疫

有皮肤鼠疫、肠鼠疫、眼鼠疫、脑膜型鼠疫等,均少见。

(四)辅助检查

1.一般检查

血常规检查血白细胞计数升高,常达(20~30)×10^9/L以上。初为淋巴细胞计数升高,以后中性粒细胞明显升高,红细胞、血红蛋白及血小板减少。尿常规检查有蛋白尿、血尿及管型。粪常规检查粪便潜血可阳性。

2.病源学检查

取淋巴结穿刺液、脓、血、痰、脑脊液等作涂片、培养查致病菌,或应用动物接种法进行细菌学检查,是确诊重要依据。

3.血清学检查

(1)间接血凝法(IHA):用F1抗原检测患者或动物血清中F1抗体。F1抗体持续1~4年,常用于流行病学调查及回顾性诊断。

(2)荧光抗体染色检查法(FA):用荧光标记的特异性抗血清检测可疑标本。特异性、灵敏性较高,可快速准确诊断。

(3)酶联免疫吸附试验(ELISA):放射免疫沉淀试验可测定F1抗体,较IHA更为敏感,适合大规模流行病学调查。

(五)治疗要点

凡确诊或疑似鼠疫患者,均应迅速组织严密的隔离,就地治疗,不宜转送。

1. 一般治疗及护理

（1）严格的隔离消毒患者。病区内必须做到无鼠无蚤，入院时对患者做好卫生处理（更衣、灭蚤及消毒）。病区、室内定期进行消毒，患者排泄物和分泌物应用含氯石灰或甲酚皂液彻底消毒。

（2）饮食与补液 急性期应卧床休息，给患者流质饮食，或葡萄糖和生理盐水静脉滴注，维持水、电解质平衡。

2. 病原治疗

治疗原则是早期、联合、足量、应用敏感的抗菌药物。实验表明，多种广谱抗菌药物对鼠疫耶尔森菌均有较强的抑制作用。

（1）氨基苷类：以链霉素为首选，肌内注射。危重患者首次用大量链霉素后，可导致类赫克斯海墨反应（表现为一过性可逆性病灶增大、胸膜炎等暂时"恶化现象"），应慎用。

（2）四环素：口服或静脉滴注。

（3）氯霉素：同四环素。对脑膜型鼠疫尤为适宜。

（4）硫酸庆大霉素：肌内注射或静脉滴注。

3. 对症治疗

高热者给予冰敷、温水擦浴等物理降温措施。发热>38.5℃，或全身酸痛明显者，可使用解热镇痛药。儿童禁用水杨酸类解热镇痛药。烦躁不安或疼痛者用镇静止痛剂。注意保护重要脏器功能，有心力衰竭或休克者，及时强心和抗休克治疗。有DIC者在给予血小板、新鲜冰冻血浆和纤维蛋白原等进行替代治疗的同时给予肝素抗凝治疗。中毒症状严重者可适当使用肾上腺皮质激素。

（六）护理诊断

（1）体温过高　与鼠疫杆菌感染有关。

（2）疼痛：淋巴结疼痛　与淋巴结急性出血性炎症有关。

（3）气体交换功能受损　与肺鼠疫导致肺组织病变有关。

（4）潜在并发症：出血、感染性休克、DIC 等。

（5）有窒息的危险　与肺组织病变分泌物多、排痰无力有关。

（6）皮肤、黏膜完整性受损　与腺鼠疫导致淋巴结化脓破溃，皮肤黏膜出血有关。

（7）社交孤立感：与严密隔离有关。

（8）焦虑　与起病急骤、病情重、死亡率高及疾病知识缺乏有关。

（七）护理措施

1. 一般护理

（1）隔离措施

采取严密隔离，严格执行隔离原则要求。病区内必须做到无鼠无蚤，入院时对患者做好卫生处理（更衣、灭蚤及消毒）。

（2）饮食护理

急性期应给予营养丰富、高热量、易消化的流质或半流质饮食，并注意补充液体。必要时通过鼻饲或静脉输液补充，以保证营养及液体的摄入。

（3）心理护理

鼠疫起病急，病情进展快，病死率高，患者在救治过程中又需严密隔离，会使患者感到极度紧张与恐惧，患者迫切希望尽快得到有效治疗。因此，应多与患者沟通，理解患者的处境，给予安慰与关心，鼓励患者说出其所关心的问题并给予耐心解答，使患者减轻心理压力，积极配合治疗与护理。

2. 病情观察

鼠疫起病急，病情严重且发展迅速，应注意严密观察病情。监测生命体征及意识变化；注意局部淋巴结病变程度；注意有无肺部病变的表现；注意有无皮肤、黏膜、脏器等出血表现；观察并记录患者 24 小时出入液量；观察实验室及其他检查结果，以及时了解病情变化。

3. 用药护理

遵医嘱早期、联合、足量应用敏感抗菌药物。

（1）链霉素

腺鼠疫者，成人首剂量 1 g，以后每次 0.5～0.75 g，每 4 小时 1 次肌内注射，1～2 天后改为每 6 小时 1 次。患者体温下降至 37.5℃以下，全身及局部症状好转可逐渐减量。体温恢复正常、全身及局部症状消失者，可按常规用量继续用药 3～5 天，疗程一般 10～20 天，链霉素使用总量一般不超过 60 g；肺腺鼠和脓毒血症鼠疫者，成人首剂量 2 g，以后每次 1 g，每 4 小时或 6 小时 1 次肌内注射，全身及呼吸道症状显著好转后可逐渐减量。疗程一般 10～20 天，链霉素使用总量一般不超过 90 g。为了提高疗效，链霉素可与磺胺类或四环素等联合用药。在应用链霉素过程中应注意观察有无耳鸣及听力下降，如出现耳鸣，应立即停用，并及时通知医生。

（2）氯霉素

有脑膜炎症状者，在特效治疗的同时，辅以氯霉素治疗。成人每天 50 mg/kg，每 6 小时 1 次，分次静脉滴注，疗程 10 天。主要不良反应是抑制骨髓造血功能。在用药期间应定期做血常规检查,监测血象变化。小儿及孕妇慎用。

4.对症护理

(1)发热的护理

勤测体温,每4小时1次,画体温曲线,必要时加测;降温时避免出汗过多引起虚脱;高热惊厥时遵医嘱行亚冬眠疗法,保持衣服被褥清洁干燥,保持皮肤及口腔清洁,遵医嘱予以病原治疗,注意观察药物不良反应。

(2)急性淋巴结炎的护理

局部淋巴结疼痛患者肢体活动受限,多采取强迫体位,肿大的淋巴结化脓时应切开排脓,破溃者应及时做清创处理,加强伤口护理及消毒隔离。

(3)肺鼠疫的护理

肺鼠疫患者痰多,病情严重导致患者不能有效排痰,应注意保持呼吸道通畅,及时清除口鼻咽部分泌物及痰液。呼吸困难患者取半坐位或坐位,并给予吸氧。

5.并发症护理

(1)皮肤黏膜出血的护理

注意保持皮肤清洁,每天用温水轻轻擦拭皮肤,禁用肥皂和酒精。嘱患者不要搔抓皮肤,防止造成皮肤感染。帮助患者翻身时应注意避免拖、拉、拽等动作,防止皮肤擦伤。嘱患者衣着宽松、柔软,勤换内衣裤。

(2)感染性中毒性休克、DIC的护理

密切监测生命体征及意识状态,积极配合医生抢救,休克者给予肾上腺皮质激素,DIC者采用肝素抗凝治疗。

6.健康教育

向患者及家属介绍鼠疫的疾病知识,如疾病发生的原因、临床表现及经过、治疗及护理方法,说明各种消毒、隔离措施的具体要求和重要性,取得患者及家属的理解和配合。鼓励患者建立治疗信心,战胜疾病。

7.疾病预防指导

(1)管理传染源

大力加强疫情监测,及时了解鼠间鼠疫与人间鼠疫疫情。加强灭鼠灭蚤,控制鼠间鼠疫。鼠疫患者和疑似患者均应分别进行严格的消毒及隔离,就地治疗。腺鼠疫患者隔离至淋巴结肿大完全消散后,再观察7天。肺鼠疫患者隔至痰培养6次阴性。对接触者医学观察9天,曾预防接种者应检疫12天。患者分泌物及排泄物用含氯石灰或甲酚皂液彻底消毒,死于鼠疫者的尸体应用尸袋严密包扎后焚烧。

(2)切断传播途径

加强国境与交通检疫,对来自疫区的车、船、飞机等进行严格检疫,并灭鼠灭蚤。对可疑旅客应进行隔离检疫。

(3)保护易感人群

注意加强个人防护,参与治疗或进入疫区的工作人员必须做好防护,如穿防护服与高筒靴、戴面罩、厚口罩、防护眼镜及橡皮手套等。进行预防性服药,可口服磺胺嘧啶,每次 1 g,每天 2 次,或口服四环素,每次 0.5 g,每天 4 次,均需连服 6 天。必要时可肌内注射链霉素进行预防,疗程为 7 天。对疫区及其周围的人群、进入疫区的工作人员进行鼠疫杆菌菌苗预防接种。通常于接种后10 天产生抗体,医务人员接种疫苗 2 周后方可进入疫区。

(周慧霞)

第二节 霍乱

霍乱是由霍乱弧菌所致的烈性肠道传染病,我国列为甲类传染病,属国际检疫传染病。由饮生水、生食海鲜引发。发病高峰期在夏季,由霍乱弧菌所致,霍乱弧菌能产生霍乱毒素,造成分泌性腹泻。临床表现轻重不一,典型病例病情严重,有剧烈呕吐、脱水、微循环衰竭、代谢性酸中毒和急性肾衰竭等,治疗不及时常易死亡。自 1817 年以来,已经有过 7 次世界大流行。

(一)病原学

霍乱弧菌有两种生物型即古典生物型和埃尔托生物型,引起的疾病过去分别称为霍乱和副霍乱,鉴于霍乱弧菌的两个生物型在形态和血清学方面几乎一样,所致感染的临床表现和防治措施也基本相同,故而统称为霍乱。霍乱弧菌经干燥 2 小时或加热 55℃即可死亡,煮沸立即死亡。

(二)流行病学

1. 传染源

患者与带菌者是霍乱的传染源。典型患者的吐泻物含菌量甚多,是重要的传染源。轻型患者及健康带菌者不易检出,两者皆为危险传染源。潜伏期带菌者尚无症状而恢复期带菌者排菌时间一般不长,所以两者作为传染源的意义乃居其次,但国内报告排菌时间可长达 4~6 个月者,需予注意。

2. 传播途径

本病主要通过水传播,污染的食品对传播也甚重要,手及苍蝇等污染细菌后对传播疾病也起一定作用。海洋甲壳类生物表面可黏附埃尔托弧菌，后者分泌甲壳酶，分解甲壳以供给弧菌作为营养而使之长期存活。当人群进食污染海产品后可造成霍乱感染和流行，国内生食、半生食或盐腌生食所致霍乱占饮食感染的80%。因此，霍乱的危险因素依次为：喝生水、生食或半生食海产品、喝不卫生饮料等。

3. 人群易感性

男女老幼均对本病易感。

4. 流行特征

我国霍乱的流行高峰为7~11月份，但全年均有病例发生。

(三)临床表现

潜伏期1~3天，短者数小时，长者7天，大多急起，少数在发病前1~2天有头昏、疲劳、腹胀、轻度腹泻等前驱症状。古典生物型与O₁₃₉型霍乱弧菌所致者症状较严重，埃尔托型引起的多数为轻型或无症状者。典型病例病程分3期。

1. 泻吐期

绝大多数患者以急剧腹泻开始，继而出现呕吐。一般不发热，仅少数有低热。腹泻为无痛性，少数患者可因腹直肌痉挛而引起腹痛，不伴里急后重。大便开始为泥浆样或水样，带粪质；迅速变为米泔水样或无色透明水样，无粪臭，略有淡甜或鱼腥味，含大量片状黏液，少数重症患者偶有出血时，则大便呈洗肉水样，出血多可呈柏油样，出血患者以埃尔托型所致者为多。大便量多，每次可超过1000 mL，每日10余次，甚至难以计数。呕吐多在腹泻后出现，常为喷射性和连续性，呕吐物先为胃内容物，以后为清水样。严重者可为白色浑浊的"米泔水"样，轻者可无呕吐。本期持续数小时至1~2天。

2. 脱水期

由于频繁的腹泻和呕吐，大量水和电解质丧失，患者迅速出现脱水和水电解质紊乱，严重者可出现微循环衰竭。患者神志淡漠、表情呆滞或烦躁不安，儿童可有昏迷、口渴、声嘶、呼吸增快、耳鸣、眼球下陷、面颊深凹、口唇干燥、皮肤弹性消失、手指皱瘪等。肌肉痉挛多见于腓肠肌和腹直肌。舟状腹，有柔韧感。脉细速或不能触及，血压低，体表体温下降，成人肛温正常，儿童肛温多升高。此期一般为数小时至2~3天。

3. 恢复期

患者脱水得到及时纠正后，多数症状消失而恢复正常，腹泻次数减少，生命体征恢复正常，皮肤湿润，尿量增加。约1/3患者有反应性发热，极少数患者，尤其是儿童患者可有高热。

(四)辅助检查

1. 一般检查

(1)血常规

脱水患者可表现为红细胞和白细胞计数均升高。

(2)尿常规

可有少量蛋白，镜检有少许红细胞、白细胞和管型。

(3)类便常规

可见黏液和少许红细胞、白细胞。

(4)生化检查

可有尿素氮、肌酐升高，而碳酸氢离子下降。电解质可受治疗因素影响，治疗前由于细胞内钾离子外移，血清钾可在正常范围，当酸中毒纠正后，钾离子移入细胞内而出现低钾血症。

2. 病原学检查

(1)粪便涂片

染色粪便涂片并做革兰染色，显微镜下可见革兰染色阴性的弧菌，呈"鱼群"样排列。

(2)动力试验和制动试验

取发病早期的新鲜粪便或碱性陈水增菌培养 6 小时后，做暗视野显微镜检，可见穿梭状运动的弧菌，即为动力试验阳性。随后加上 1 滴 O1 群抗血清，如细菌停止运动，提示标本中有 O1 群霍乱弧菌：如细菌仍活动，再加 1 滴 O139 抗血清细菌活动消失，则证明为 O139 霍乱弧菌。

(3)增菌培养

所有怀疑霍乱的患者均应留取粪便。除做显微镜检外，还要进行增菌后分离培养。粪便留取应在使用抗菌药物之前，并尽快送到实验室作培养。增菌培养基一般用 pH 8.6 的碱性蛋白胨水，置 37℃培养 6~8 h 后，再转种到霍乱弧菌能生长的选择性培养基，如庆大霉素琼脂、TCBS 四号琼脂和碱性营养琼脂等，18~24 h 后菌落生长，然后与 O1 群、O139 群特异性的单克隆抗体或诊断血清进行玻片凝集试验。

(4)快速抗原检测

目前使用较多的是霍乱弧菌胶体金快速检测法。该方法主要检测 O1 群和 O139 群霍乱弧菌抗原成分，操作简单。应用纯化的弧菌外膜蛋白抗血清，采用 ELISA 方法，可快速检测粪便中的弧菌抗原，用于快速诊断。

（5）PCR检测

通过PCR方法识别霍乱弧菌毒素基因来诊断霍乱，特异性和灵敏度均较高，需要在符合PCR实验条件的实验室中进行，同时需要严格的核酸提取操作。

3. 血清免疫学检查

霍乱弧菌感染后，能产生抗菌抗体和抗肠毒素抗体。抗菌抗体中的抗凝集素抗体一般在发病第5天出现，病程8~21天达高峰。血清免疫学检查主要用于流行病学的追溯诊断和粪便培养阴性的可疑患者的诊断。抗凝集素抗体双份血清滴度4倍以上升高有诊断意义。

（五）治疗原则

及时补充液体与电解质是本病治疗的关键，补液是重要的治疗措施。补液原则是早期、快速、足量，先盐后糖，先快后慢，纠酸补钙，及时补钾。结合病情可采用静脉或口服补液。

1. 静脉补液

常选用541液（即1000 mL液体含氯化钠5 g、碳酸氢钠4 g、氯化钾1 g，另加50%葡萄糖液20 mL）、3∶2∶1液（3份5%葡萄糖液、2份生理盐水、1份4%碳酸氢钠）、林格乳酸钠溶液、生理盐水等。

①轻度脱水患者：如伴有频繁呕吐不能口服，可静脉补液3000~4000 mL/天，前1~2小时可按5~10 mL/分钟输入。

②中度脱水患者：补液总量在4000~8000 mL/天，在最初2小时内可快速输入541液2000~3000 mL，待血压、脉搏恢复后减慢速度。

③重度脱水患者：补液总量在8000~12000 mL/天，在最初30分钟按40~80 mL/分钟输入，而后按20~30 mL/分钟输入，直至休克纠正，减慢输液速度，补足累积损失量。以后补液可按每日生理需要量加排出量计算；可采用加压输液或多通道输液的方法。儿童轻、中、重度脱水患者补液量分别为100~150 mL/（kg·d）、150~200 mL/（kg·d）、200~250 mL/（kg·d），可应用541液或3∶2∶1液等，注意纠酸补钾。

2. 口服补液

霍乱患者对葡萄糖的吸收能力完好，且葡萄糖的吸收能带动水和等量的Na^+、K^+等电解质的吸收。口服补液不但适用于轻、中度脱水患者，重度脱水患者在纠正低血容量性休克后，也可给予口服补液。

世界卫生组织推荐的口服补液盐（ORS）配方：葡萄糖20 g，氯化钠5 g，碳酸氢钠5 g（可用枸橼酸钠9 g代替），氯化钾5 g，溶于1000 mL饮用水内。对轻、中度脱水患者，ORS 用量最初 6 小时，成人每小时 750 mL，不足 20 kg 的儿童每小时 250 mL。

3. 抗菌治疗

是重要的辅助治疗，能减少患者的排菌量，缩短排菌期，常选用环丙沙星、多西环素。

4. 对症治疗

如液量已补足，仍有休克，可用血管活性药和肾上腺皮质激素以改善休克状态，有心功能不全及肾功能不全者给予及时有效的处理。

(六)护理诊断

(1)腹泻 与细菌毒素作用致肠腺细胞分泌功能增强有关。
(2)体液不足 与大量腹泻、呕吐有关。
(3)潜在并发症 与休克、电解质紊乱、急性肾衰竭有关。
(4)恐惧 与起病急骤、病情发展迅速、剧烈吐泻及实施严格隔离有关。
(5)活动无耐力 与频繁呕吐导致的电解质丢失有关。

(七)护理措施

1. 消毒隔离

在标准预防的基础上，采用接触传播的隔离与预防，本病还应按甲类传染病严密隔离。进入病房者须穿鞋套，护理患者时须戴口罩、帽子、手套，穿一次性隔离衣；出病房时须脱鞋套、脱隔离衣、摘手套，进行手卫生消毒。所有医护用品必须固定于病房专用，病房内的一切物品(含医疗废物)、病房的物表、地面以及患者的衣物、被褥、呕吐物、排泄物等均须按规定经严格消毒后方可移出病房做进一步处理。所有标本必须粘贴专用标识，送检时须双层包装。患者、带菌者以及密切接触者在症状消失、粪便细菌培养连续 3 次阴性以及从最后接触之日起，超过 5 天未发病者，方可解除隔离。患者出院后，病室须进行终末消毒。

2. 休息与活动指导

绝对卧床休息，最好卧于带孔的床上，床下对孔放置便器，便于患者排便，减少患者搬动，治疗护理操作尽可能集中。

3. 饮食与营养知识指导

泻吐剧烈时应暂时禁食，待呕吐、腹泻缓解后，先给予果汁、米汤等流质，后给予低脂半流质饮食，不宜饮用牛奶和豆浆。饮食要少量多餐，待症状消失后，逐渐恢复到正常饮食。注意补充水分，补液是治疗霍乱的关键，口服补液常用 ORS 液。

4. 疾病监测

(1)密切观察病情,每1~2小时测生命体征1次,注意神志、尿量、皮肤黏膜弹性、面色的变化。

(2)观察吐泻物的量、性状、颜色等。

(3)注意观察水、电解质、酸碱平衡失调症状,特别要注意低钠、低钾的表现,监测血清钠、钾、钙、氯、肌酐、尿素氮等化验结果。

(4)注意患者的不良情绪反应,严格记录24小时出入液量。

5. 症状护理

(1)脱水

随时评估患者的脱水程度,及时建立静脉通路,用粗大针头,选择易于固定的较大血管,必要时用两条静脉通路,及时补充足量的液体。输入的液体应加温至38℃左右,以免因快速输入大量低温液体而出现不良反应。在补液过程中,随时观察补液效果,如血压回升、有无排尿、脱水纠正情况等。注意输液反应、有无心力衰竭和肺水肿,一旦发生,立即通知医生,减慢或暂停输液,吸氧、使用强心药等。

(2)腹泻

密切观察腹泻情况,及时清理呕吐物和大便,保持皮肤、口腔清洁,保持衣被整洁。入院当天采集吐泻物送常规检查及细菌培养,以后每天送大便培养1次。伴呕吐的患者,呕吐时要给予必要的帮助如支撑患者的头或肩,卧床患者取侧卧位。

6. 用药指导

(1)补充液体和电解质

迅速补充液体和电解质是治疗霍乱的关键。对于严重脱水的患应迅速建立静脉通道,大量、快速输入液体,以便尽快纠正脱水。输液种类、先后次序及速度应严格按医嘱执行。做好输液计划,分秒必争,使患者迅速得到救治。大量、快速输入的溶液应适当加温至37~38℃,以免发生输液反应。还应注意观察脱水改善情况及有无急性肺水肿表现,如呼吸困难、发绀、咳粉红色泡沫样痰及肺啰音等。一旦出现上述症状,应酌情减慢输液速度或暂停输液,并立即通知医师,配合医师采取急救措施。

(2)抗菌药物

应用青霉素时应注意给药剂量、间隔时间、疗程及青霉素过敏反应。应用磺胺类药物应注意其对肾的损害(尿中可出现磺胺结晶,严重者可出现血尿),需观察尿量、性状及每日查尿常规,并鼓励患者多饮水,以保证足够入量,或给口服(静脉)碱性药物。应用氯霉素者应注意观察皮疹、胃肠道反应及定期查血常规。

（3）脱水剂

应用脱水剂治疗时应注意按规定时间输入，药量 250 mL 液体应在 20 ~ 30 分钟内注射完毕，准确记录出入量，注意观察有无水、电解质平衡紊乱表现及注意患者心功能状态。

（4）抗凝治疗

应用肝素进行抗凝治疗时应注意用法、剂量、间隔时间，并注意观察过敏反应及有无自发性出血，如皮肤及黏膜出血、注射部位渗血、血尿及便血等，发现异常立即报告医师。

7. 健康教育

（1）向患者说明霍乱是烈性肠道传染病，起病急、传播快、重症者死亡率高，是国家法定管理的甲类传染病，故对疫点、疫区需进行严密封锁，并进行严密隔离和接触隔离，以防疫情扩散。

（2）讲解有关霍乱的病因、传播途径、临床特征、疾病过程、治疗方法等，尤其要强调补液、休息对疾病治疗的重要性，使患者配合治疗，以尽快控制病情发展。

（3）告知霍乱的消毒、隔离知识、预防措施。

（4）说明霍乱及时诊断及处理的重要性。

8. 疾病预防指导

（1）管理传染源

加强对传染源的管理是控制霍乱流行的重要环节。开设肠道门诊，健全疫情报告制度，对腹泻患者进行登记并采粪便培养是发现霍乱患者的重要方法。对密切接触者应严密检疫 5 天，留粪便培养并服用预防性药物。

（2）切断传播途径

改善环境卫生，加强"三管一灭"，即管理饮食、饮水、粪便和消灭苍蝇等，特别做好水源保护和饮用水消毒。向公众解释霍乱早期症状，指导公众养成良好卫生习惯，不饮生水、不食生冷或变质食物，饭前便后要洗手。严禁使用未经无害化处理的粪便施肥。霍乱流行期间，大力宣传，自觉停止一切宴请聚餐，有吐、泻症状者及时到医院肠道门诊就医。

（3）保护易感人群

积极锻炼身体，提高抗病能力。霍乱流行期间，有选择地为疫区人群接种霍乱菌苗，如口服活菌苗等。

（陈凤鸣）

147

第三节　炭疽

炭疽是由炭疽芽孢杆菌引起的人畜共患的急性传染病，属于自然疫源性疾病，为乙类传染病。主要发生于食草动物，特别是羊，牛和马。主要是通过接触病畜及其排泄物或食用病畜的肉类而被感染。临床上主要为皮肤炭疽，其次为肺炭疽和肠炭疽，严重时可继发炭疽杆菌脓毒血症和炭疽脑膜炎。

（一）病原学

炭疽杆菌是革兰阳性需氧芽孢杆菌，菌体较大，两端钝圆，芽孢居中呈卵圆形，排列成长链，呈竹节状。细胞在宿主体内形成荚膜，荚膜具有抗吞噬作用和很强的致病性。细菌可产生三种毒性蛋白（外毒素），包括保护性抗原、水肿因子和致死因子。单独注射这些毒素，对动物不致病，混合注射后可致小老鼠死亡。细菌在有氧条件下普通培养基上生长良好，在体外可形成芽孢。芽孢抵抗力极强，可在动物尸体及土壤中存活数年，而细胞的繁殖体对热和普通消毒剂都非常敏感。

（二）流行病学

1. 传染源

主要为患病的食草动物，如羊、牛马和骆驼等，其次是猪狗。动物的皮毛、肉、骨粉均可携带细菌。炭疽患者的痰、粪便以及病灶渗出物中虽可以检查出细菌，但人与人之间的传播极少见，因此，炭疽患者作为传染源意义不大。

2. 传播途径

（1）直接或间接接触传播

直接或间接接触传播病畜或其排泄物、有菌的动物皮毛、骨、肉、骨粉等均可引起皮肤炭疽。

（2）吸入传播

吸入带芽孢的粉尘或气溶胶可引起肺炭疽。

（3）消化道传播

进食被炭疽杆菌污染的肉类和乳制品可引起肠炭疽。

（三）临床表现

潜伏期因为细菌侵入途径不同而不同，皮肤炭疽的潜伏期相对较长，一般为1~5天，也可短至几个小时，长至2周左右，肺和肠炭疽的潜伏期较短，一般都在几个小时之内。

1.皮肤炭疽

皮肤炭疽为最常见的临床表现，约占90%以上。病变多见于面、颈、肩、手和脚尖等裸露部位的皮肤。初期为斑疹或丘疹，次日出现水泡，内含淡黄色液体，周围组织肿胀。第3~4天中心呈现出血性坏死而稍下陷，四周有成群小水泡，水肿不断扩大，第5~7天坏死区溃破或浅溃疡，血样渗出结成硬而黑似碳块状焦痂，痂内有肉芽组织，焦痂坏死区直径大小不等，其周围皮肤浸润及水肿范围较大。由于局部末梢神经受压而疼痛不明显，稍有痒感，无脓肿形成。此后水肿消退，黑痂在1~2周内脱落，逐渐愈合成疤。病程中常有轻至中度发热、头痛和全身不适等中毒症状。

2.肺炭疽

肺炭疽较少见，但病情危重，病死率高，而且诊断较困难。病初有短暂和特异性流感样表现，2~4天后出现持续高热，呼吸困难、发绀、咯血、喘鸣、胸痛和出汗。肺部可有少量湿啰音，哮鸣音和胸膜摩擦音。X线胸部检查可见纵隔影增宽，胸腔积液和支气管肺炎等现象。可发生休克并在24小时内死亡，常并发脓毒血症和脑膜炎。

3.肠炭疽

肠炭疽极罕见。主要表现为高热、剧烈腹痛、腹泻、呕吐、呕血、黑便，并很快出现腹水。腹部可能有明显的压痛、反跳痛甚至腹肌紧张，易并发脓毒血症休克而死亡。

4.炭疽脓毒血症

常继发于肺、肠和严重皮肤炭疽。除原发局部炎症表现外，全身毒血症症状更为严重，持续高热、寒战和衰竭。易发生感染性休克、DIC和脑膜炎等，后者表现为谵妄、抽搐与昏迷，病情迅速恶化而死亡。

（四）辅助检查

（1）血常规：末梢血白细胞增高，中性粒细胞显著增多。

（2）病原学检查：分泌物、水疱液、血液、脑脊液细菌培养。

（3）血清学检查：抗荚膜抗体和PA外毒素抗体的免疫印迹试验。

（五）治疗原则

1.病原治疗

（1）青霉素G是治疗炭疽的首选药物，尚未发现耐药菌株。

（2）皮肤型炭疽用青霉素 G，每天 240 万~320 万 U，静脉注射，疗程 7~10 天。

（3）肺、肠炭疽和并发脑膜炎者，应用大剂量青霉素 G，400 万~800 万 U，每 6 小时 1 次，静脉滴注。还可用头孢菌素和氨基苷类抗生素。

（4）新近证实喹诺酮类抗菌药物对本病亦有疗效。

2. 一般治疗

患者应实施严密隔离，按照甲类传染病管理，卧床休息。多饮水及遵医嘱给予流食或半流食。

3. 对症治疗

（1）遵医嘱给予静脉补液：呕吐、腹泻或进食不足患者。

（2）病情观察：呼吸情况、腹部情况、出血、休克和神经系统症状、局部水肿发展。

（3）皮肤炭疽局部可用 1∶2000 高锰酸钾溶液冲洗后用青霉素或红霉素湿敷，切忌挤压和切开引流。

（4）气管插管或气管切开：重度颈部肿胀导致呼吸困难者。

（六）护理诊断

（1）皮肤完整性受损　与皮肤感染炭疽杆菌有关。

（2）体温过高　与炭疽杆菌感染有关。

（3）气体交换受损　与肺炭疽致肺部出血性炎症有关。

（4）体液不足　与肠炭疽所致腹泻、呕吐有关。

（5）腹泻　与肠道感染导致的出血性炎症，以及肠系膜淋巴结炎有关。

（6）潜在并发症：感染性休克、弥散性血管内凝血等。

（七）护理措施

1. 隔离

（1）在标准防护的基础上，还应采取接触隔离和空气飞沫隔离措施，住单人病房或与同种疾病的患者住一间病房，限制患者流动，患者离开病房要戴外科口罩。

（2）医务人员进入病房时应戴口罩、手套，接触患者或污染的表面或物品时应穿隔离衣。医疗废物应焚烧或灭菌处理，皮肤炭疽隔离至创口痊愈，结痂脱落，其他类型隔离至症状消失，分泌物或排泄物培养 2 次阴性后出院（间隔 5 日）。

（3）我国的《传染病防治法》规定，吸入性炭疽病例应当按照甲类传染病管理，因此，对肺炭疽患者需要实行较为严格的隔离措施。

（4）必须着防护服，着装按照呼吸道传染病的防护要求。与患者的密切接触者，在工作期间及结束工作后的 12 日内，与其他人员隔离。

2. 休息与环境

虽然炭疽患者临床表现不同、症状各异，但由于组织损伤重，均应严格卧床休息。保持病室空气新鲜，环境舒适，地面湿式清扫，病室通风及空气消毒，每日 2 次。

3. 饮食与营养知识指导

应给予高热量、高蛋白、高维生素、易消化的流质或半流质饮食，嘱患者多饮水。必要时，通过鼻饲或静脉输液补充，以保证营养及液体的摄入。肠炭疽患者应给予清淡少渣、避免产气的食物。

4. 疾病监测指导

（1）严密观察生命体征。

（2）遵医嘱准确记录输液量和尿量。

（3）皮肤炭疽观察皮疹部位、颜色变化及周围皮肤水肿的消退情况，如实记录，肺炭疽观察有无缺氧表现。

（4）肠炭疽观察呕吐物、大便颜色，及时监测生化检查结果，防止水、电解质失衡。若出现高热伴寒战、血压下降、四肢厥冷、呼吸急促，考虑并发感染性休克。

5. 对症护理

（1）皮肤炭疽

观察并记录皮疹性质的变化，保持皮肤清洁，每日用温水轻擦皮肤，禁用肥皂水、乙醇擦拭皮肤；局部水疱用 0.5% 碘伏消毒，再用 1 : 2000 高锰酸溶液洗净后用青霉素液湿敷；水疱发生破溃后，及时清创，用 0.1% 高锰酸钾液洗净、涂擦甲紫后，用消毒纱布包扎，防止继发感染；皮肤结痂后，让其自行脱落，不可强行撕脱；水肿较严重的肢体，给予适当抬高和固定。

（2）肺炭疽

避免尘埃与烟雾等刺激，补充足够水分，防止痰液黏稠；呼吸困难者取半坐位或坐位；保呼吸道通畅，及时给予吸氧。

（3）肠炭疽

腹痛患者，用热水袋热敷腹部，以缓解腹痛症状；排便频繁者，注意保护肛周皮肤，便后用温水清洗肛门，并涂凡士林保护皮肤；患者呕吐时，将患者头偏向一侧，以免误吸；记录患者呕吐及排便的次数、性状和量，观察肠道出血情况；积极补充水分和电解质；休克患者，注意观察尿量变化。

（4）脑膜炭疽

床头抬高15°~30°；加强生活护理，适当保护患者，避免意外损伤；注意是否存在脑膜刺激征，按医嘱用药，注意用药效果及不良反应。

（5）炭疽性脓毒血症

严格无菌技术，避免并发其他感染；有寒战、高热发作时，做血液细菌或真菌培养，以确定致病菌；根据医嘱，及时、准确地执行静脉输液和药物治疗，以维持正常血压、心排血量和控制感染。

6. 用药护理

应用青霉素或头孢菌素类药物之前，必须做过敏试验。对青霉素过敏者，使用四环素或氯霉素，治疗期间应向患者说明用药的必要性、用法、疗程及不良反应等。本药不良反应主要是胃肠道反应，如恶心、呕吐、食欲缺乏和腹泻等，饭后服用可减轻不良反应。定期检查血常规，以了解有无骨髓抑制现象。

7. 心理护理

炭疽是一种传染性较强的疾病，患者对此病不了解，入院后易产生焦虑、恐惧、孤独、紧张等心理反应，护理人员应主动与患者交谈，介绍本病的基础知识，鼓励患者树立战胜疾病的信心。

8. 健康教育

（1）做好动物炭疽的预防，应及时焚毁病畜后深埋。

（2）向患者讲解有关炭疽的相关知识，使患者配合治疗

（3）指导患者在恢复期及出院后注意休息，避免劳累，逐渐恢复体力。

9. 疾病预防指导

（1）管理传染源

皮肤炭疽的患者按照传染病防治法规定的乙类传染病进行管理，其中肺炭疽按照甲类传染病管理，将患者严密隔离至痊愈，其分泌物和排泄物应彻底消毒、接触者医学观察8天。对疫区草食动物进行包括动物减毒疫苗接种、动物检疫、病畜治疗和焚烧深埋等处理。

（2）切断传播途径

对可疑污染物接触人群加强劳动保护，染菌的皮毛可用甲醛消毒处理，牧畜收购、调运、屠宰加工要有兽医检疫。防止水源污染，加强饮食、饮水及乳制品的监督。

（3）保护易感人群

对从事畜牧业、畜产品收购、加工、屠宰业、兽医等工作人员及疫区的人群注射炭疽杆菌活疫苗。我国使用的是"人用皮上划痕炭疽减毒活疫苗"，接种后2天可产生免疫力，并可维持1年，在发生疫情时应进行应急接种。

（胡玲利）

第四节　伤寒与副伤寒

伤寒是由伤寒沙门菌引起的急性肠道传染病。世界卫生组织把伤寒作为一个全球性公共卫生问题。其临床特征为持续发热、表情淡漠、相对缓脉、玫瑰疹、肝脾大和白细胞减少等。部分患者可出现肠出血和肠穿孔等严重并发症。

副伤寒是由甲型副伤寒沙门菌、肖氏沙门菌(原称乙型副伤寒沙门菌)、希氏沙门菌引起的一组急性细菌性肠道传染病,副伤寒的临床疾病过程和处理措施与伤寒大致相同。

(一)病原学

1. 伤寒

伤寒杆菌属于沙门菌属中的 D 群,不形成芽孢,无荚膜,革兰染色阴性。呈短杆状,有鞭毛,能运动。在普通培养基中能生长,但在含有胆汁的培养基中更佳。不产生外毒素,菌体裂解释放出内毒素,在本病的发病过程中起重要作用。本菌具有菌体"O"抗原、鞭毛"H"抗原和表面"Vi"抗原,在机体感染后诱生相应的抗体。以凝集反应检测血清标本中的"O"与"H"抗体,即肥达反应,有助于本病的临床诊断。

伤寒杆菌在自然环境中生命力强,耐低温,水中可存活 2~3 周,粪便中可维持 1~2 个月,冰冻环境可维持数月。对热与干燥的抵抗力较弱,60℃ 15 分钟或煮沸后即可杀灭。对一般化学消毒剂敏感,消毒饮水余氯达 0.2~0.4 mg/L 时迅速死亡。

2. 副伤寒

副伤寒杆菌致病力的强弱介于伤寒菌及其他沙门菌之间。伤寒甲、乙、丙分属于沙门菌属 A、B 及 C 3 个血清群。丙型副伤寒杆菌除鞭毛及菌体抗原外尚有毒力抗原"Vi",可以破坏补体及吞噬细胞功能,其致病力较强。

(二)流行病学

1. 伤寒

(1)传染源

患者与带菌者均是传染源。患者从潜伏期起即可由粪便排菌,起病后 2~4 周排菌量最多,传染性最强。恢复期或病愈后排菌减少,仅极少数(2%~5%)持续排菌达 3 个月以内称为暂时性带菌者,3 个月以上称为慢性带菌者。

慢性带菌者是本病不断传播或流行的主要传染源,有重要的流行病学意义。

(2)传播途径

可通过污染的水或食物、日常生活接触、苍蝇与蟑螂等传递病原菌而传播。水源污染是本病传播的重要途径,是暴发流行的主要原因。食物受污染亦可引起本病流行。散发病例一般以日常生活接触传播为多。

(3)易感人群

人对本病普遍易感,病后免疫力持久,少有第二次发病者(仅约2%)。免疫力与血清中"O""H""Vi"抗体效价无关。伤寒、副伤寒之间并无交叉免疫力。

(4)流行特征

本病终年可见,夏秋为多。本病以儿童及青壮年为多见,无明显性别差异。世界各地均有伤寒病发生,以热带、亚热带地区多见。随着经济发展与社会卫生状况改善,发病率呈下降趋势,但在一些发展中国家仍有地方性流行或暴发流行。

2. 副伤寒

(1)传染源

患者及带菌者。

(2)传播途径

主要通过污染的饮食、手和苍蝇传播。

(3)易感人群

本病发病率较伤寒低。小儿发病率高于成年人,以副伤寒乙为主;副伤寒甲多见于成年人。

(4)流行特征　近年在我国西南及浙江地区副伤寒甲局部流行发病率较多,对氟喹诺酮耐药。副伤寒乙与伤寒一样,人体胆囊带菌者较多,可持续散发流行。副伤寒丙的慢性胆囊带菌者虽极少见,但现有菌苗中只含伤寒及副伤寒甲、乙抗原,故仍有局部流行。

(三)临床表现

1. 伤寒

潜伏期7~23天,一般为10~14天。典型临床经过可分为四期:

(1)初期

病程第1周。起病大多缓慢。发热是最早出现的症状,常伴全身不适、乏力、食欲缺乏、咽痛和咳嗽等。病情逐渐加重,体温呈阶梯形上升,可在5~7天内高达39~40℃。发热前可有畏寒,少有寒战,出汗不多。

（2）极期

病程第2~3周。常有伤寒的典型表现，肠出血、肠穿孔等并发症较多在本期出现。

①发热：高热，稽留热为主要热型，少数可呈弛张热型或不规则热型，发热持续10~14天。

②消化道症状：食欲不振明显，腹部不适，腹胀，多有便秘，少数腹泻。右下腹可有轻压痛。

③神经系统症状：一般与病情轻重密切相关。患者精神恍惚、表情淡漠、呆滞、反应迟钝、听力减退，重者可出现谵妄、昏迷、病理反射等中毒性脑病表现。这些表现多随病情改善、体温下降而好转。

④循环系统症状：常有相对缓脉或有重脉。如并发心肌炎，相对缓脉不明显。

⑤肝脾肿大：病程1周末可有脾肿大，质软有压痛。肝脏亦可见肿大、质软，可有压痛。并发中毒性肝炎时，肝功能异常（如 ALT 上升等），部分患者可有黄疸。

⑥皮疹：部分患者皮肤出现淡红色斑丘疹（玫瑰疹），多见于病程7~13天，直径为2~4 mm，压之褪色，多在10个以下，分批出现，分布多见于胸腹，亦可见于背部与四肢，多在2~4天内消退。出汗较多者可见水晶型汗疹（白痱）。

（3）缓解期

病程第3~4周。体温出现波动，并开始逐步下降。食欲渐好，腹胀逐渐消失，肿大的脾脏开始回缩。本期仍有可能出现各种并发症。

（4）恢复期

病程第5周。体温恢复正常，食欲好转，通常在1个月左右完全康复。

2.副伤寒

潜伏期3~10天，较伤寒病情轻，病程短。

（1）副伤寒甲、乙

多为肠炎型感染，夏秋多见，病初常有急性胃肠炎症状，2~3天后出现伤寒样症状，体温上升快，热程2~3周，多呈不规则热，玫瑰疹数量较多，可遍布全身。复发与复燃多见，肠出血、肠穿孔少见。

（2）副伤寒丙

临床表现较复杂，可表现为脓毒血症型、伤寒型或胃肠炎型。脓毒血症型常见于体弱儿童及慢性消耗性疾病患者，可发展为脓毒血症，引起骨髓炎、体腔或组织脓肿。伤寒型表现与副伤寒甲、乙类似，但较易出现肝功能异常。胃肠型表现以急性胃肠炎症状为主。

(四)辅助检查

1.常规检查

(1)血常规:白细胞计数大多为$(3～4)×10^9/L$,中性粒细胞可减少,嗜酸性粒细胞减少或消失,其消长情况可作为判断病情与疗效的依据。

(2)尿常规:常出现轻度蛋白尿,偶见少量的管型。

(3)粪便常规:在肠出血时,有血便或潜血试验阳性。

2.细菌学检查

(1)血培养

血培养在病程1～2周阳性率最高,可>80%,第2周后逐步下降,第3周末50%左右,以后迅速降低。再燃和复发时可出现阳性。

(2)骨髓培养

在病程中出现阳性的时间和血培养相仿。由于骨髓中的单核吞噬细胞系统吞噬伤寒沙门菌较多,伤寒沙门菌存在的时间也较长,所以阳性率较血培养高,可达80%～95%,对血培养阳性或使用过抗菌药物诊断有困难的疑似患者,骨髓培养更有助于诊断。

(3)粪便培养

病程第2周起阳性率逐渐增加,3～4周阳性率最高,可达75%。宜选新鲜大便,勿混入尿液,但带菌者亦可阳性。

(4)尿培养

初期多为阴性,病程的3～4周阳性率仅为25%左右。

(5)其他

十二指肠引流液培养有助于带菌者的诊断,但操作不便,一般很少使用。玫瑰疹刮取液培养必要时亦可进行。

3.血清学检查

(1)肥达反应

未经免疫者,"O"抗体凝集效价在1∶80及"H"抗体在1∶160以上者有助于诊断。每周复检1次,若逐渐上升,有诊断意义。临床判断结果时应注意如只有"O"抗体上升,可能是疾病早期;只有"H"抗体升高,可能是回忆反应或其他发热性疾病所致的非特异反应;沙门菌D群与A群有部分共同抗原,后者的感染可产生交叉反应,有10%～30%伤寒病例肥达反应始终阴性,有的在发热后3～4周延迟出现阳性,多数为免疫功能不全或早期使用抗菌药所致。肥达反应不可作为确诊伤寒的唯一依据。

(2)其他血清学检查

血清免疫球蛋白 G(IgG)、免疫球蛋白 M(IgM)及免疫球蛋白 A(IgA)均升高,其中 IgM 早期升高更明显。如以乳胶凝集试验或葡萄球菌凝集试验(SPA)检测尿中伤寒抗原或血中特异性 IgM 抗体,可作为伤寒早期诊断。针对脂多糖特异性免疫球蛋白抗体的侧向流动试验,特异性达 97.8%。

(五)治疗原则

1.病原治疗

(1)第三代喹诺酮类药物:是目前治疗伤寒的首选药物,具有抗菌谱广、杀菌作用强、细菌对其产生突变耐药的发生率低、体内分布广、组织体液中药物浓度高以及口服制剂使用方便等优点。但因其影响骨骼发育,孕妇、儿童、哺乳期妇女慎用。常用药物有左旋氧氟沙星、氧氟沙星、环丙沙星、诺氟沙星等。左氧氟沙星用法:成人每次 0.2~0.4 g,每天 2~3 次,口服,疗程 14 d。

(2)第三代头孢菌素:第三代头孢菌素在体外有强大的抗伤寒杆菌作用,临床应用效果良好。但因需要静脉给药,且价格昂贵,除儿童和孕妇外一般不作为首选药。可选用头孢哌酮、头孢他啶、头孢曲松等。

2.对症治疗

有严重毒血症状者,可在适量、有效抗生素治疗同时,加用糖皮质激素。兴奋、躁狂者可用镇静剂。

3.慢性带菌者治疗

可选择氧氟沙星每次 0.2 g,口服,每天 2 次;或环丙沙星每次 0.5 g,口服每天 2 次,疗程 4~6 周。氨苄西林每天 4~6 g,静脉滴注,或阿莫西林每次 0.5 g,口服,每天 4 次,疗程 4~6 周。

4.并发症治疗

(1)肠出血:禁食,绝对卧床休息,注射镇静剂及止血剂。大出血者酌情多次输新鲜血,注意水电解质平衡。大量出血经内科积极治疗无效时,可考虑手术处理。

(2)肠穿孔:禁食,胃肠减压,加用对肠道菌敏感的抗菌药物,以加强腹膜炎的控制,视患者具体情况,尽快手术治疗。

(六)护理诊断

(1)体温升高　与细菌感染产生内毒素有关。

(2)舒适的改变　与腹胀、头痛、全身不适有关。

(3)营养失调:低于机体需要量　与高热、消耗多、呕吐、摄入不足、消化功能低下有关。

（4）排便异常、便秘　与长期卧床、无渣饮食、中毒性肠麻痹和毒血症引起肠蠕动减慢有关。

（5）潜在并发症：肠穿孔、肠出血、水电解质失衡。

（6）知识缺乏：缺乏伤寒、副伤寒的疾病知识及消毒、隔离知识。

（七）护理措施

1. 隔离

对患者和带菌者执行接触隔离措施。至体温正常后 15 d 或间隔 5~7 d 粪便培养 1 次，连续 2 次阴性，方可解除隔离。接触者应医学观察 2 周，发热者应立即隔离。隔离期间注意心理护理。出院前做好终末消毒，患者的粪便、尿、便器、食具、衣物等消毒处理。对患者的呕吐物和排泄物进行消毒处理。患者的分泌物、呕吐物等应有专门容器收集，用有效氯 20000 mg/L 的含氯消毒剂，按物、药比例 1∶2 浸泡消毒 2 小时。

2. 活动与饮食护理

发热期间患者必须卧床休息至退热后 1 周，以减少热量和营养物质的消耗，同时减少肠蠕动，避免肠道并发症的发生。恢复期无并发症者可逐渐增加活动量。

发热期间给予富含营养、清淡、易消化的流质或半流质饮食，鼓励多饮水或进食米汤、蛋花汤、肉汤及蜂蜜、藕粉等，发热时间较长者，应增加每日进食次数，选择高热量、优质蛋白等可口食物。婴儿提倡母乳喂养；肠出血、肠穿孔者应禁食，遵医嘱予静脉补液和营养支持。

3. 病情观察

（1）肠出血是伤寒最常见的并发症，要密切观察大便情况，休克现象。如果出现有诱发肠出血的因素如腹胀、腹泻及肠蠕动亢进等，力争尽快处理，预防发生肠出血。一旦发生肠出血，要严格卧床休息，暂禁饮食，严密观察血压、脉搏、神志变化及便血情况，配合医生积极治疗。

（2）肠穿孔是伤寒最严重的并发症，要避免肠穿孔的诱因，注意肠穿孔的早期征象，及早发现。一旦发生，应禁食，经鼻插胃管减压，静脉补充热量及维持水、电解质和酸碱平衡，做好术前准备工作。

（3）在应用抗菌药物治疗期间，要注意观察药物的毒副反应，如氯霉素可引起骨髓抑制，要定期检查血常规；喹诺酮类可有胃肠道反应。

4. 对症护理

（1）高热的护理

①体温监测：观察发热程度及持续时间，体温的升降特点，判断热型，为

诊断提供依据。注意监测体温下降是否有再度升高的情况，及时识别由于并发症和再燃、复发导致的体温再次上升。

②注意擦浴时避免在腹部加压用力，以免引起肠出血或肠穿孔。

③卧床休息：发热患者必须卧床休息至热退后1周，以减少热量和营养物质的消耗，同时减少肠蠕动，避免肠道并发症的发生。恢复期无并发症者可逐渐增加活动量。

④保证液体入量：充足的水分可使尿量增加，促进伤寒沙门菌内毒素的排出，从而减轻毒血症状。因此鼓励患者少量、多次饮水，成人液体入量2000~3000 mL/d，儿童60~80 mL/(kg·d)，口服量不足可静脉补充。

（2）便秘的护理

伤寒患者应保证日间至少大便1次。如有便秘，可用开塞露或温0.9%氯化钠溶液低压灌肠。忌用泻药、避免大便时过度用力，防止因剧烈肠蠕动或腹腔内压力过大造成不良后果。

（3）腹胀的护理

①给予低糖饮食，减少或停止易产气食物(如牛奶等)的摄入。

②低钾者，提供高钾的饮食及水果，如橘子汁、香蕉等，遵医嘱口服或静脉补钾。

③中毒性肠麻痹者，给予松节油腹部热敷、肛管排气，忌用新斯的明及腹部按摩以免诱发肠穿孔、肠出血。

④腹胀者忌用新斯的明及腹部按摩。

（4）腹泻的护理

应选择低糖低脂肪的食物。酌情口服小檗碱(黄连素)0.3 g，每天3次，一般不使用阿片制剂，以免引起肠蠕动减弱，产生腹中积气。

5.用药护理

遵医嘱使用抗菌药物，观察用药后疗效及不良反应。应用喹诺酮类抗菌药物时，要密切观察血常规变化及胃肠不适、失眠等不良反应的发生。氯霉素使用期间，必须监测血常规变化，尤其是粒细胞减少症的发生，偶见再生障碍性贫血。

6.心理护理

由于患者各种不适与变化可能引起焦虑、恐惧、日常生活紊乱等不良心理反应，并且由于不理解病程中限制饮食、消毒隔离的意义，常会出现不配合和急躁情绪，应帮助患者及家属理解熟悉本病的有关知识，增加与患者交谈的时间，鼓励患者说出其内心的感受和忧虑，与患者及其家属一起讨论可能面对的问题，在精神上给予真诚的安慰和支持；指导患者家属在情感上关心支持患者，进而减轻患者的心理压力；可借助相关内容的电视、录像等获得情感支持。

7.健康教育

（1）教育患者养成良好的卫生与饮食习惯，坚持饭前、便后洗手，不饮生水，不吃不洁食物等。

（2）伤寒的恢复过程很慢，痊愈后仍需检查其粪便，以防成为带菌者，若有发热等不适，应及时随诊，以防复发。

（3）若粪便或尿液培养呈阳性持续1年及以上者，不可从事饮食服务业，且仍需用抗菌药物治疗。

（4）对居家治疗、临时隔离治疗点中被污染的厕所、地面、食具、衣物、用品等实施随时消毒，患者的排泄物要严格消毒。

8.疾病预防的指导

（1）控制传染源

患者应按肠道传染病隔离。体温正常后15天方可解除隔离。如果有条件，症状消失后5天和10天各做尿、粪便培养，连续二次阴性，才能解除隔离。慢性携带者应调离饮食业，并给予治疗。接触者应医学观察15天。

（2）切断传播途径

应做好水源管理、饮食管理、粪便管理和消灭苍蝇等卫生工作。避免饮用生水和进食未煮熟的肉类食品，进食水果前应洗净或削皮。

（3）保护易感人群

对易感人群进行伤寒和副伤寒甲、乙三联菌苗预防接种，免疫期为1年，每年可加强1次。

（瞿桂平）

第五节 细菌性痢疾

细菌性痢疾简称痢疾，是由志贺菌（也称痢疾杆菌）引起的肠道传染病。菌痢主要通过消化道传播，终年散发，夏秋季流行。主要病理变化为直肠、乙状结肠的炎症与溃疡，主要表现为腹痛、腹泻、排黏液脓血便以及里急后重等，可伴有发热及全身中毒症状，严重者可出现感染性休克和中毒性脑病。由于志贺菌与各血清型之间无交叉免疫，且病后免疫力差，故可反复感染，一般为急性，少数迁延成慢性。

（一）病原学

志贺菌为短小杆菌，属肠杆菌科志贺菌，厌氧，革兰染色阴性，无鞭毛、荚膜及芽孢，有具侵袭力的菌毛，在培养基上易生长。志贺菌的致病物质主要是侵袭力和内毒素，有些菌株尚能产生外毒素，毒力很强，可加重肠黏膜的炎性变化及肠道外病变。志贺菌对外界抵抗力弱，日光照射 30 分钟或加热至 60℃ 10 分钟即可杀灭，对酸及化学消毒剂均很敏感。

（二）流行病学

1. 传染源

患者和带菌者。非典型患者的症状较轻，不易诊断，容易被忽视，易引起传播。慢性患者由于肠黏膜病变不愈合，排菌时间可长达数年，如从事饮食、供水或保育工作，可成为食物型或水型暴发流行的根源。病后带菌者亦有一定的传播作用。

2. 传播途径

致病菌随患者粪便排出体外，污染食物、水、生活用品或手，经口感染。苍蝇可通过食物传播。

3. 易感人群

人群普遍易感，学龄前儿童和青壮年多见。病后可获得一定的免疫力，但短暂而不稳定，易复发和重复感染。

（三）临床表现

1. 急性菌痢

潜伏期 1~2 日（数小时至 7 日）。

（1）普通型（典型）

高热患者起病急，可伴发冷寒战，继之出现腹痛、腹泻和里急后重，大便每日十多次至数十次，量少，故失水不多见。开始为稀便，可迅速转变为黏液脓血便，左下腹压痛及肠鸣音亢进。早期治疗，多于 1 周左右病情逐渐恢复而痊愈。

（2）轻型（非典型）

全身毒血症症状和肠道症状均较轻，不发热或低热，腹泻每日数次，稀便有黏液但无脓血，轻微腹痛而无明显里急后重。病程 3~7 天。

（3）中毒型

儿童多见。起病急骤，病势凶险，高热，达 40℃ 以上，伴全身严重毒血症症状,精神萎靡、嗜睡、昏迷及抽搐,可迅速发生循环呼吸衰竭,故以严重毒血症、休克和(或)中毒性脑病为主要临床表现,而肠道症状较轻,甚至开始无腹痛及腹泻症状,发病后24小时内可腹泻及痢疾样大便。按其临床表现不同,可分为休克型(周围循环型)、脑型(呼吸衰竭型)、混合型三种。

2. 慢性菌痢

慢性菌痢是指急性菌痢病程迁延超过2个月病情未愈者。

(1)慢性迁延型

主要表现为长期反复出现的腹痛、腹泻,大便常有黏液及脓血,伴有乏力、营养不良及贫血等症状。亦可腹泻与便秘交替出现。

(2)急性发作型

有慢性菌痢史,因进食生冷食物、劳累或受凉等诱因引起急性发作,出现腹痛、腹泻及脓血便,但发热及全身毒血症症状多不明显。

(3)慢性隐匿型

1年内有急性菌痢史,临床无明显腹痛、腹泻症状,大便培养有痢疾杆菌,乙状结肠镜检查肠黏膜有炎症甚至溃疡等病变。

(四)辅助检查

1. 一般检查

(1)血常规

急性菌痢白细胞总数可轻至中度增多,以中性粒细胞为主,可达(10~20)×10^9/L,慢性患者可有贫血表现。

(2)粪便常规

粪便外观多为黏液脓血便,镜检可见白细胞(≥15个/高倍视野)、脓细胞和少数红细胞,如有巨噬细胞则有助于诊断。

2. 病原学检查

(1)细菌培养

粪便培养出痢疾杆菌可以确诊。在抗菌药物使用前采集新鲜标本,取脓血部分及时送检和早期多次送检均有助于提高细菌培养阳性率。

(2)特异性核酸检测

采用核酸杂交或聚合酶链反应(PCR)可直接检查粪便中的痢疾杆菌,核酸具有灵敏度高、特异性强、快速简便、对标本要求低等优点,但临床较少使用。

3. 免疫学检查

采用免疫学方法检测抗原具有早期、快速的优点,对菌痢的早期诊断有一定帮助,但由于粪便中抗原成分复杂,易出现假阳性。

（五）治疗原则

1.急性菌痢

（1）一般治疗

消化道隔离至临床症状消失，大便培养连续两次阴性。毒血症状重者必须卧床休息。饮食以少渣易消化的流质或半流质为宜，忌食生冷、油腻及刺激性食物。

（2）病原治疗

轻型菌痢在充分休息、对症处理和医学观察的条件下，可不用抗生素。其他各型菌痢通常需给予病原治疗。

①喹诺酮类：抗菌活性强，口服吸收好，耐药菌株相对较少，毒副作用少，可作为首选药物。其他喹诺酮类，如左氧氟沙星、加替沙星等亦可酌情选用，不能口服者尚可静脉滴注。但动物实验显示本药可影响骨髓发育，故有学者认为儿童、孕妇及哺乳期妇女非必要则不宜使用。

②小檗碱(黄连素)：有减少肠道分泌的作用，使用抗生素时可同时使用。

③其他：匹美西林、阿奇霉素、多西环素、硫酸庆大霉素、氨苄西林及第三代头孢菌素等药物，亦可根据药敏结果选用。

（3）对症治疗

高热者以物理降温为主，必要时适当使用退热药；腹痛剧烈者可用颠茄浸膏片或硫酸阿托品，毒血症严重者可给予小剂量肾上腺皮质激素。

2.中毒性菌痢

该病病情凶险、变化迅速，故必须密切观察病情变化，采取对症治疗为主的综合救治措施。

（1）病原治疗

应用有效药物静脉滴注，成人可选用环丙沙星、左氧氟沙星及加替沙星等喹诺酮类药物；儿童可选用头孢噻肟钠等第三代头孢菌素类。

（2）对症治疗

①降温止惊：高热可引起惊厥而加重脑缺氧及脑水肿，故应积极给予物理降温，必要时给予退热药，将体温降至 38.5℃ 以下；高热伴烦躁、惊厥者，可采用亚冬眠疗法，给予氯丙嗪和异丙嗪肌内注射；反复惊厥者可给予地西泮、苯巴比妥肌内注射和水合氯醛灌肠。

②休克型患者应迅速扩充血容量、纠正酸中毒，积极改善微循环障碍，保护重要器官功能，有心力衰竭者可给予去乙酰毛花苷(西地兰)，出现 DIC 时，及早给予肝素抗凝治疗。

③脑型患者迅速给予 20%甘露醇,快速静脉注射,以减轻脑水肿。同时应用血管活性药物以改善脑部微循环,注意防治呼吸衰竭,保持呼吸道通畅、吸氧,如出现呼吸衰竭,可使用盐酸洛贝林(山梗菜碱),必要时可应用人工呼吸机辅助呼吸。

3.慢性菌痢

由于慢性菌痢病因复杂,可采用全身与局部相结合的治疗原则。

(1)一般治疗

注意生活节律,进食易消化、易吸收饮食,忌食生冷、油腻及刺激性食物。积极治疗并存的慢性消化道疾病或肠道寄生虫病。

(2)病因治疗

根据药敏结果选用有效抗菌药物。通常宜联用 2 种不同类型药物,疗程须适当延长,必要时可给予多个疗程治疗。亦可给予药物保留灌肠疗法,选用 0.3%小檗碱(黄连素)液、5%大蒜素液或 2%磺胺嘧啶等灌肠液中的 1 种,每次 100~200 mL,每晚 1 次,10~14 日为 1 个疗程。灌肠液中添加小剂量肾上腺皮质激素可提高疗效。

(六)护理诊断

(1)体温过高　与痢疾杆菌内毒素激活细胞释放内源性致热原,作用于体温中枢导致体温升高有关。

(2)腹泻　与肠道炎症、广泛浅表性溃疡形成导致肠蠕动增强、肠痉挛有关。

(3)疼痛:腹痛　与炎症导致肠蠕动增强,肠痉挛有关。

(4)意识障碍　与颅内压增压高有关。

(5)气体交换受损　与呼吸衰竭有关。

(6)组织灌注无效　与中毒性菌痢感染导致的微循环障碍有关。

(7)有窒息的危险　与惊厥有关。

(8)有体液不足的危险　与腹泻、高热、补给不足或摄入不足有关。

(9)营养失调:低于机体需要量　与腹泻等胃肠功能紊乱、补给不足或摄入减少有关。

(10)有皮肤完整性受损的危险　与大便、汗液反复刺激肛周、骶尾部皮肤有关。

(11)潜在并发症:周围循环衰竭、中枢性呼吸衰竭。

（七）护理措施

1. 消毒隔离

在标准预防的基础上，采用接触传播的隔离与预防。嘱患者注意个人卫生，饭前便后及手触摸可疑污染物品后，一定要用肥皂流水将手洗干净。患者的食具、用具要单独使用，要有专用便盆，认真做好粪便消毒。对患者的呕吐物和排泄物进行消毒处理。患者的分泌物、呕吐物等应有专门容器收集，用有效氯 20000 mg/L 的含氯消毒剂，按物、药比例 1∶2 浸泡消毒 2 小时。

2. 休息与活动指导

（1）急性期患者卧床休息，中毒型菌痢患者应绝对卧床休息，专人监护。

（2）安置患者平卧位或休克体位，小儿去枕平卧，头偏向一侧。抬高头部有利于膈肌活动，增加肺活量，使呼吸运动更接近生理状态。

3. 饮食与营养知识指导

频繁呕吐者可暂时禁食，遵医嘱给予静脉补液；无呕吐或症状较轻者可少量多餐，进食高蛋白、高热量、低脂、少渣、少纤维素、易消化的流食或半流食，鼓励多饮水，忌油腻、刺激及生冷食物，症状好转后逐渐增加食量。

4. 疾病监测指导

（1）细菌性痢疾

观察体温变化，高热时给予温水或乙醇擦浴、头枕冰袋等物理降温，持续高热者应遵医嘱加用药物降温，小儿发热者应积极降温，以避免高热惊厥的发生；观察患者的大便次数、性状及量，注意补充液体，及时留取和送检标本；注意有无脱水及电解质紊乱表现。

（2）中毒性菌痢

严密观察生命体征及神志，每 10~15 分钟测一次血压，血压平稳后，酌情延长测量间隔时间；注意观察患者面色有无发绀，四肢末梢是否发凉；注意有无抽搐先兆（肌紧张、惊动等）以及抽搐的部位、间隔时间和持续时间；观察瞳孔的大小、形状、对光反射及双侧是否对称，以及早发现脑疝；准确记录 24 小时出入量，为进一步补液等治疗提供依据。出现弥散性血管内凝血、肾衰竭以及急性心肌炎、耳聋、失语、肢体瘫痪时，配合医生积极抢救、治疗和护理。

（3）脑型

本型多见于儿童，严密观察患儿的精神、神志及有无精神萎靡、嗜睡，有无面色发灰、口唇发绀，发现异常及时给予氧气吸入。患儿出现血压升高、呼吸加快、四肢肌力增高等时应高度警惕惊厥的发生，设专人护理，确保有效的静脉通道，加强安全措施。随时做好抢救准备，对神志不清、频繁或持续性惊厥的患者，注意观察双侧瞳孔是否等大、对光反射是否迟钝或消失，出现呼吸深浅不匀、节律不整或叹息样呼吸等症状时，立即报告，配合医生立即抢救。

（4）休克型

本型多见于成年人。应尽早测量血压，极个别患者可在尚无明显临床症状时，即在数十分钟内死亡。遵医嘱及时采集动脉血做血气分析检查，并根据血气结果给予中流量或高流量吸氧。必要时采取休克体位，或与平卧位交替，以相对增加循环血量。患者末梢循环不良时，应减少肢体外露，注意保暖。观察患者有无少尿或无尿，必要时留置尿管，观察每小时尿量。出现神志模糊、四肢湿冷、脉搏微弱、血压明显下降时，加快补液速度，立即报告，配合医生积极抢救。

（5）肺型

本型多见于儿童。严密观察呼吸次数、呼吸形态及有无缺氧表现，保持呼吸道通畅，面罩给氧或呼吸机辅助呼吸。观察患儿有无烦躁不安，出现面色暗红、吸气性呼吸困难、发绀等症状时，立即报告医生，配合抢救。

5. 用药指导

（1）严格掌握喹诺酮类或其他抗生素药物的剂量、时间和使用方法，注意观察疗效及不良反应。喹诺酮类药物与食物同服可减轻恶心、呕吐、食欲减退等胃肠道反应。发现过敏反应时，立即通知医生，及时处理。

（2）应用阿托品、山莨菪碱予解痉止痛时，应注意观察有无口干、心动过速、视物模糊等不良反应。

（3）应用微生态制剂时，注意药物存放和服用时水温等要求，以确保疗效。

6. 健康教育

（1）宣传细菌性痢疾病原体及传播方式，要养成良好的个人生活习惯，讲究个人卫生、饭前便后洗手，不吃生、冷、不洁食物，避免暴饮暴食；注意休息，加强锻炼、早睡早起、生活规律，以增强体质；保持乐观情绪、避免紧张、过度疲劳和受凉。

（2）进行急性细菌性痢疾的相关知识教育，大力宣传有关细菌性痢疾的病因、传播途径、临床特征、疾病过程、治疗药物、疗程、药物不良反应、预后；告知细菌性痢疾的消毒、隔离知识、预防措施及并发症的发生时间、临床表现、肛门周围皮肤自我护理的方法；说明及早诊断、合理彻底治疗的重要性；告知慢性患者急性发作的诱因以及预防方法；讲解患病时对休息、饮食、饮水的要求。

（3）向慢性痢疾患者介绍急性发作的原因，如进食生冷食物、暴饮暴食、过度紧张及劳累、受凉、情绪波动等均可诱发慢性菌痢急性发作，帮助患者寻找诱因，加以避免，并嘱患者加强体育锻炼，尽量保持生活规律。增强体质，复发时应及时治疗。

7. 疾病预防指导

（1）管理传染源

应对急、慢性患者和带菌者进行隔离或定期管理，并给予彻底治疗，直至粪便培养阴性。

（2）切断传播途径

养成良好的卫生习惯，特别是注意饮食和饮水卫生。

（3）保护易感人群

世界卫生组织报告，目前尚无有效预防志贺菌感染的疫苗获准生产。我国主要采用口服活菌苗。活菌苗主要通过刺激肠道产生分泌型 IgA 及细胞免疫而获得免疫性，免疫期可维持 6~12 个月。

（谭江红）

第六节 肺结核

肺结核是由结核分枝杆菌引起的肺部慢性传染性疾病，其病理特征为渗出、干酪样坏死及其他增殖性组织反应，可伴有空洞形成。临床上常有盗汗、消瘦、乏力等全身症状及咳嗽、咯血等呼吸道症状。其临床类型有原发型肺结核、血型播散型肺结核、继发型肺结核、结核性胸膜炎、气管和支气管肺结核、肺外结核。

（一）病原学

结核分枝杆菌在革兰染色时非常不易着色，经过特殊的抗酸染色，菌体呈红色，故被称为"抗酸杆菌"。本菌在外界环境中对干燥、寒冷抵抗力较强，在干燥痰内可存活 6~8 个月，在 0℃ 以下可存活 4~5 个月；对湿热抵抗力较弱，煮沸 5 分钟或阳光暴晒 2 小时可被杀灭，紫外线灯照射 30 分钟可杀死物体表面的结核菌；对溶脂的离子清洁剂敏感，如 2% 来苏儿、5% 苯酚、3% 甲醛、10% 漂白粉、70%~75% 乙醇。

（二）流行病学

1. 传染源

未经治疗的排菌者是最重要的传染源，一般来说，初治阳性的排菌者一旦接受系统的排菌治疗，传染性可在 2~4 周内迅速减弱或消失。

2. 传播途径

主要为患者与健康人之间经空气飞沫传播。患者咳嗽排出的结核分枝杆菌在飞沫中，当被人吸入后即引起感染。排菌量愈多，接触时间愈长，危害愈大；而飞沫直径亦是重要影响因素，大颗粒多在气道沉积随黏液纤毛运动排出体外，直径 1~5 μm 最易在肺泡沉积，因此情绪激昂的讲话、用力咳嗽，特别是打喷嚏所产生的飞沫直径小，影响大。患者随地吐痰，痰液干燥后结核分枝杆菌随尘埃飞扬，亦可造成吸入感染，但非主要传播方式。患者污染物传播机会甚少。其他途径如饮用带菌牛奶经消化道感染，患病孕妇经胎盘引起母婴间传播，经皮肤伤口感染和上呼吸道直接感染均极罕见。

3. 易感人群

生活贫困、居住拥挤、营养不良等是社会经济落后人群结核病高发的原因。免疫抑制状态包括免疫抑制性疾病，如 HIV 感染患者和接受免疫抑制剂治疗者，尤其好发结核病。近年来在易感基因的研究方面越来越深入，研究提示在感染结核的人群中仅 10% 最终会演变为活动性结核。

（三）临床表现

1. 肺结核的症状与体征

（1）全身症状

发热为肺结核最常见的全身毒性症状，多数为长期低热，于午后至傍晚开始，次晨降至正常，可伴有倦怠、乏力、夜间盗汗，或无明显自觉不适。有的患者表现为体温不稳定，于轻微劳动后体温略见升高，虽经休息半小时以上仍难平复；妇女于月经期前体温增高，月经后亦不能迅速恢复正常。当病灶急剧进展扩散时则出现高热，呈稽留热或弛张热热型，可以有畏寒，但很少寒战，出汗一般也不多。

（2）呼吸系统症状

浸润性病灶咳嗽轻微，干咳或仅有少量黏液痰。有空洞形成时痰量增加，若伴继发感染，痰呈脓性。合并支气管结核则咳嗽加剧，可出现刺激性呛咳，伴局限性哮鸣或喘鸣。1/3~1/2 患者有不同程度的咯血，破坏性病灶易于咯血，愈合性的病变纤维化和钙化病灶直接或由于支气管扩张间接可引起咯血。此外，重度毒血症状和高热可引起气急，广泛肺组织破坏、胸膜增厚和肺气肿时也常发生气急，严重者可并发肺心病和心肺功能不全。

（3）体征

取决于病变性质、部位、范围或程度。粟粒性肺结核偶可并发急性呼吸窘迫综合征，表现严重呼吸困难和顽固性低氧血症。病灶以渗出性病变为主的肺实变且范围较广或干酪性肺炎时，叩诊浊音，听诊闻及支气管呼吸音和细湿啰音。继发型肺结核好发于上叶尖后段，故听诊肩胛间区闻及细湿啰音有诊断价值。空洞性病变位置浅表而支气管通畅时有支气管呼吸音或伴湿啰音；巨大空洞可出现带金属音调空瓮音，现已很少见。

2. 肺外结核的临床类型与表现

肺结核是结核病的主要类型，此外，其他如淋巴结结核、骨关节结核、消化系统结核、泌尿系统结核、生殖系统结核、皮肤结核以及中枢神经系统结核构成整个结核病的疾病谱。腹腔内结核病变，包括肠结核、肠系膜淋巴结结核及输卵管结核等，在发展过程中往往涉及其邻近腹膜而导致局限性腹膜炎。由于原发病灶与感染途径的不同，人体反应的差异以及病理类型有区别，发病情况可缓急不一，起病症状轻重不等，但急性发作者也不在少数。肾结核则占肺外结核的 15%，系结核分枝杆菌由肺部等原发病灶经血行播散至肾脏所引起，多在原发性结核感染后 5~20 年才发病。多见于成年人，儿童少见。最早出现的症状往往是尿频，系干酪样病灶向肾盂穿破后，含有脓液和结核分枝杆菌的尿对膀胱刺激所致。当病变累及膀胱、出现膀胱结核性溃疡时，则尿频更为严重，并可出现尿急、尿痛等症状。血尿亦常见，约 60% 患者可有无痛性血尿，部分患者可作为首发症状，肉眼血尿占 70%~80%。此外，骨关节结核常在发生病理性骨折、运动障碍时发现。女性生殖系统结核则可在出现不明原因月经异常、不育等情况下发现。结核性脑膜炎则可表现出头痛、喷射性呕吐、意识障碍等中枢神经系统感染症状。总之，结核病是一个全身性的疾病，肺结核仍是结核病的主要类型，但其他系统的结核病亦不能忽视。

（四）辅助检查

1. 结核分枝杆菌检查

痰中找到结核分枝杆菌是确诊肺结核的主要依据。常用涂片法，包括直接涂片、集菌检查和厚涂片法。涂片抗酸染色镜检快速简便，若抗酸杆菌阳性，肺结核诊断基本可成立。痰培养更为精确，不但能了解结核分枝杆菌生长繁殖能力，还可作药物敏感试验与菌型鉴定。痰菌阳性表明其病灶是开放性的，具有传染性。

2. 影像学检查

胸部 X 线检查不但可以早期发现肺结核，而且可以判断病变的部位、范围、性质、有无空洞或空洞大小、洞壁厚薄等，判断病情发展及治疗效果。肺部 CT 检查可发现微小或隐蔽性病灶，了解病变范围，帮助鉴别肺病变。

3.结核菌素(简称结素)试验

目前通用的结素有两类,一类是旧结素(OT),是结核分枝杆菌的代谢产物,由结核分枝杆菌培养滤液制成,主要含结核蛋白。另一类是结核菌纯蛋白衍化物(PPD),通常在左前臂屈侧中部皮内注射 0.1 mL(5IU),48~72 小时后测量皮肤硬结直径,<5 mm 为阴性,5~9 mm 为弱阳性,10~19 mm 为阳性,20 mm 以上或局部有水泡、坏死为强阳性。结素试验阳性仅表示曾有结核分枝杆菌感染,并不一定现在患病。呈强阳性,常提示活动性结核病。结核菌素试验对婴幼儿的诊断价值大于成人,因年龄越小,自然感染率越低。

4.特异性结核抗原多肽刺激后的全血或细胞 IFN-γ 测定

为克服结核菌素试验的不足,近年来发展的 IFN-γ 释放实验(IGRA),作为新一代的检测,结核感染的免疫血清学诊断技术比结核菌素试验有更高的敏感性与特异性。其原理是被结核分枝杆菌抗原刺激而致敏的 T 细胞,再遇到同类抗原时能产生 IFN-γ。对分离的全血或单个核细胞在特异性抗原刺激后产生的干扰素进行检测,可以反映机体是否存在结核感染。这种检测方法所采用的结核分枝杆菌特异性的抗原为 ESAT-6 和 CFP-10,其基因编码 RD1(Region of Difference 1)在卡介苗和绝大多数非结核分枝杆菌中是缺失的,因此避免了上述在结核菌素皮试中影响特异性的 PPD 交叉抗原反应,能够较好地区分真性结核感染和卡介苗接种诱导的反应。

5.分子生物学检测技术

聚合酶链反应(PCR)技术可以将标本中微量的结核菌 DNA 加以扩增。DNA 提取过程遭遇污染等技术原因可以出现假阳性,而且 PCR 无法区分活菌和死菌,故不能用于结核菌治疗效果评估、流行病学调查等。目前 PCR 检测仅推荐在非结核分枝杆菌病高发地区涂片抗酸杆菌阳性病例用来快速区分结核和非结核分枝杆菌。

6.肺外结核的诊断

肺外结核的标本不易获取,或获取的标本内菌量较低可造成诊断的困难。组织病理检查往往有一定的价值,切除或者活检的组织发现结核肉芽肿、朗罕细胞,抗酸染色检查可发现结核分枝杆菌,还可采用结核分枝杆菌特异性探针对组织进行原位杂交,阳性者均有助于诊断。胸腔、腹腔以及心包等浆膜腔积液,腺苷脱氨酶水平升高对诊断结核感染具有较高的价值。

7.其他检查

急性活动性肺结核患者白细胞可在正常范围或轻度增高;急性粟粒型肺结核时白细胞总数减低或出现类白血病反应。血沉增快,严重病例常有继发性贫血。纤支镜检查对临床鉴别诊断有重要价值,浅表淋巴结活检也对结核病鉴别诊断有帮助。

(五)治疗原则

合理的化学药物治疗可使病灶内细菌消失，最终达到痊愈。传统的休息和营养疗法仅起辅助作用。

1. 化学药物治疗

抗结核治疗必须坚持早期、联合、适量、规律、全程用药的原则。常用的杀菌药物有异烟肼(H)、利福平(R)、吡嗪酰胺(Z)、链霉素(S)；常用的抑菌药物有乙胺丁醇(E)、对氨基水杨酸钠。治疗方法有以下2种。

(1)间歇疗法

结核分枝杆菌与药物接触数小时后，常延缓数日生长，在其重新生长繁殖前再次给予高剂量药物，可使细菌持续受抑制直至最终被消灭。因此，有规律地每周用药3次，能达到每日用同样剂量药物的效果。在开始化学治疗的1~3个月内，每日用药(强化阶段)，以后每周3次间歇给药(巩固阶段)，也可以全程间歇治疗。

(2)短程化学治疗

联合应用2种以上的高效抗结核药物，使疗程从常规的12~18个月(标准化学治疗)缩短为6~9个月，效果相同。

2. 对症治疗

(1)结核病的中毒症状

在化学治疗1~2周内多可消退，不需特殊处理，对急性粟粒型肺结核、结核性脑膜炎、干酪性肺炎、胸膜炎伴大量积液者可在有效化学治疗的同时，加用糖皮质激素(常用泼尼松，15~20 mg/d)，以减轻炎症和变态反应，促使渗液吸收，减少纤维组织形成和胸膜粘连。中毒症状消退后，激素剂量递减，6~8周后停药。糖皮质激素无抑菌作用，应在有效的抗结核治疗基础上慎用，以免促使结核病的扩散。

(2)咯血对症治疗

包括休息、止咳、镇静、止血等。

3. 手术治疗

手术仅适用于肺组织严重破坏，长期内科治疗难以恢复的病灶，如单侧毁损肺伴支气管扩张，单侧厚壁空洞>3 cm的结核球与肺癌难以鉴别时可做肺叶或全肺切除。全身情况差，有明显心、肺、肝、肾功能不全或有活动性结核病变者禁用手术治疗。

（六）护理诊断

（1）知识缺乏　与缺乏结核病的相关知识有关。

（2）营养失调：低于机体需要量　与机体消耗增加、食欲缺乏有关。

（3）潜在并发症：咯血、窒息、呼吸衰竭、胸腔积液、气胸。

（4）体温过高　与结核分枝杆菌感染有关。

（5）焦虑　与不了解疾病，担心疾病预后有关。

（6）疲乏　与结核毒症状有关。

（7）孤独感　与隔离有关。

（七）护理措施

1. 消毒隔离

开放性肺结核患者应住院治疗并进行呼吸道隔离，但患者经正规治疗后，随着痰菌排量减少而传染性降低。病室保持良好通风，并每日进行空气消毒。结核分枝杆菌为需氧菌，生长缓慢，对外界理化因素的抵抗力较强。在阴湿环境下能生存 5 个月以上，但在阳光下暴晒 2 小时，紫外线照射 10～20 分钟即可被杀死。湿热对结核分枝杆菌杀伤力强，煮沸 1 分钟即可杀死，所以煮沸消毒与高压消毒是最有效的消毒法。2% 煤酚皂或 1% 甲醛（2 小时）可用于痰液或污染物品的消毒。将痰吐在纸上直接焚烧是最简易的灭菌方法，食具水杯可进行煮沸消毒。

2. 休息与活动指导

有高热等严重中毒症状、咯血、活动性肺结核等患者应卧床休息，恢复期适当进行活动及体育锻炼，以增强机体免疫功能。保持皮肤清洁，盗汗时应及时用毛巾擦干汗液，勤换内衣及床单、被单。

3. 饮食与营养知识指导

因结核病是一种慢性消耗性疾病，应重视饮食营养在结核病治疗中的作用，补充机体消耗及增强修复能力，应多食肉类、蛋类、牛奶等富含蛋白质食物，保证蛋白质入量，成人 100～200 g/天。食物中应含有多种维生素及钙质。若患者有大量盗汗，应保证有足够的水分。如有大咯血时应禁食，咯血停止后，可给半流质饮食。

4. 疾病监测指导

（1）高热

高热时遵医嘱给予退热药物或物理降温，如温水擦浴、醇浴，并随时记录好体温情况。退热时大量出汗，应多饮水，及时补充丢失的水分。

（2）咯血

①守护并安慰患者，消除精神紧张，使之有安全感。

②告诉患者咯血时不能屏气，以免诱发喉头痉挛，使血液引流不畅形成血块，导致窒息。

③保持呼吸道通畅，患者轻轻将气管内存留的积血咯出。密切观察有无窒息的发生，窒息前患者常有胸闷、气憋、唇甲发绀、面色苍白、冷汗淋漓、烦躁不安。如有窒息征象，应立即取头低脚高体位，轻拍背部，迅速排出在呼吸道和口咽部的血块，必要时用吸痰管进行机械吸引，并做好气管插管或气管切开的准备与配合工作，以解除呼吸道阻塞。

④高浓度吸氧。

⑤大量咯血不止者，可经纤支镜局部注射凝血酶或行气囊压迫等止血措施。护士应做好准备与相应的配合，及时为患者漱口，擦净血迹，保持口腔清洁、舒适，防止口腔异味刺激而引起再度咯血。

⑥对极度紧张、咳嗽剧烈者，遵医嘱给予大剂量镇静药、止咳药。但对老年体弱、肺功能不全者要慎用强镇咳药，以免抑制咳嗽反射和呼吸中枢，使血块不能咳出而发生窒息。

⑦若咯血过多，应配血备用，酌情适量输血。

⑧咯血时要注意防止阻塞性肺不张、肺部感染及休克等并发症。

（3）胸腔穿刺的配合与护理

术前应向患者说明目的、手术过程及注意事项，并安慰患者减少恐惧。抽液时注意观察患者有无头晕、出汗、面色苍白、心悸、脉细、四肢发凉等反应，如发生上述症状应立即停止抽液，让患者平卧，必要时皮下注射 0.1% 肾上腺素 0.5 mL，并密切观察血压变化，预防休克发生。首次抽液不超过 700 mL，以后每次放液量不应超过 1000 mL，不可抽液过快、过多，以免发生胸膜反应。术后应嘱患者平卧休息，并注意观察呼吸、脉搏及穿刺部位有无渗血或液体流出等。

5. 并发症预防指导

主要并发症有自发性气胸、咯血、肺部感染、支气管扩张、心肺功能衰竭、肺源性心脏病、肺癌、矽肺结核、真菌继发感染、淀粉样变等。预防指导：

（1）观察病情变化，积极对症治疗。

（2）坚持早期、联合、适量、规律、全程用药抗结核治疗。

（3）加强营养，锻炼身体，增强机体抵抗力。

（4）每隔 1 个月或 2 个月复查 1，不适随诊。

6.用药指导

告知药物作用和用法，注意药物疗效与不良反应，发现异常及时报告医生处理。

（1）抗结核药

①抗结核化学治疗对控制结核病起决定性作用，护士应向患者及其家属反复强调化学治疗的重要性及意义，督促患者按医嘱服药，坚持完成规律、全程化学治疗，以提高治愈率、减少复发率。

②向患者说明化学治疗药物的用法、疗程、可能出现的不良反应，如胃肠道反应、肝损害、听神经及视力损害等，督促患者定期检查肝功能及听力情况。出现不良反应后应及时就医，不可自行停药。

③通过询问患者主观症状的改善情况、痰结核分枝杆菌及X线检查的变化观察药物疗效。

（2）垂体后叶素

肺结核大咯血患者应用垂体后叶素时，应注意疗效及不良反应，静脉应用时速度勿过快，否则易引起头晕、恶心、心悸、面色苍白等。

7.心理护理

结核病程长，要主动与患者交流，了解患者对本病治疗的长期性是否已有充分的心理及物质准备，并应针对他们存在的问题给予指导与帮助，使其消除恐惧、焦虑等不稳定情绪，解除心理负担。另外，因患者住院时间长，长期受疾病困扰，养成了依赖医院的心理，应指导患者克服被动依赖心理，学会照顾自己，培养自我护理的能力。

8.健康教育

（1）患者治疗及康复指导

日常生活指导加强营养，戒除烟酒，合理安排休息，避免劳累；保持心情愉快；防止呼吸道感染，居室应尽可能通风、干燥，有条件者可选择空气新鲜、气候温和的地方疗养，以促进身体的康复，增加抵抗疾病的能力。

（2）全程督导化学治疗

向患者及家属说明结核病是一种慢性病，需有进行长期治疗的思想准备，并说明坚持规律、全程化学治疗的重要性，指导并督促患者坚持按疗程用药，以获得结核病的治愈。

（3）定期复查

指导患者出院后遵医嘱复查肝、肾功能及X线胸片或肺部CT，必要时查血常规等，以便观察药物的不良反应，了解病变吸收情况，如有不适随时复查。

9.疾病预防指导

（1）控制传染源

强调建立、健全和稳定各级防痨机构，负责组织和实施治、管、防、查的系统和全程管理，按本地疫情管理和流行病学特点，制定防治规划，开展防痨宣传，培训防痨业务技术人员，推动社会力量参与和支持防痨事业。

对于确诊的肺结核患者，有条件的患者应单居一室，涂阳肺结核患者住院治疗期间需进行空气飞沫隔离，病室要每日紫外线消毒，保持空气新鲜。

（2）切断传播途径

嘱患者注意个人卫生，患者外出戴口罩，严禁随地吐痰，不可面对他人打喷嚏或咳嗽，以防飞沫传染。在咳嗽、打喷嚏时，用双层纸巾遮住口鼻，纸巾焚烧处理；留置于容器中的痰液须经灭菌处理再弃去；餐具煮沸消毒或用消毒液浸泡，同桌共餐时使用公筷，以防感染；被褥、书籍在烈日下暴晒6小时以上。

（3）保护易感人群

①给新生儿和未接受过结核分枝杆菌感染的儿童、青少年接种卡介苗，使人体获得免疫力。卡介苗不能预防结核分枝杆菌感染，但可减轻感染后的发病与病情。

②密切接触者应注意观察，定期到医院检查，必要时给予预防性治疗。

③对结核分枝杆菌感染易发病的高危人群，如 HIV 感染者、糖尿病患者等，可遵医嘱应用预防性化学治疗。

（王璐）

第七节　结核性脑膜炎

结核性脑膜炎简称结脑，是由结核分枝杆菌侵入蛛网膜下腔引起软脑膜、蛛网膜进而累及脑血管及部分脑实质病变的疾病。结核性脑膜炎在我国仍为常见病。由于病变所在部位及病理变化，致使结脑死亡率高、致残率高，是一种严重的结核病。结脑的发病率与整个结核病的发病有关。

（一）病原学

结核分枝杆菌（简称结核杆菌或结核菌）属放线菌目、分枝杆菌科、分枝杆菌属，包括人型、牛型、鸟型和鼠型等类型。对人致病的主要为人型，牛型少见。结核分枝杆菌细长而稍弯，两端微钝，无芽孢、无鞭毛、不能活动。该菌严格需氧，呈缓慢分枝生长，一般培养4~6周形成菌落。不易染色，但经染色后，用酸性乙醇冲洗亦无法使之脱色，故又称为抗酸杆菌。对外界抵抗力较强，耐干燥，在干痰中可存活6~8个月；对热、紫外线、乙醇比较敏感；煮沸1分钟、5%~12%甲酚皂（来苏）2~12小时、75%乙醇2分钟均可将其灭活。

（二）流行病学

结核性脑膜炎一般不具有传染性，合并肺结核时注意流行病学史与肺结核一致，活动性肺结核患者的排菌是结核传播的主要来源。

目前半数以上患者为成人，其余为儿童，结核分枝杆菌的播散有以下数种途径：儿童大多继发于粟粒型结核，经血行播散而来；婴幼儿结核性脑膜炎往往来源于原发综合征，尤其是纵隔淋巴结的干酪样坏死破溃到血管，细菌大量侵入血循环，导致本病；少数患者可由脑内结核瘤、结核性中耳炎或脊椎结核直接蔓延引起；除原发综合征外，肺部、泌尿生殖系、消化道等结核常是成人结核的原发病灶。成人结脑中3/4有上述病灶而且以肺外为主。根据该病可并发于粟粒性肺结核，但通常在发病后数周才出现，也有人认为是室管膜下结核灶（Rich灶）破溃至蛛网膜下腔所致，而非直接由血行播散至脑膜。

（三）临床表现

1. 早期

患者有发热、食欲减退、消瘦、纳差、盗汗、畏光、易激动、便秘等。

2. 中期

脑膜刺激症状明显，表现为头痛、恶心、呕吐、颈强直等。当颅内压增高时，可出现剧烈头痛、喷射状呕吐、意识障碍等；还可出现偏瘫、单瘫、四肢及手足抽搐等脑实质损害的症状，以及胸痛、腹痛、双下肢肌力弱、尿潴留、尿失禁、大便失禁等脊髓受损症状。

3. 晚期

严重颅内压增高可能导致脑疝。早期临床表现为瞳孔不等大、呼吸加深、加快、间有不规则呼吸、血压升高、意识障碍加深进入昏迷。

（四）辅助检查

（1）影像学检查　以X线、CT和MRI最为常见，近几年PET/CT也在逐渐发展。

（2）细菌学检查　常见涂片镜检、分离培养、药物敏感性试验三类。

（3）病理学检查　病理学诊断是确诊结核病的重要手段。国内目前结核病的病理学诊断主要靠形态学及抗酸染色法，其敏感性、特异性均有待提高。

（4）结核菌素试验 判断机体是否感染过结核分枝杆菌的主要手段，对婴幼儿的诊断价值大，对成人结核病的诊断意义不大。

（5）免疫学检查 γ-干扰素释放试验（T-SPOT）有一定的辅助价值。

（6）分子生物学检测 主要以检测病原菌DNA为主，其中X-pert MTB/RIF技术占据主导地位。

（7）介入学检查 能更准确地确认病灶部位，是结核病尤其是菌阴结核病诊治的重要措施。

（8）脑脊液检查 脑脊液中找到结核分枝杆菌为确诊依据。

（五）治疗原则

1. 化学药物治疗

（1）化学药物

目前国际上通用的抗结核药物有十余种，WHO制定的一线药物为异烟肼（INH）、利福平（RFP）、吡嗪酰胺（PZA）、链霉素（SM）、乙胺丁醇（EMB），其中除乙胺丁醇外均是杀菌药，是治疗的首选。

（2）化疗方案

原则为早期、规律、全程、联合、适量。治疗方案为初期的四联"强化"治疗（异烟肼、利福平、吡嗪酰胺治疗的基础，再加上链霉素或者乙胺丁醇，二者选一，构成四联抗结核治疗2~3月）和随后的二联"维持"治疗（异烟肼和利福平再联合使用7~9个月）。

（3）注意事项

临床治疗方案的制定应注意个体化。化疗时应密切注意治疗反应和病情，定期复查胸片、肝肾功能等，适时调整治疗方案。

2. 对症治疗

注意休息，予以进食富含营养及多种维生素的食物；对发热、头痛、癫痫患者给予相应处理。

3. 手术治疗

必要时进行腰椎穿刺术，椎管内进行结核药物注入；颅内压过高时可进行侧脑室穿刺引流术；颅内肿瘤较大时及时切除；对于梗阻性或交通性脑积水可采用V-P分流术解除颅内高压。

（六）护理诊断

（1）体温过高 与结核菌感染，结核性脑膜炎导致体温调节中枢障碍有关。

（2）营养失调：低于机体需要　与结核菌感染、机体代谢增高有关。

（3）潜在并发症：脑疝，癫痫，压疮。

（4）焦虑、恐惧　与不了解疾病相关知识及预后、病情迁延有关。

（七）护理措施

1. 消毒隔离

（1）病室应保持通风，按时清洁、消毒。特别是医护人员值班室、办公室最好保持持续通风状态。

（2）按要求着装，进入工作区前应更换工作服、口罩。操作中有可能发生传染性物质喷溅时，医务人员应戴眼罩、穿防水隔离衣。

（3）一般护理操作可不戴手套，接触血液、体液、标本、分泌物等污物时应戴手套。

（4）接触患者前后要严格执行七步洗手法，非工作时间尽量不在病区停留。

（5）与排菌患者交谈时不近距离对视，特别是咳嗽明显患者。

（6）加强身体锻炼，合理休息与膳食，不过于疲惫。定期体检，出现身体不适要及时检查和治疗。

（7）对患者进行健康教育，嘱患者不随地吐痰，咳嗽或打喷嚏时用纸巾捂住口鼻。

（8）尽量减少探视人数和时间，探视者戴好口罩后方可探视，体弱者、婴幼儿禁止探视。

（9）医疗废物应严格分类、消毒处理。

2. 休息与活动指导

（1）合理休息有利于调整新陈代谢，有利于疾病的恢复。

（2）患者脑部病变引起肢体乏力、偏瘫、共济失调、癫痫、精神障碍时须卧床休息以免引起坠床跌倒等。

（3）进行腰椎穿刺后须去枕平卧6小时。

3. 饮食与营养知识指导

饮食宜清淡，禁烟酒、辛辣刺激性食物，患者有误吸情况时禁食或鼻饲注食，补充优质蛋白质、丰富维生素、高纤维食物、足量的钙剂，适量补充矿物质和水分，如铁、钾、钠，增加膳食品种，以保证足够的热量供应。

4. 疾病监测指导

注意询问患者结核接触史，患者生活环境及疫苗接种史，可通过言语和各种刺激来观察患者反应以判断意识障碍水平，使用结核药物过程中注意及时复查肝肾功能，仔细观察患者症状，及时发现并发症。

5. 积极预防和处理脑疝

观察生命体征，掌握病情发展动态；频繁呕吐者暂禁食；注意出入液量平衡；应用脱水剂和利尿剂以降低脑水肿；保持大便通畅，避免用力及高位灌肠；给予氧气吸入，保持呼吸道通畅。一旦发生脑疝给予积极救治。

(1) 患者出现头痛进行性加重，且伴有恶心呕吐，颈项强直或强迫体位时应考虑发生脑疝。

(2) 脑疝一旦发生，时间就是关键，应立即进行脱水、降颅压治疗，积极抢救生命。

(3) 脱水降颅内压：快速静脉滴注或注射20%甘露醇125~250 mL，以迅速提高血浆晶体渗透压，使脑组织水分向血浆转移，产生脱水作用，降低颅内压。

(4) 高流量吸氧：通过吸氧改善脑组织的血氧供应，从而减轻脑缺氧及脑水肿。吸入氧流量为4~6 L/分钟，同时保持呼吸道通畅，头偏向一侧防止分泌物、呕吐物进入呼吸道引起呼吸道阻塞。对于呼吸骤停者，立即予简易呼吸球囊辅助通气、心肺复苏术。

(5) 协助脑室穿刺：脑疝患者往往伴有梗阻性脑积水，脑室穿刺放出一部分脑脊液，可解除或减轻颅内压增高，应立即准备穿刺用物并协助医生穿刺，以快速引流脑脊液迅速降低颅内压。

(6) 协助紧急进行CT检查。

(7) 若需手术治疗，遵医嘱完善术前准备(备皮、备血、备药、导尿)后送往手术室行急诊手术。

6. 用药指导

(1) 用药过程中每月检查肝肾功能，有自觉症状时随时复查。

(2) 用药后不良反应有皮疹、皮肤瘙痒、恶心、呕吐、食欲下降、面黄、眼黄、耳鸣、眩晕、听力视力下降等不良反应，如出现需及时告知医生处理。

(3) 出现不良反应时需及时就诊，不可擅自停药以免引起耐药。

7. 健康教育

(1) 平素保持健康的生活习惯，维持良好乐观的心态，加强体育锻炼，增强自身体质，避免前往人流过于密集的公共场所，避免交叉感染，一旦发现身体不适，及早就诊，争取早发现早治疗。

(2) 若家中有结核病患者，应做好适当的隔离和痰液、体液的消毒工作。

(3) 结核病的服药时程长，在服药过程中，严格按照医嘱规律服药，避免自行更改治疗方案，随意漏服、停服、加服药物均可导致疾病治疗失败。

(4) 坚持每年健康体检，排除体内结核感染。

(5) 对于已发现或可疑结核菌感染的患者应做好防护隔离措施，避免结核交叉感染。

（6）对患者及家属要做好心理疏导，帮助其正确认识疾病，调整好心态，避免歧视心理，积极配合治疗和护理工作，有助于病情早日康复。

（邹莎）

第八节　猩红热

猩红热为由 A 组 β 型溶血性链球菌（GAS）引起的急性呼吸道传染病。其临床特征为发热、咽峡炎、全身弥漫性鲜红色皮疹和疹后明显脱屑。少数患者病后可出现变态反应性心、肾、关节损害。

（一）病原学

GAS 也称为化脓性链球菌，为革兰阳性球菌，其菌壁上具有多种蛋白抗原成分，以 M 蛋白最重要，根据其抗原性不同分为 200 余种血清型。GAS 可产生致热性外毒素即红疹毒素，使皮肤出现红疹，此外还可产生溶血素、链激酶、透明质酸酶等，起到协同致病作用。GAS 在环境中生存力较强，可寄居在人体口咽部，在痰液和脓液中可生存数周，56℃ 加热 30 分钟及一般化学消毒剂均可将其杀灭。

（二）流行病学

1. 传染源

患者和带菌者是主要传染源。A 组 B 型溶血性链球菌引起的咽峡炎患者，排菌量大且不易被重视，是重要的传染源。

2. 传播途径

主要经空气飞沫传播，也可经皮肤创伤处或产妇产道而引起"外科型猩红热"或"产科型猩红热"。

3. 人群易感性

普遍易感。感染后抗体可产生抗菌免疫和抗毒素免疫。抗菌免疫主要来自抗 M 蛋白的抗体，具有特异性，可抵抗同型菌的侵犯，但对不同类型的链球菌感染无保护作用。抗红疹毒素的免疫力较持久，但由于红疹毒素有 5 种血清型，其间无交叉免疫，若感染另一种红疹毒素的 A 组链球菌仍可再发病。

（三）临床表现

潜伏期 1~7 天，通常 2~4 天。典型患者临床表现以发热、咽峡炎、皮疹为特点，骤然发热，体温高低不一，伴明显咽痛，扁桃体充血可伴脓性渗出，病程初出现草莓舌，舌覆白苔，红肿的乳头突出于白苔之外，称为草莓舌，见图 4-1。2~3 天后白苔开始脱落，舌面光滑呈肉红色，乳头仍凸起，此期称"杨梅舌"（图 4-2），可伴全身不适等中毒症状。发热 24 小内皮肤出现红疹，1 天内遍及全身，皮疹呈猩红色细小丘疹，疹间皮肤潮红，压之褪色，皮肤皱褶处出现"帕氏征"（图 4-3），面部充血无皮疹，口周不充血呈现"口周苍白圈"（图 4-4），2~4 天皮疹消退，可出现碎屑样或膜样脱屑。轻型患者发热短暂或无热，咽峡和皮疹等临床表现轻，病程短。

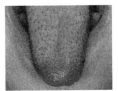　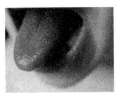　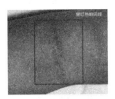　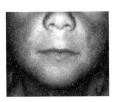

图 4-1　草莓舌　　　图 4-2　杨梅舌　　　图 4-3　帕氏线　　　图 4-4　口周苍白圈

中毒型患者病情重，常伴高热，中毒症状明显，甚至出现意识障碍惊厥或昏迷，咽、扁桃体化脓炎症明显，易并发心肌炎、化脓性颈淋巴结炎、肝损害及中毒性休克，临床病死率高。"外科型"或"产科型"病菌自皮肤创伤处或产道侵入致病，可有局部化脓性病变，皮疹从创口先出现且明显，由此波及全身，无咽峡炎。

（四）并发症

化脓性并发症包括中耳炎、乳突炎、淋巴结炎、扁桃体周围脓肿、咽喉壁脓肿及蜂窝组织炎，严重者细菌随血行播散引起脓毒血症、脑膜炎、骨髓炎和心包炎。非化脓性并发症包括风湿热和急性肾小球肾炎，发生在患病后 2~3 周。可给予及时有效的抗菌药物治疗。

（五）辅助检查

（1）血常规检查　外周血白细胞增高，以中性粒细胞升高为主，严重者出现核左移。

(2)咽扁桃体及伤口分泌物培养　可分离到 GAS。

(3)血清中抗 O 抗体、抗 DNAase 抗体、抗透明质酸酶及抗链激酶抗体,可提示链球菌属近期感染。

(六)治疗原则

(1)首选青霉素治疗。

(2)对青霉素过敏者可选用红霉素或复方磺胺甲噁唑。

(七)护理诊断

(1)体温过高　与感染、毒血症有关。

(2)皮肤完整性受损　与皮疹、脱屑有关。

(3)疼痛:咽痛　与咽部充血、水肿有关。

(4)潜在并发症:急性肾小球肾炎　与变态反应有关。

(八)护理措施

1. 消毒隔离

(1)对患者进行呼吸道隔离至症状消退。

(2)对于伤口继发感染,采取接触隔离,有效抗生素起始治疗 24 小时后可解除隔离。

(3)患者日常用具至少暴晒 30 分钟,食具要煮沸消毒。患者痊愈后要进行一次彻底消毒。玩具、家具要用肥皂水擦洗一遍,不能擦洗的,可选择在户外暴晒 1~2 小时。

2. 休息与活动指导

急性期嘱患者绝对卧床休息 2~3 周,协助做好一切生活护理。

3. 饮食与营养知识指导

(1)给予营养丰富、富含维生素的流质或半流质饮食,恢复期给半流质或软食,有肾炎者给予低盐饮食。

(2)给予充足的水分,以利于散热及毒素排泄。

4. 疾病监测指导

(1)注意观察体温变化,咽痛症状及咽部分泌物变化,观察有无其他部位化脓性病灶。

(2)注意皮疹变化。

(3)注意定时检查尿常规,注意血压变化,有无尿量减少等,以便及时发现肾脏损害。

5. 并发症预防指导

(1) 皮肤护理

观察皮疹的数量、分布等，出疹期患儿皮肤瘙痒，应剪短指甲，避免抓挠，可涂炉甘石洗剂，穿柔软棉质内衣；出现带脓头的粟粒疹或皮疹破损时，应予局部消毒，有出血或渗出时，应予包扎；皮疹脱屑干燥时，可涂液状石蜡等；大片脱皮时可用剪刀小心剪除，不得强行剥离，以避免疼痛和感染。

(2) 咽痛护理

注意咽痛的程度，保持口腔卫生，协助患者饭后、睡前漱口，可用温生理盐水或稀释 2~5 倍的朵贝尔溶液，每天 4~6 次。多饮温热的流质，避免刺激性的食物和饮料。遵医嘱使用锡类散、西瓜霜喷雾剂消炎止痛。

6. 用药指导

(1) 遵医嘱用药，应用青霉素治疗时，应注意观察药物疗效及有无不良反应。

(2) 应用复方磺胺甲噁唑时，要注意监测患者的血常规及肝肾功能，嘱患者多饮水，每 2~3 天查尿常规一次，以发现长疗程或高剂量应用复方磺胺甲噁唑所致的结晶尿。

7. 健康教育

(1) 疾病相关知识介绍

向患者介绍疾病的特点，用药知识及隔离方法，指导发热及皮疹的护理方法。

(2) 指导患者注意观察潜在并发症，其中以肾小球肾炎多见，注意定期进行尿常规检查，以便及时发现，早期治疗。

8. 疾病预防指导

(1) 隔离措施

猩红热患者应住院或家庭隔离治疗，咽拭子培养 3 次阴性，且无化脓性并发症出现方可解除隔离。

(2) 切断传播途径

患者房间开窗通风、暴晒被褥，室内物品应消毒。

(3) 保护易感人群

儿童机构发生猩红热患者时，应严密观察接触者(包括儿童及工作人员)7 日。认真进行晨间检查，有条件可做咽拭子培养。对可疑猩红热、咽峡炎患者及带菌者，都应给予隔离治疗。疾病流行期间，儿童应避免到公共场所活动。

(贺慧阳)

第九节　疟疾

疟疾(malaria)是由雌性按蚊叮咬传播疟原虫而引起的寄生虫病，临床以反复发作的间歇性寒战、高热和继之大汗缓解为特点，可有脾肿大及贫血等体征。

间日疟及卵形疟可出现复发，恶性疟发热不规则，病情较重，可引起脑型疟等凶险发作。

(一)病原学

病原体为寄生于红细胞的疟原虫。感染人类的疟原虫共有4种，即间日疟原虫、三日疟原虫、恶性疟原虫和卵形疟原虫。4种疟原虫的生活史相似，疟原虫的发育过程分在人体内和在按蚊体内2个阶段。

1.人体内阶段

疟原虫在人体内的裂体增殖阶段为无性繁殖期。当蚊叮咬人时，性子孢子随按蚊唾液进入人体，在肝细胞内进行裂体增殖而成为裂殖体，被寄生的肝细胞肿胀破裂，释放出大量裂殖子。裂殖子在红细胞内先后发育成小滋养体(环状)、大滋养体、含裂殖子的裂殖体，当被寄生的红细胞破裂时，释放出裂殖子及代谢产物，引起临床上典型的疟疾发作。释放的裂殖子再次侵犯未被感染的红细胞，重新开始新一轮的无性繁殖，形成临床上周期性发作。间日疟及卵形疟于红细胞内的发育周期约为48小时，三日疟约为72小时，恶性疟为36~48小时，发育先后不一，临床发作不规则。

间日疟和卵形疟有速发型子孢子和迟发型子孢子2种表现。速发型潜伏期短，为12~20天；迟发型潜伏期长达6个月以上，要经过一段"休眠状态"后才发育成熟，是间日疟和卵形疟复发的根源。

2.按蚊体内阶段

疟原虫在按蚊体内的交合、繁殖阶段为有性繁殖期。雌、雄配子体被雌按蚊吸入胃内，进行交配后，发育成合子，继之成为动合子，动合子穿过蚊胃壁发育成囊合子，囊合子发育成孢子囊，其中含成千上万个子孢子，子孢子进入按蚊唾液腺内。当蚊叮咬人时，子孢子随唾液侵入人体。

(二)流行病学

1.传染源

疟疾患者和无症状带虫者。

2.传播途径

经蚊虫叮咬皮肤为主要传播途径。我国主要为中华按蚊。极少数患者可因输入带疟原虫的血液或经母婴传播后发病。

3.人群易感性

人群普遍易感。感染后可产生一定的免疫力,但不持久。各型疟疾之间无交叉免疫性,经反复多次感染后,再感染则症状较轻或无症状。

4.流行特征

发病季节以夏、秋季为主。在高度流行区,成人发病率较低,儿童和外来人口发病率较高。主要流行在热带和亚热带,其次为温带。我国除少数地区外,均有疟疾流行。

(三)临床表现

间日疟和卵形疟的潜伏期为 13~15 天,三日疟 24~30 天,恶性疟 7~12 天。

1.典型发作

4 种疟疾发作的症状基本相似,典型症状为突发性寒战、高热和大量出汗。寒战常持续 10 分钟~2 小时,随后体温迅速上升,通常可达 40℃ 或更高,伴头痛、全身酸痛、乏力,但神志清楚。发热常持续 2~6 小时。随后开始大量出汗,体温骤降,大汗持续 0.5~1 小时。此时,患者自觉明显好转,但可感乏力、口干。早期患者的间歇期可不规则,发作数次后逐渐变得规则。反复发作造成大量红细胞破坏,可出现不同程度的贫血和脾大。

2.凶险发作

多由恶性疟引起,常见类型有:

(1)脑型:忽起高热、剧烈头痛、呕吐、谵妄和抽搐等。严重者可发生脑水肿、呼吸衰竭而死亡。

(2)过高热型:持续高热达 42℃,烦躁不安、谵妄,继之昏迷、抽搐,可在数小时内死亡。

(3)厥冷型:患者体温在 38~39℃ 或以上,软弱无力、皮肤苍白或轻度发绀、体表湿冷,常有频繁呕吐,水样腹泻,继而血压下降、脉搏细弱,多死于循环衰竭。

(4)胃肠型:患者除了畏寒寒颤外,还伴有腹泻,粪便先为黏液水便,每天数十次,后可有血便、柏油便,伴下腹痛或全腹痛。重者死于休克和肾衰竭。

3.再燃和复发

4 种疟疾都有发生再燃的可能性,多见于病愈后的 1~4 周内,可多次出现。

复发由迟发型子孢子引起，见于间日疟和卵形疟，多见于病愈后的 3~6 个月。

4. 输血疟疾

由输入带疟原虫的血液而引发，潜伏期 7~10 天，因无肝内迟发型子孢子，故治疗后无复发。

5. 并发症

黑尿热是恶性疟疾的严重并发症，又称溶血尿毒综合征。主要表现为急起寒战、高热、腰痛、酱油样尿、急性贫血与黄疸，严重者可发生急性肾衰竭。

(四)辅助检查

1. 血常规

白细胞正常或减少，但单核细胞增多，多次发作后红细胞和血红蛋白可下降。

2. 疟原虫检查

(1)血涂片：血涂片染色查疟原虫是确诊的最可靠方法。

(2)骨髓穿刺涂片：染色检查疟原虫，阳性率高于血涂片。

3. 血清学检查

血清特异性抗体在感染后 3~4 周才出现，用于疟疾的流行病学调查。

(五)治疗原则

正确选用抗疟药物，最重要的是杀灭红细胞内的疟原虫，达到控制症状、防止复发和传播的目的。

1. 病原治疗

(1)主要控制临床发作的药物：有氯喹、奎宁、青蒿素、甲氟喹等。氯喹是最常用和最有效地控制临床发作的首选药物，对红细胞内滋养体和裂殖体有迅速杀灭作用。服药后 24~48 小时退热，48~72 小时血中疟原虫消失。口服吸收快、排泄慢、作用持久。适用于间日疟、三日疟及无抗药性的恶性疟患者。

(2)防止复发、中断传播的药物：常用的为伯氨喹，可杀灭肝细胞内速发型和迟发型的疟原虫，有病因预防和防止复发的作用。还能杀灭各种疟原虫的配子体，有防止传播的作用。

(3)主要用于预防的药物：常用乙胺嘧啶，能杀灭红细胞外期的疟原虫。一般疟疾常首选氯喹与伯氨喹合用。凶险型疟疾需快速、足量应用有效的抗疟药物，尽快给予静脉滴注，如用磷酸氯喹或二盐酸奎宁静脉滴注。

2. 对症治疗

(1)一般疟疾

高热以物理降温为主；入量不足且不能进食者给静脉输液；贫血者应给铁剂治疗。

（2）凶险型疟疾

给予对症处理，如体温过高者给予物理降温，将体温控制在38℃以下，此外可用肾上腺皮质激素，如地塞米松等。给予低分子右旋糖酐，可用于DIC的治疗与预防等。

（六）护理诊断

（1）体温过高　与疟原虫感染、大量致热原释放入血有关。

（2）有意识障碍的危险　与凶险型疟疾发作有关。

（3）活动无耐力　与红细胞大量破坏导致贫血有关。

（4）电解质紊乱　与疟疾感染引起的腹痛、腹泻有关。

（5）潜在并发症　颅内高压症、惊厥发作、黑尿热、呼吸衰竭、急性肾衰竭等。

（七）护理措施

1. 消毒隔离

采取虫媒隔离。急性发作期应卧床休息以减轻患者体力消耗。虫媒隔离至病愈后原虫检测阴性。病房应有纱门、纱窗、蚊帐等防蚊设施。

2. 休息与活动指导

急性发作期应卧床休息以减轻患者体力消耗。护士应满足患者的日常生活需要。

3. 饮食与营养知识指导

能进食者给予高热量、高蛋白、高维生素、含丰富铁质的流质饮食，以补充消耗，纠正贫血。有呕吐、不能进食者，可静脉补充营养。

4. 疾病监测指导

观察生命体征，尤其注意体温的升降方式，定时记录体温的变化，观察面色，注意有无贫血表现。对恶性疟患者应注意体温高低、有无意识改变、呕吐、抽搐等表现。

5. 并发症预防指导

（1）意识障碍

凶险型疟疾发作时密切监测病情发展，若发生脑水肿、呼吸衰竭时，应协助医生进行抢救并做好相应护理，防止患者突然死亡。

（2）黑尿热

①密切观察患者生命体征的变化，记录 24 小时出入量，监测血生化指标，及时发现肾衰竭。

②立即停用奎宁、伯氨喹等诱发溶血反应、导致黑尿热的药物。

③遵医嘱应用氢化可的松、5%碳酸氢钠等药物，以减轻溶血和肾损伤。保持每天 3000~4000 mL 液体入量，尿量 1500 mL 以上。

④给予持续吸氧。

⑤应严格卧床到急性症状消失，减少不必要的搬动，避免诱发心衰。

⑥贫血严重者，遵医嘱配血，少量多次输新鲜全血。

6. 用药指导

(1)氯喹使用时应注意有无胃肠道反应，如食欲缺乏、恶心、呕吐及腹泻等症状，观察循环系统的变化，如用量过大，患者可能会出现心动过缓、心律失常及血压下降。

(2)使用伯氨喹应注意服用 3~4 日后可有发绀或溶血反应，应注意观察，出现上述反应时需及时通知医生并停药。

(3)凶险发作应用静脉滴注药物时，应掌握药物浓度与滴度，并密切观察毒性反应。

7. 健康教育

对患者进行疾病知识教育，如传染过程、主要症状、治疗方法、药物不良反应、复发原因等，指导患者坚持服药，以求彻底治愈。有反复发作时，应速到医院复查。

8. 疾病预防指导

(1)管理传染源

及时规范疫情报告，根治疟疾患者及带疟原虫者。对有疟疾发作史及血中查到疟原虫者，在流行季节前 1 个月，给予抗复发治疗，以根治带虫者。以后每 3 个月随访 1 次，直至 2 年内无复发为止。疟疾病愈未满 3 年者，不可输血给其他人。

(2)切断传播途径

应以防蚊、灭蚊为主。在疟区黄昏后应穿长袖衣服和长裤，暴露的皮肤上涂驱蚊剂，挂蚊帐睡觉，房间喷洒杀虫剂及用纱窗阻隔蚊虫叮咬。

(3)保护易感人群

因疟原虫抗原的多样性，目前尚无有效疫苗，药物预防是较常应用的措施。对高疟区的健康人群及外来人群可酌情选用氯喹；耐氯喹疟疾流行区，可用甲氟喹，亦可选用乙胺嘧啶。

（王璐）

第十节 布鲁菌病

布鲁菌病又称布氏菌病、地中海弛张热、马尔他热、波浪热或波状热，是由布鲁菌引起的动物源性传染病。临床上以长期发热、多汗、关节痛、肝脾及淋巴结肿大为特点。病理变化为渗出、变性、坏死、增生、肉芽肿形成。常累及肝、脾、骨髓、淋巴结、骨关节系统、神经内分泌系统及生殖系统。

（一）病原学

布鲁菌为革兰阴性短小杆菌，无鞭毛，不形成芽孢或荚膜。可分为6种，其中牛种、猪种、羊种和犬种4种对人类致病，羊种菌致病力最强。

布鲁菌在自然环境中生命力较强，在病畜的分泌物、排泄物及死畜的脏器中能生存4个月左右，在食品中约生存2个月。但对紫外线、热和常用消毒剂敏感，加热60℃或日光下曝晒10~20分钟可杀灭此菌，30%的漂白粉澄清液数分钟能灭菌。

（二）流行病学

1. 传染源

患病的羊、牛及猪是主要传染源。目前已知有60多种家畜、家禽、野生动物是布鲁菌的宿主。病畜的分泌物、排泄物、流产物及乳类含有大量病菌。患者可以从粪、尿、乳向外排菌，但人类之间相互传播的实例少见。

2. 传播途径

本病可经多种途径传播。

（1）经皮肤黏膜接触传播

直接接触病畜的排泄物、分泌物，或在饲养、挤奶、剪毛、屠宰以及加工皮、毛、肉等过程中未加防护、经皮肤微伤或眼结膜受染，也可通过间接接触病畜污染的环境及物品而感染。

（2）经消化道传播

食用被病菌污染的食品、水或进食含布鲁菌的牛奶、奶制品以及未熟的肉、内脏而感染。

（3）经呼吸道传播

吸入被布鲁菌污染的尘埃而发生感染。

（4）其他

如苍蝇携带、母婴垂直传播、性传播等方式也可传播本病。

3. 人群易感性

人群普遍易感，病后可获得一定免疫力，不同种布鲁菌间有交叉免疫，再次感染发病者占 2%~7%。

4. 流行特征

全年均可发病，但以家畜繁殖季节为多。本病流行于世界各地，以欧洲疫情最重，国内多见于内蒙、青藏高原、东北及西北等牧区。患病与职业有密切关系，兽医、畜牧者、屠宰工人、皮毛工等发病率明显高于一般人群。发病年龄以青壮年为主，男多于女。

（三）临床表现

潜伏期一般为 1~3 周，平均 2 周，可长达数月。临床分为亚临床感染、急性感染、亚急性感染和慢性感染。

（1）亚临床感染常见于高危人群，血清学检测 30% 以上有高水平的抗布鲁菌抗体。不能追及明确的临床感染史。

（2）急性和亚急性感染缺乏特异性，95% 以上患者起病缓慢，以寒战高热、多汗、游走性关节痛为主要表现。

1）发热

典型病例热型呈波浪状，现已少见，以不规则热多见。高热时患者明显不适，热退后自觉症状反而加重。

2）多汗

为本病的突出症状之一，常于夜间或凌晨退热时大汗淋漓。

3）骨关节和肌肉疼痛

疼痛主要累及大关节，如腰、颈、肩、膝等，单个或多个，非对称性，局部红肿。疼痛性质常为针刺样。急性期患者疼痛多呈游走性，慢性期疼痛固定于某些关节。另外，下肢及臀部肌肉常呈痉挛性疼痛。

4）泌尿生殖系统症状

男性患者可发生睾丸炎及附睾炎进而引起睾丸肿痛。也可见精索炎、前列腺炎、肾盂肾炎。女性患者可有卵巢炎、子宫内膜炎及乳房胀痛。

5）肝脾及淋巴结肿大

约半数患者可有肝、脾大和肝区疼痛。淋巴结肿大多与感染方式有关，常见于颈部、颌下、腋窝和腹股沟等处，有时腹腔或胸腔淋巴结也可受累。肿大的淋巴结一般无明显压痛，可自行消散，偶见化脓和破溃。

6）神经系统症状

由于神经根或神经干受累可导致坐骨神经痛、腰骶神经痛、肋间神经痛、三叉神经痛等。少数患者可发生脑膜脑炎、脊髓炎，表现为剧烈头痛和脑膜刺激征。

（3）慢性期

由急性期发展而来，也可由无症状感染者或轻症者逐渐变为慢性。症状多不明显，主要表现为疲劳、全身不适、精神抑郁等，可有固定或反复发作的关节和肌肉疼痛，少数患者可有骨和关节的器质性损害。

（4）复发急性期

布鲁菌病患者经抗菌治疗后，约有 10% 以上可复发。复发时间可在初次治疗后的数月内或多年后发生，其机制可能与寄生于细胞内的细菌逃脱了抗生素和宿主免疫功能的清除有关。

（5）局灶性感染

布氏杆菌可局限在某一器官中，出现相应的临床表现。

（四）辅助检查

1. 血常规

白细胞计数正常或轻度减少，淋巴或单核细胞相对或绝对增多。血沉在各期均加快。久病者可有轻度或中度贫血。

2. 病原学检查

患者血液、骨髓、组织、脓性脑脊液均可做细菌培养，10 天以上可获得阳性结果。

3. 血清学检查

（1）试管凝集试验

检测布鲁菌抗体，效价在病程中有 4 倍或 4 倍以上的升高，或抗体效价 ≥ 1 : 160 时，具有诊断意义。

（2）PCR

检测布鲁菌 DNA，速度快，与临床符合率高，有助于早期诊断。

（五）治疗原则

遵医嘱使用抗菌药物或联合使用脱敏疗法。

1. 抗菌治疗

急性期要以抗菌治疗为主。一般采取多疗程、联合用药。世界卫生组织把利福平（600~900 mg/d）和多西环素（200 mg/d）联用作为首选方案，疗程 6 周。

另外多西环素(200 mg/d)6 周与链霉素 1 g/d 肌注 2 周,效果也较好;有神经系统受累者可选用四环素加链霉素。

2. 菌苗治疗(脱敏疗法)

适用于慢性期患者,从小剂量开始,进行静脉、肌内、皮下及皮内注射。

(六)护理诊断

(1)体温过高　与布鲁菌引起毒血症有关。

(2)疼痛:骨关节、肌肉、神经痛　与布鲁菌病变累及骨关节、肌肉和神经有关。

(3)躯体活动障碍　与慢性期骨、关节、肌肉受损有关。

(4)有体液不足的危险　与出汗过多有关。

(七)护理措施

1. 消毒隔离

在标准预防的基础上,采用接触、飞沫传播的隔离与预防。对患者的物品、排泄物及病房进行消毒。

2. 休息与活动指导

急性期患者疼痛明显时应卧床休息,减少活动,注意保暖。帮助患者采取舒适体位,保持关节的功能位。关节肿胀严重时,嘱患者缓慢行动,避免肌肉及关节损伤。间歇期可在室内活动,但不宜过多。

3. 饮食与营养知识指导

给予高热量、高蛋白、丰富的维生素、易消化的食物,并保证足够的水分,成人每天摄入量 3000 mL 以上。

4. 疾病监测指导

监测生命体征,特别是体温的变化,注意患者热型、体温升降方式、持续时间。观察有无肝、脾、淋巴结肿大,了解关节、肌肉疼痛的程度、部位及伴随症状,注意各项检查结果。

5. 并发症预防指导

针对疼痛患者,局部用 5%~10%硫酸镁热敷,每天 2~3 次。也可用短波透热疗、水浴疗法等以减轻疼痛。协助按摩、肢体被动运动或采用深刺疗法等,以防关节强直、肌肉萎缩。神经痛明显者,遵医嘱使用消炎止痛剂或采用 0.25%~0.5%普鲁卡因 20~40 mL 局部封闭。睾丸胀痛不适者,可用"十"字吊带承托。并发关节腔积液者,配合医生行关节腔穿刺抽出积液。慢性期患者,应教会其使用放松术,如深呼吸、听音乐、肌肉放松等方法,以缓解疼痛。

6.用药指导

(1)注意监测药物不良反应,利福平可引起肝损害,并可使分泌物、排泄物变成橘黄色;多西环素可致骨发育不良、胃肠道反应、肝损害、过敏反应等;四环素常有恶心、呕吐、腹部不适、腹痛等;链霉素可致唇周或指端麻木感、耳鸣、听力减退、平衡失调等。一旦出现上述现象,须通知医生停药。

(2)菌苗疗法可引起全身剧烈反应,如发冷、发热、原有症状加重,部分患者出现休克、呼吸困难,故肝肾功能不全者、有心血管疾病、肺结核者及孕妇忌用。用药过程中密切观察,发现不良反应及时报告医生。

7.心理护理

根据不同病期患者的不同心理表现进行心理指导。急性期加强巡视,耐心倾听,向患者解释病因、临床表现、治疗方法和预后,教会患者处理高热和疼痛的方法,使其能主动配合治疗和护理。

8.健康教育

向患者介绍本病的相关知识,如临床表现、治疗方法等,告知患者本病复发率较高,急性期常采用联合用药和多疗程法,以避免复发及慢性化。由于本病复发率较高,出院后仍应避免过度劳累,加强营养,并于出院后1年内定期复查。

9.疾病预防指导

(1)管理传染源

对牧场、乳厂和屠宰场的牲畜定期进行卫生检查,检出的病畜及时隔离治疗,必要时宰杀;定期对健康牲畜进行预防接种;急性期患者应隔离至症状消失及血、尿培养阴性。

(2)切断传播途径

加强对畜产品的卫生监督,禁食病畜肉及乳品;病畜的流产物及死畜必须深埋;皮毛消毒后放置3个月以上方可运出疫区;病、健畜分群分区放牧,病畜用过的牧场需经3个月自然净化后才能供健康畜使用;加强粪水管理,防止水源污染。

(3)保护易感人群

对接触羊、牛、猪、犬等牲畜的饲养员、挤奶员、兽医、屠宰人员、皮毛加工员及炊事员等,均应进行预防接种。

个人防护:屠宰工人、皮毛乳类加工厂工人、兽医等均应注意个人防护。防护用具、污染地面等均宜用苯酚、含氯石灰等进行严格消毒。

(王璐)

第五章

其他传染及感染性疾病

第一节　脓毒症

　　脓毒症是指因感染引起的宿主反应失调导致的危及生命的器官功能障碍。其临床表现一般为急性起病，有寒战、高热、呼吸急促、心动过速，以及皮疹、关节肿痛、肝脾肿大、感染性休克等。脓毒症及脓毒性休克是临床常见的危重症，是导致全球重症患者死亡的主要原因之一。2020 年美国华盛顿大学科研团队对 1990—2017 年全球、地区和国家脓毒症的发病率和死亡率进行统计分析，2017 年全球每年约有 4890 万人罹患脓毒症，其相关死亡人数约 1100 万，占全球死亡人数的 19.7%，是严重威胁人类健康的重大疾病之一。

(一)病原学

　　脓毒症的致病菌种类及其所占比例有很大差异，包括细菌、真菌和病毒，细菌为脓毒症最常见的病原体，目前仍以大肠埃希菌、克雷伯菌属、肠杆菌属、不动杆菌属及铜绿假单胞菌属等革兰阴性菌为主，但近年来葡萄球菌脓毒症也显著增加。此外，厌氧菌脓毒症也不容忽视，虽然所占比例曾一度下降，但近年来又开始增多，除了腹腔感染、外科手术、妇产科疾病等过去常见因素外，又出现了一些新的特点，如老年人居多，且半数为恶性肿瘤患者，尤以血液系统和消化道恶性肿瘤多见，其次为泌尿系统肿瘤，可能与免疫抑制剂大量使用有关。

(二)诊断标准

　　急危重病学从一般指征、炎症反应、血流动力学、器官功能障碍和组织灌注 5 个方面对毒症进行综合诊断。

1. 一般指征

已证明或疑似的感染，可有以下征象：①发热，中心体温>38.3℃，或<36.0℃；②心率>90 次/min；③气促，呼吸>30 次/min；④意识状态改变；⑤明显水肿；⑥高糖血症，血糖>7.1 mmol/L（130 mg/dL）且无糖尿病病史。

2. 炎症反应指标

（1）白细胞增多（>$12×10^9$/L）或减少（<$4×10^9$/L）或虽白细胞计数正常，但不成熟白细胞>10%。

（2）C 反应蛋白（CRP）>正常值 2 个标准差。

（3）降钙素原（PCT）>正常值 2 个标准差。

3. 血流动力学指标低

血压收缩压<90 mmHg，平均动脉压<65 mmHg，或者成人收缩压下降>40 mmHg，或者按年龄下降>2 个标准差；混合静脉血氧饱和度>70%；心排血指数 3.5 U/（min·m^2）。

4. 器官功能障碍指标

①低氧血症（PaO_2/FiO_2<300）；②急性少尿[尿量<0.5 mL/（kg·h）超过 2 小时]，肌酐增加≥44.2 μmol/L（0.5 mg/dL）；凝血异常[国际标准化比值（INR）>1.5 或部分活化凝血激酶时间>60 秒]；④血小板减少症（血小板计数<$100×10^9$/L）；⑤腹胀（肠鸣音消失）；⑥高胆红素血症（总胆红素>70 mmol/L）。

5. 组织灌注指标

高乳酸血症（乳酸>3 mmo/L）；毛细血管再充盈时间延长>2 秒或皮肤出现花斑。

在以上各项诊断标准中。符合感染指标中的 2 项以上和炎症指标中的 1 项以上即可诊断为脓毒症。

（三）临床表现

脓毒症多起病急骤，发病前常有原发感染灶或引起感染的诱因；而无特异的临床表现，轻者仅具全身性感染症状，重者可造成心、肝、肾、肺等脏器损害及感染性休克、DIC 发生。各种致病菌所造成的脓毒症，既具有相同的临床表现，彼此间又有一定的差异性。

（1）毒血症发热和寒战是脓毒症的常见症状，热型以弛张热和间歇热多见，少数呈稽留热、不规则热或双峰热，后者多见于革兰阴性杆菌脓毒症。部分患者体温不升甚至低于正常，以老年体弱者、慢性重症疾病及免疫力严重低下者多见，且预后不佳。一般全身感染症状严重，可伴有全身不适、肌肉酸痛、食欲不振、恶心、呕吐、腹胀、腹泻、头晕、头痛、神志淡漠、烦躁、谵妄或昏迷、贫血、肝脾肿大，严重者可出现黄疸、中毒性心肌炎、急性肾衰竭、DIC 等。

（2）过度换气和精神状态改变，过度换气是脓毒症极其重要的早期体征，甚至可出现在发热和寒战前，由于过度换气，可导致呼吸性碱中毒。早期精神状态改变仅表现为定向障碍或性格改变，后期可出现显著的感觉迟钝，甚至昏迷。常无神经系统的定位体征，精神状态改变尤易发生于婴幼儿、老年人及原有中枢神经系统疾病患者。

（3）皮疹部分患者可出现皮肤损害，表现多种多样，以瘀点最为多见，多分布于躯干、四肢、眼结膜、口腔黏膜等处。葡萄球菌和链球菌脓毒症可有瘀点、猩红热样皮疹、脓疱疹等。铜绿假单胞菌脓毒症可出现"牛眼样"皮损，称为坏疽性深脓疱，从水疱发展而来，皮损呈圆形或卵圆形，直径 1~5 厘米，边缘隆起，周围皮肤呈红斑和硬结或红晕样改变，中心为坏死性溃疡。

（4）关节症状多见于革兰阳性球菌、脑膜炎球菌、产碱杆菌等脓毒症，表现为大关节红、肿、热、痛和活动受限，少数患者出现关节腔积液、积脓。

（5）伴触痛，有压痛和叩击痛，部分患者有轻至中度黄疸。

（6）迁徙性病灶为细菌栓子栓塞于身体各组织器官所致。多见于病程较长的革兰阳性化脓性球菌和厌氧菌脓毒症，少数革兰阴性杆菌如肺炎杆菌、鼠伤寒沙门菌等所致脓毒症也可引起迁徙性病灶或损害。较常见的迁徙性病灶有皮下脓肿、肺脓肿、肝脓肿、化脓性关节炎、骨髓炎等。金黄色葡萄球菌、念珠菌等脓毒症还可发生感染性心内膜炎，伴有心脏扩大、心功能不全及血管栓塞等表现。

（7）感染性休克见于 1/5~1/3 脓毒症患者，有些脓毒症起病时即表现为休克或快速（数小时内）发展为休克，但多数先有血流动力学改变（如血压不稳），数小时后才出现休克。表现为烦躁不安、面色苍白、口唇发绀、皮肤花斑、四肢厥冷、脉搏细速、尿量减少及血压下降。

（四）辅助检查

1. 一般检查

外周血常规检查通常可见白细胞总数明显升高，一般为（10~30）×10^9/L。中性粒细胞百分比增高，可出现核左移及细胞内毒性颗粒。嗜酸性粒细胞减少或消失。机体反应较差者和少数革兰阴性杆菌脓毒症的白细胞总数可不升高，甚至降低，但中性粒细胞分类多数增高，此类患者预后往往较差。少数脓毒症患者可有血小板减少及凝血机制异常，此时应警惕 DIC 的发生。重型患者可出现脏器功能障碍，应注意其功能监测。

2. 病原学检查

血培养是确诊脓毒症的主要依据。由于患者血液中病原菌浓度水平很低，为获得较高的阳性率，宜在抗菌药物应用前及寒战、高热时，10 分钟内从不同部位采集血液标本 2~3 次，每次分别送需氧菌和厌氧菌培养，必要时还可送真菌培养。厌氧菌培养不仅可培养专性厌氧菌，还能培养出兼性厌氧菌，而部分兼性厌氧菌在需氧培养瓶中生长不佳。每瓶采血量成人至少为培养基的 1/10（5~10 mL），婴幼儿 1~2 mL，儿童 3~5 mL。对于导管相关性脓毒症，若为外周导管，应在无菌状态下拔除导管，并剪下 5 厘米导管头端进行半定量培养。若为中心静脉导管或静脉留置管，也可以从导管和外周静脉处同时采血做细菌定量培养，通常导管血样培养菌落计数是外周静脉的 5 倍以上，培养阳性时间比外周血快 2 小时以上，由此可判断为与导管密切相关。骨髓培养有较高的阳性率。对脓液、胸水、腹水等均应做涂片和培养，有相当高的参考价值。分离到细菌后应做药敏试验，体外细菌药敏试验与临床疗效的符合率一般为 80%。

3. 其他检查

近年来发现一些感染早期诊断相关的生物标志物，如血清降钙素原和中性粒细胞 CD64 的测定对全身严重感染和脓毒症的早期判断有一定临床参考价值，血清(1-3)-β-D 葡聚糖检测有利于念珠菌脓毒症的诊断。另实时 PCR 技术以及应用气相色谱测致病菌代谢产物方法，均有助于脓毒症的快速诊断。病程中如出现迁徙性病灶或心肝肾等损害及休克等，超声波核素、X 线、心电图等相应检查也有助于诊断。

（五）治疗原则

1. 一般治疗和对症治疗

（1）卧床休息，给予高热量和易消化的食物。

（2）高热时以物理降温为主，包括补充适量维生素，维持水电解质平衡，纠正低蛋白血症，必要时给予输新鲜全血、血浆和白蛋白等对症支持。

（3）加强护理，尤其是口腔护理，以免发生真菌性口腔炎。

2. 抗菌药物治疗

脓毒症诊断一旦成立，在未获得病原学结果之前，应尽快给予经验性抗菌药物治疗，以后再根据病原菌种类和药敏结果调整给药方案。为了保证适当的血浆和组织的药物浓度，原则上应选用杀菌剂，静脉给药，剂量要足，疗程要长，一般在体温恢复正常，临床症状消失后，再继续用药 7~10 天，真菌性脓毒症则继续用药至少 14 天。

（六）护理诊断

（1）体温过高　与感染有关。

（2）有医院感染的危险。

（3）潜在并发症：出血倾向、感染性休克。

（4）营养失调：低于机体需要。

（七）护理措施

1. 消毒隔离

对患者进行保护性隔离，接触患者前后洗手，做好病房、地面每日消毒工作，室内空气消毒机按时开启，尽量减少探视人员，有感染及其他传染病患者员禁止与患者接触，避免交叉感染。

2. 对症护理

（1）急性期卧床休息，保持室内清洁，室温控制在 18～22℃，湿度维持在 50%～60%。

（2）维持稳定的体温，督促患者多饮温开水，温水擦浴，注意保暖，体温波动较大时 1～2 小时监测一次。

（3）加强皮肤护理

仔细观察皮疹的性质、范围、分布及转归，勤换衣物，保持皮肤清洁干燥，及时修剪指甲，避免抓伤皮肤引起感染。

（4）水肿的护理

严密观察全身水肿的消退情况，做好皮肤护理，穿宽松棉质衣物，保持床单位平整干燥，准确记录 24 小时出入量，控制液体入量。

3. 疾病监测指导

（1）毒血症症状寒战与高热，发热多为弛张型或间歇型，少数呈稽留热或不规则热，伴全身不适，头痛或关节痛，重者可出现中毒性脑病、中毒性肝炎、感染性休克等。

（2）皮疹以瘀点多见，多分布于躯干、四肢、眼结膜、口腔黏膜等处，亦可有荨麻疹、猩红热样皮疹、脓疱疹等，以球菌感染多见。

（3）关节症状表现为关节红肿、疼痛，活动受限，少数有关节腔积液。

（4）原发感染灶的特点为所在部位红、肿、热、痛和功能障碍，常见者有皮下脓肿、肺脓肿、关节炎等。

4. 并发症预防指导

（1）及时观察患者有无烦躁不安、脉搏细速，四肢厥冷，皮肤花斑，尿量减少及血压下降等休克征象，尽早发现休克征象，及时处理。

（2）动态关注患者凝血功能等实验室结果，及时观察皮肤瘀斑、瘀点及皮下黏膜出血情况，如有异常，及时处理。

5. 用药指导

（1）抗生素的应用是治疗脓毒症的主要办法，抗生素应现配现用，护理人员应遵循医嘱按时按量使用。

（2）注意保护血管，因脓毒症用药时间相对较长，应注意保护好患者的血管，选用合理的输液工具。

6. 健康教育

（1）向患者介绍该病的概念、对个及社会的危害，流行病学特征，临床表现和治疗处理要点，及护理措施，以取得患者的配合。

（2）注意保持皮肤和黏膜的完整，避免创伤，切忌挤压或用针挑刺疮疖，应积极治疗，控制慢性病。

（3）出现发热、皮肤、呼吸道和消化道感染时应及时就医。

（瞿桂平）

第二节　念珠菌病

念珠菌病是由各种致病性念珠菌引起的局部或全身感染性疾病，好发于免疫功能低下的患者。近年来，随着糖皮质激素、免疫抑制剂、导管、插管、器官移植、化疗以及介入治疗等新诊疗技术的广泛应用，以及艾滋病、糖尿病、肿瘤等高危人群的增多，念珠菌病的发病率呈明显上升趋势，其中念珠菌菌血症已成为最常见的血液感染之一。该病早期诊断、早期治疗预后较好，延误治疗或播散性感染预后不佳。

（一）病原学

念珠菌为条件致病菌，至少有20余种可致人类疾病，其中以白念珠菌最为常见，占念珠菌感染的50%~70%。如热带念珠菌、克柔念珠菌、光滑念珠菌、高里念珠菌、假热带念珠菌、葡萄牙念珠菌等也可致病。其中以白念珠菌及热带念珠菌的致病力最强。

念珠菌体呈圆形或卵圆形，革兰阳性，菌体能发育伸长成假菌丝，少数形成厚膜孢子及真菌丝，但光滑念珠菌不形成菌丝。在血琼脂及沙氏琼脂上生长良好，适宜温度为25~37℃。

（二）流行病学

1.传染源

念珠菌病患者、带菌者以及被念珠菌污染的食物、水等均为传染源。

2.传播途径

（1）内源性：较为多见，因念珠菌是人体正常菌群，在一定条件下大量增殖并侵袭周围组织引起自身感染，常见部位是消化道及肺部。

（2）外源性：主要通过直接接触感染，包括性传播、母婴垂直传播、亲水性作业等。也可通过医护人员、医疗器械等间接接触感染。还可通过饮水、食物等方式传播。

3.易感人群

好发于有严重基础疾病及免疫功能低下的患者，主要包括以下情况：有严重基础疾病，如糖尿病、肿瘤、艾滋病、系统性红斑狼疮、大面积烧伤、粒细胞减少症等；应用细胞毒性免疫抑制剂，如肿瘤化疗、器官移植、大剂量肾上腺皮质激素等。长期大量滥用广谱抗生素；长期留置导管，各种导管是念珠菌感染的主要入侵途径之一。

（三）临床表现

1.皮肤念珠菌病

皮肤念珠菌病，如念珠菌性糜烂，常发生于皮肤皱褶处，局部表现为红斑糜烂、有膜状鳞屑，边界比较清楚，周围可有红色丘疹、水疱或者脓疱，局部发痒，常见于糖尿病、肥胖及多汗的患者；指间糜烂常发生在两指（趾）之间，偶尔侵犯足部，发生糜烂型足癣；少数患者由于身体衰弱且有免疫缺陷，全身泛发皮肤念珠菌病，全身皮肤呈广泛红斑、鳞屑性损害，边界较分明，周围有散在丘疹或水疱。常常伴发鹅口疮或胃肠炎。

2.黏膜念珠菌病

（1）口腔念珠菌病：鹅口疮最为常见，好发于新生儿，系白念珠菌的菌丝及孢子组成的灰白色薄膜附着于口腔黏膜上。边界清楚，周围有红晕，散在或融合成块，擦去假膜，可见红色湿润面，也可累及喉、食管、气管等。

（2）念珠菌性唇炎：多见于下唇，可分为糜烂性及颗粒性。前者于唇红的中央呈鲜红糜烂，周边角化过度，表面脱屑类似黏膜白斑；后者于下唇出现弥漫性肿胀，唇红及与皮肤交界处的边缘有小颗粒，微凸于皮肤表面。

（3）念珠菌性口角炎：好发于儿童或体弱者，表现为单侧或双侧口角浸润发白，糜烂或结痂，若长期不愈可发生角化增殖及皲裂。

（4）念珠菌性阴道炎：孕妇好发，阴道黏膜附有灰色假膜，形似鹅口疮。阴道分泌物浓稠，黄白色凝乳状或乳酪样，有时带有豆腐渣样白色小块，但无恶臭。局部可红肿、瘙痒、糜烂甚至形成溃疡。皮损可扩展至外阴及肛周。

（5）念珠菌性包皮炎：多无自觉症状，常表现为阴茎龟头包皮轻度潮红，龟头冠状沟处白色乳酪样斑片，以及鳞屑性丘疹、红肿、糜烂及渗出，出现尿频及刺痛，注意与慢性包皮炎鉴别。

3. 系统性念珠菌病

临床上多见于机体抵抗力降低，尤其长期应用抗生素、皮质激素类的患者，念珠菌性肠炎表现为腹部不适、慢性腹泻和肛门发痒；念珠菌性支气管炎的主要症状是咳嗽，咳出黏液丝状痰，痰中可查出病原菌；念珠菌性肺炎常有胸痛，伴体温升高，可有咳嗽，咳出黏稠带血丝的痰，病重者，可引起死亡；念珠菌性尿路感染，念珠菌自尿道逆行而引起尿道、膀胱和肾盂感染。此外，念珠菌还可引起食管炎、心内膜炎、脑膜炎、脓毒症等。

（四）辅助检查

1. 直接镜检

标本直接镜检发现大量菌丝和成群孢子有诊断意义，菌丝的存在提示念珠菌处于致病状态。

2. 培养

常采用沙氏培养基，必要时可将标本接种到氯化三苯基四唑或琼脂培养基。

3. 组织病理学检查

组织中同时存在孢子和假菌丝或真菌丝，可诊断为念珠菌病，但不能确定感染的种类，必须进行培养，再根据菌落形态、生理、生化特征作出鉴定。

4. 免疫学检查

采用酶联免疫吸附测定法、乳胶凝集试验、免疫印迹法可检测念珠菌抗原，有早期诊断价值。

5. 分子生物学检查

已采用的方法有特异性 DNA 探针、PCR、限制性酶切片段长度多态性分析（RFLP）、DNA 指纹图谱、随机扩增 DNA 多态性等。

（五）治疗原则

1. 对症治疗

首先去除各种诱发因素，清除局部感染灶，积极治疗原发病，加强营养，提高机体抵抗力并酌情选用免疫调节剂以增强免疫功能。

2.病原治疗

皮肤局部治疗主要有酮康唑、咪康唑霜剂外擦。黏膜及内脏念珠菌病可口服制霉菌素、氟康唑、伊曲康唑；必要时给予氟康唑、伊曲康唑或两性霉素 B 静脉应用。

(六)护理诊断

(1)舒适的改变　与皮肤黏膜局部瘙痒、疼痛有关。

(2)皮肤完整性受损　与皮肤感染念珠菌有关。

(3)焦虑与知识缺乏　与担心疾病预后以及治疗时间长有关。

(4)气体交换受损　与肺部感染念珠菌有关。

(5)营养失调：低于机体需要量　与摄入不足有关。

(6)清理呼吸道无效　与肺部感染重、咳嗽无力有关。

(七)护理措施

1.休息与活动

皮肤黏膜念珠菌感染者适当休息，注意勿过度疲劳。患者更换下的内衣裤及鞋袜应煮沸消毒半小时以上，或放在太阳下暴晒 2~3 小时，以防重复感染。深部念珠菌病患者应卧床休息。

2.饮食与营养知识指导

轻者进普食即可。重者应做好饮食护理，给予流质或半流质食物，为患者提供足够热量的蛋白质及维生素，以增强机体抗病能力。

3.疾病监测指导

皮肤黏膜念珠菌感染者，应注意观察局部皮肤脱屑情况，发痒、疼痛是否减轻及黏膜溃疡是否愈合。皮肤黏膜念珠菌感染者，应注意观察局部皮肤脱屑情况，发痒、疼痛是否减轻及黏膜溃疡是否愈合。

4.对症护理

(1)皮肤发痒

保持皮肤清洁干燥。遵医嘱应用外用止痒药物，观察效果。必要时，按医嘱给予口服止痒药物。

(2)咳嗽咳痰

观察痰液颜色、性状，及时留取痰培养标本送检；定时翻身拍背，以利于排痰；对咳嗽无力患者给予吸痰，有窒息危险患者，应备好气管插管或气管切开急救物品；心慌气促者协助患者取半卧位，给予氧气吸入。

（3）腹泻

观察大便颜色、性状，及时留取大便常规及培养标本送检。及时清洁会阴部，保持局部干燥。给予紫草油外擦肛周，防止糜烂。及时更换内裤。按医嘱给予思密达及丽珠肠乐等药物口服，减轻腹泻。

5.用药指导

配制药液时应注意药物、液体剂量准确，现配现用。两性霉素 B 肾毒性发生率高，对循环系统和神经系统也具有毒性作用。应严格控制输液滴速，500 mL 药液在 6~8 小时内输完，不能过快，输注时注意避光，同时应监测血电解质及肝肾功能。详情见新型隐球菌病。

咪唑类：该类药物口服时多有消化道反应，酮康唑及氟康唑口服时易致肝功能损害，应注意监测肝肾功能。咪康唑静脉滴注可致过敏反应，严重者可致血栓性静脉炎，在输入该药时应特别注意观察输液局部血管，以及患者是否有输液肢体疼痛等主诉。

6.心理护理

皮肤念珠菌病治疗时间长，极易复发，患者的坚持很重要，护士要及时与患者沟通交流，了解患者心理动态，及时给予心理指导。内脏念珠菌病治疗时间长，费用高，副作用大，加上多数患者同时伴有慢性基础疾病，患者及家属情绪波动很大，护士在完成治疗的同时，应随时掌握患者心理活动及想法，及时给予心理疏导，做好健康教育，使患者处于良好心理状态，有利于治疗。

7.健康教育

（1）对于皮肤黏膜念珠菌病，应指导患者勤换内衣及鞋袜，坚持按时擦药；更换下的内衣裤袜应煮沸消毒，穿透气的棉质衣服；出汗多应做好皮肤清洁，保持干燥，局部用爽身粉。

（2）深部念珠菌感染者应指导患者正确漱口，定时翻身拍背排痰；腹泻者加强饮食指导，做好肛周护理；在使用抗真菌药物时说明用药目的、可能发生的不良反应等，以取得患者配合。

8.预防

（1）皮肤黏膜念珠菌病预防

长期在阴暗、潮湿环境工作者应注意加强通风换气设施。对于出汗多，尤其肥胖患者应注意保持皮肤皱褶处清洁干燥，局部可用爽身粉，穿着透气吸汗棉质衣服，足部禁穿不透气胶鞋。加强卫生宣教，禁止共用脸盆、毛巾及洗脚盆等卫生用品。

（2）深部念珠菌感染预防

提倡合理使用抗生素，勿滥用广谱抗生素。对于长期应用抗生素、糖皮质激素以及免疫抑制药物者，应采用定期查粪、尿、痰等措施，必要时定期行胸部X线检查。加强院内感染宣教，医护人员接触患者前后均应洗手，避免交叉感染。

（陈欢）

第三节　新型隐球菌病

新型隐球菌病是由新型隐球菌引起的一种深部真菌病，可累及脑膜、肺、皮肤、骨骼系统和血液等器官和部位。在高效抗反转录病毒（HAART）治疗之前，5%~10%的艾滋病患者并发新型隐球菌病，高危指标为CD4细胞少于$0.05×10^9$/L，其临床特点为急性起病，容易播散至多个器官，病情进行性恶化。隐球菌性脑膜炎为最常见的临床类型，其临床特点为慢性或亚急性起病，剧烈头痛，脑膜刺激征阳性，脑脊液的压力明显升高，呈浆液性改变。肺新型隐球菌病是另一常见的临床类型，其临床特点为慢性咳嗽、黏液痰、胸痛等。

（一）病原学

新型隐球菌是隐球菌属的一个种，属于酵母型真菌，隐球菌属至少有38个种，对人致病的主要是新型隐球菌，90%以上的隐球菌病由该菌引起。已报道可引起人类疾病的还有浅黄隐球菌、浅白隐球菌和罗伦特隐球菌等，但很少见，故我们常说的隐球菌主要是新型隐球菌。新型隐球菌的形态在病变组织内呈圆形或卵圆形，直径为5~10 pm，外周围绕着一层宽厚的多糖荚膜。新型隐球菌以芽生方式进行繁殖，有新型变种与盖特变种两个变种。根据膜多糖抗原特异性的差异可分为A、B、C、D和AD五种血清型，以A型最常见。隐球菌对紫外线敏感，日晒可以杀死隐球菌。

（二）流行病学

1. 传染源
隐球菌为环境腐生菌，广泛存在于土壤、鸽粪中，也可以从健康人的皮肤、黏膜、粪便以及桉树等树木分离到隐球菌。鸽粪中的新型隐球菌密度高，被认为是最重要的传染源。

2. 传播途径
环境中的病原体主要通过呼吸道，也可通过皮肤伤口或消化道进入人体引起疾病，或成为带菌者。人通常是通过吸入环境中气溶胶化的新型隐球菌孢子而感染。尚未证实存在动物与人或人与人之间的传播。

3. 易感人群

一些正常人体内存在新型隐球菌感染，但只有严重基础疾病或免疫功能异常者才易感染和发病，如糖尿病、肾衰竭、肝硬化、恶性淋巴瘤、白血病、结节病、系统性红斑狼疮、器官移植以及长期大量使用糖皮质激素和其他免疫抑制剂等患者。艾滋病患者对新型隐球菌的易感性增加，5%～10%的艾滋病患者并发新型隐球菌病，已成为艾滋病患者最常见的四种机会性感染之一。

(三)临床表现

潜伏期为数周至数年不等。临床表现轻重不一，变化多样。

1. 中枢神经系统新型隐球菌病

起病慢，初期症状不明显，常有头疼，多为胀痛或钝痛，呈间歇性，伴低热或不发热。之后头痛程度逐渐加重，发作频率和持续时间增加。老年人可表现为痴呆，其他神经系统的表现不明显。

2. 肺新型隐球菌病

远不及中枢神经系统新型隐性菌多见，肺新型隐球菌病临床症状轻重不一，大多数患者症状较轻，表现为低热，乏力和体重减轻等慢性消耗症状，咳嗽、黏液痰和胸痛常见，但咯血少见。

3. 皮肤新型隐球菌病

新型隐球菌发生血行传播时，大约有5%患者出现皮肤病变，可表现为痤疮样皮疹，皮疹出现破溃时可形成溃疡或瘘管。

4. 骨骼、关节新型隐球菌病

约占新型隐球菌的10%，表现为连续数月骨骼、关节肿胀和疼痛，出现溶骨性病变时，通常以冷脓肿形式出现，并可累及皮肤。

5. 散播性或全身性新型隐球菌病

由肺原发性病灶血型播散引起，除了中枢神经系统之外，几乎可波及全身各个器官，如肾、肾上腺、甲状腺、心、肝、脾、肌肉、淋巴结、唾液腺、眼球等。一般症状类似结核病，出现肉芽肿病变时，个别患者在组织学上与癌性病变类似。

(四)辅助检查

1. 病原学检查

血液、脑脊液及皮肤病灶分泌物和全身其他组织、体液标本用墨汁染色涂片、培养分离及病理组织标本找到新型隐球菌是新型隐球菌病的确诊依据，痰液检查除外。

2.血清学检查

白细胞计数和分类、红细胞、血红蛋白以及血小板计数可在正常范围；部分患者可以出现淋巴细胞比例升高，轻至中度贫血。血沉可正常或者轻度增加。病变未累及泌尿系统时，尿常规无异常。艾滋病患者可有白细胞计数降低、不同程度的贫血、T 淋巴细胞绝对计数降低、CD4$^+$T 淋巴细胞计数下降，CD4$^+$/CD8$^+$<1 等。

3.影像学检查

肺新型隐球菌病患者的 X 线检查，可发现单个或多个结节性阴影；也可表现斑点状肺炎，浸润性肺结核样阴影或空洞形成；如果出现血行播散，会呈现粟粒性肺结核样影像；一般不出现纤维性变和钙化，肺门淋巴结肿大和肺萎陷少见。中枢神经系统新型隐球菌病患者的 X 线断层扫描(CT)和磁共振成像(MRI)检查，有助于了解肉芽肿病变的大小和部位以及脑室系统受累扩张情况。骨骼新型隐球菌病患者的 X 线照片、CT 或 MRI 检查可显示溶骨病变的部位和范围。

(五)治疗原则

(1)对症治疗。

(2)降颅内压治疗、纠正电解质紊乱。

(3)抗真菌药物治疗　新型隐球菌脑膜炎可用两性霉素 B、两性霉素 B 脂质体、5-氟胞嘧啶、氟康唑及伊曲康唑等治疗。

(4)单纯肺新型隐球菌病　常呈自限性，可不需治疗；存在免疫抑制因素，或者肺部病灶为侵袭性发展以及艾滋病合并肺新型隐球菌病的患者，都需要行抗真菌治疗。

(5)对溶骨性病变形成冷脓肿者应行外科手术治疗。

(六)护理诊断

(1)疼痛：头痛　与颅内感染有关。

(2)体温过高　与新型隐球菌感染有关。

(3)营养失调：低于机体需要量　与呕吐、摄入不足有关。

(4)潜在并发症：脑疝、失用综合征。

(5)焦虑或恐惧　与知识缺乏、担心预后有关。

(七)护理措施

(1)隔离　本病应采用空气传播和接触传播的隔离与预防。

（2）休息与活动指导　患者应绝对卧床休息，房间内注意通风，避免多次搬动患者颈部或突然变换体位，保持病室清洁、安静、光线适宜。注意患者安全，以免出现坠床、外伤等意外。

（3）饮食与营养知识指导由于患者发热，体液流失较多，应给予高热量、高蛋白、高维生素的流质饮食。进食困难者遵医嘱给予静脉营养支持，昏迷者给予鼻饲。

（4）疾病监测指导

1）瞳孔和生命体征　每4小时监测1次体温、脉搏、呼吸及血压，并做好记录，观察瞳孔是否等大等圆，对光反射情况等。

2）颅内压增高　患者出现剧烈头痛、喷射状呕吐、意识状态改变及烦躁不安等症状是颅内压明显增高的表现，如有血压升高、脉搏慢而有力、呼吸不规则，是即将发生脑疝的征象。

3）观察患者对时间、地点、人物的辨别及定向能力，按时间的先后给予对比，对患者是否存在意识障碍及其程度可作出判断。

4）患者面部及肢体运动功能　可让轻型患者做露齿、皱眉、鼓腮、闭眼，检测四肢肌力及肌张力，可判断有无面肌和肢体的瘫痪。

（5）对症护理

1）头痛　嘱其卧床休息，减少活动，可适当按压印堂、合谷等穴位减轻头痛，也可运用暗示和放松技术转移患者注意力。个别疼痛剧烈者，遵医嘱使用镇痛药。使用镇痛药应遵循：尽可能口服给药；按时给药；按"三阶梯"镇痛原则给药；注重个体化；密切观察用药后的不良反应。

2）呼吸困难　给予氧气吸入。定时翻身拍背排痰。保持呼吸道通畅。

3）大小便异常　导尿时严格无菌操作，留置导尿管者应做好导尿管护理。保持排便通畅，排便时避免过度用力，以免血压、颅内压升高，指导患者养成定时排便的习惯，可进食富含纤维素食物，酌情应用缓泻药以助排便。保持会阴部清洁卫生。

4）恶心、呕吐　观察呕吐次数，呕吐物性状、颜色及量等。按医嘱应用止吐药物及脱水剂。

5）畏寒、寒战、发热　给予保暖；按医嘱给予异丙嗪25 mg肌内注射；高热时给予物理降温，必要时辅以药物降温；严格控制输液滴速，按照500 mL药液在6~8小时内输完，不能过快。

6）静脉炎　注意保护静脉，从远端开始有计划地选用静脉，观察输液局部静脉有无红、肿、痛、变硬等表现；发生静脉炎，应采取33%硫酸镁湿敷、喜疗妥膏外涂；表浅静脉穿刺很困难时，应尽早采取经外周静脉穿刺中心静脉置管

(PICC)或深静脉穿刺置管。

7)肝肾功能损害　注意观察有无四肢乏力、腹胀、厌食等,定期监测肝肾功能。按医嘱,调整药物用量及保肝药物应用。

8)电解质紊乱　定时监测血电解质变化,准确记录出入量,指导患者进食含钾、钠、氯丰富的食物,必要时给予静脉补充。

(6)用药护理

1)临床首选两性霉素 B 治疗严重的深部真菌引起的内脏或全身感染,用药时应注意:

①两性霉素 B 在常温下易降低药效,应置于 4~10℃ 冰箱中保存。使用时应现配现用。

②先用灭菌注射水溶解后再加入 5% 葡萄糖溶液中,勿用葡萄糖氯化钠溶液或生理盐水作为稀释剂,以免发生浑浊。

③滴速过快可增加不良反应,控制在每分钟 20~25 滴。

④滴注时间过长可降低药物效价,最好用输液泵维持恒定的速度。

⑤两性霉素 B 遇光易失效,故应避光保存,滴注过程中用避光袋。

⑥密切观察药物的不良反应,在滴注两性霉素 B 过程中,患者可出现寒战、高热、头痛、恶心、呕吐、食欲缺乏等现象,常用的抗真菌药物有两性霉素 B、氟康唑、大蒜素、5-氟胞嘧啶等。临床常联合用药,其不良反应主要是对心、肝、肾器官有损害,应密切观测其功能的变化。

(7)心理护理

由于新型隐球菌病多合并有免疫力低下的一些基础疾病,病程长,副作用大,费用高等,患者及家属普遍都有焦虑及恐惧心理,担心疾病预后,加之对本病及治疗不甚了解,不易坚持治疗。此时应多做健康指导,讲解有关疾病知识,介绍一些已治愈的病例,增强其信心。在出现药物不良反应时给予及时处理,建立患者对医护人员的信任,以利于患者的康复。

(8)健康教育

1)长期生活或工作在阴暗、潮湿环境的人员,应加强卫生清洁工作并注意开窗通风。

2)有破损的伤口,应到医院就诊、处理,医务人员在处理伤口或各类导管时应注意灭菌操作及手卫生。

3)指导提高患者自身的免疫力,增强体质,加强营养的摄入。

(毛鑫城)

第四节 细菌性食物中毒

细菌性食物中毒是指由于进食被细菌或细菌毒素所污染的食物而引起的急性感染中毒性疾病。根据临床表现的不同，分为胃肠型食物中毒和神经型食物中毒。

细菌性食物中毒多在集体用膳单位呈暴发起病，发病者与食入同一污染食物有明显关系，该病潜伏期短，突然发病，临床表现以急性胃肠炎为主，肉毒杆菌中毒则以眼肌、咽肌瘫痪为主，病程较短，多数在 2~3 天内自愈，多发生于夏秋季。

(一)病原学

1. 胃肠型食物中毒

引起胃肠型食物中毒的细菌种类很多，常见的有以下几种：

(1)沙门菌属

沙门菌属为革兰阴性杆菌，是常见的病原菌之一，其中以鼠伤寒沙门菌、猪霍乱沙门菌、肠炎沙门菌较常见。沙门菌广泛存在于家畜、家禽及鼠类的肠道、内脏和肌肉中，以及肉、蛋、乳类及其制品中。该菌属在自然界的抵抗力较强，但不耐热，60℃ 10~20 分钟可杀死，5%石炭酸 5 分钟亦可将其杀死。

(2)副溶血弧菌

副溶血弧菌为革兰染色阴性多形态球杆菌，无芽孢，一端有鞭毛，运动活泼。本菌嗜盐，在含 3%~5%氯化钠的培养基，37℃及 pH 7.5~8.5 条件下进行孵育且生长迅速，对酸敏感，食醋中 3 分钟即可被杀死。不耐热，56℃温度下5 分钟即可杀死，90℃下 1 分钟灭活。在 7%氯化钠的兔血或人血琼脂上产生完全溶血，阳性株可引起腹泻，而阴性株则不引起腹泻。本菌的主要载体是墨鱼、海鱼、海虾、海蟹、海蜇等海产品，以及含盐分较高的腌制食品，如咸菜、腌肉等。

(3)金黄色葡萄球菌

该菌革兰阳性，在乳类、肉类中极易繁殖，在剩饭、剩菜中易生长。此菌污染食物后，在室温下搁置 5 h 以上可大量繁殖，并产生耐热的肠毒素。产生的肠毒素煮沸 30 分钟仍可保持毒性。

(4)大肠埃希菌

革兰阳性杆菌，有 70 多个血清型，其中部分血清型可致食物中毒。根据致病机制不同又分为：致病性大肠埃希菌（EPEC）、产肠毒素性大肠埃希菌（ETEC）、侵袭性大肠埃希菌（EIEC）、黏附性大肠埃希菌（EAEC）及肠出血性大肠埃希菌（EHEC）。

（5）变形杆菌

变形杆菌为革兰阴性，两端钝圆，无芽孢，多形性小杆菌，有鞭毛，运动活泼。其抗原结构有菌体（O）及鞭毛（H）抗原 2 种。依生化反应的不同，可分为普通变形杆菌、奇异变形杆菌、产黏变形杆菌和潘氏变形杆菌 4 种。前三种能引起食物中毒。本菌广泛存在于水、土壤、腐败的有机物及人、家禽、家畜的肠道中。变形杆菌在食物中能产生肠毒素，还可产生组氨脱羧酶，使蛋白质中的组氨酸脱羧成组胺，从而引起过敏反应。

（6）空肠弯曲菌

革兰阴性菌，微需氧。对一般消毒剂敏感。

（7）产气荚膜杆菌

为厌氧革兰阳性粗大芽孢杆菌，能分泌强烈的外毒素，毒素可分为 6 型，引起食物中毒的主要是 A 型，少数为 C 型。

（8）蜡样芽孢杆菌

蜡样芽孢杆菌为革兰染色阳性的粗大杆菌，有芽孢的需氧菌，借周鞭毛而有动力，多数菌株呈 β 溶血。此菌对动物无致病性。蜡样芽孢杆菌能产生多种外毒素，其中两种在食物中毒中起作用：腹泻毒素及呕吐毒素。腹泻毒素有抗原性，对热敏感，56℃ 5 分钟灭活，对胰酶高度敏感。主要载体为米、面粉、奶粉、炒饭、香草兰沙司、肉丸、焖牛肉及烤鸡等。

2. 神经型食物中毒

肉毒杆菌属革兰阳性厌氧梭状芽孢杆菌，次极端有大形芽孢，有周鞭毛，能运动。本菌的芽孢体外抵抗力极强，干热 180℃ 15 分钟，湿热 100℃ 5 小时，高压灭菌 120℃ 20 分钟可灭活。5%苯酚、20%甲醛 24 小时才能将其杀灭。

本菌按抗原性不同，可分 A、B、C（Ca、Cb）、D、E、F 和 G 7 种血清型，致病者以 A、B、E 型为主，F 型较少见。各型能产生外毒素，是一种嗜神经毒素，剧毒，对人的致死量为 0.01 mg 左右。

（二）流行病学

1. 胃肠型食物中毒

（1）传染源

带菌的动物，如家畜、家禽及其蛋品、鱼类及野生动物，为本病主要传染源，患者带菌时间较短，作为传染源意义不大。

（2）传播途径

通过进食被细菌或其毒素污染的食物而传播。食品本身带菌，或在加工、储存过程中污染。苍蝇、蟑螂也可作为沙门菌、大肠埃希菌污染食物的媒介。

（3）易感人群

人群普遍易感，病后通常不产生明显的免疫力，且致病菌血清型多，可反复感染发病。

（4）流行特征

本病在5~10月较多，7~9月尤易发生，与夏季气温高、细菌易于在食物中大量繁殖相关。常因食物不新鲜、食物保存与烹调不当而引起。病例可散发，有时集体发病。潜伏期短，有进食可疑食物史，病情轻重与进食量有关，未食者不发病，停止食用可疑食物后流行迅速停止。各年龄组均可发病。

2. 神经型食物中毒

（1）传染源

家畜、家禽及鱼类为传染源。病菌由动物肠道排出，芽孢污染食品；在缺氧环境下肉毒杆菌大量繁殖，产生大量外毒素。

（2）传播途径

进食含有肉毒杆菌外毒素的罐头、火腿、腊肠、家制臭豆腐、豆瓣酱等而被感染。

（3）易感人群

毒杆菌外毒素有很强致病力，人群普遍易感。患者无传染性，亦不产生病后免疫力。

（三）临床表现

1. 胃肠型食物中毒

本病潜伏期短。常于进食后数小时内发病。金黄色葡萄球菌引起的食物中毒潜伏期一般为1~5小时、沙门菌4~24小时、蜡样芽孢杆菌1~2小时、副溶血弧菌6~12小时、变形杆菌5~18小时。

本病以腹痛、恶心、呕吐、腹泻等急性胃肠炎症状为主，起病较急，多为上、中腹部疼痛，可呈持续性或阵发性绞痛，呕吐物多为所进食物。常先吐后泻，腹泻轻重不一，每天数次至数十次，多为黄色稀便、水样便或黏液便。葡萄球菌、蜡样芽孢杆菌食物中毒呕吐较剧烈，呕吐物含胆汁，有时带血和黏液。侵袭性细菌引起的食物中毒，可有发热、腹部阵发性绞痛，里急后重和黏液脓血便。鼠伤寒沙门菌食物中毒的粪便呈水样或糊状，有腥臭味，也可见脓血便。部分副溶血弧菌食物中毒病例大便呈血水样。变形杆菌还可发生颜面潮红、头痛、荨麻疹等过敏症状。病程短，多在 1~3 日内恢复，极少数可达 1~2 周。吐泻严重者可出现脱水、酸中毒甚至休克。

2. 神经型食物中毒

潜伏期为 12~36 小时，可短至 2 小时，最长可达 8~10 日。潜伏期长短与外毒素的量有关，潜伏期越短，病情越重。但也可先起病轻，后发展成重型。

临床症状轻重不一，轻者仅有轻微不适，重者可于 24 小时内死亡。一般起病突然，以神经系统症状为主。病初可有头痛、头昏、眩晕、乏力、恶心、呕吐；继而，眼内外肌瘫痪，出现眼部症状，如视物模糊、复视、眼睑下垂、瞳孔散大或两侧瞳孔不等大，对光反应迟钝或对光反射消失。当胆碱能神经的传递作用受损时，可出现便秘、尿潴留及唾液和泪液分泌减少，重症者腭、舌、呼吸肌呈对称性弛缓性轻瘫，出现咀嚼困难、吞咽困难、言语困难、呼吸困难等脑神经损害症状。四肢肌肉弛缓性瘫表现为深腱反射减弱和消失，但不出现病理反射，肢体瘫痪较少见，感觉正常，意识清楚。

患者不发热。可于 5~9 日内逐渐恢复，但全身乏力及眼肌瘫痪持续较久，有时视觉恢复需数月之久。重症患者若抢救不及时多数死亡，病死率 30%~60%。

4~26 周婴儿食入少量肉毒杆菌芽孢，细菌在肠内繁殖，产生神经毒素出现中毒综合征。首发症状为便秘、拒奶、哭声低沉、颈软不能抬头及脑神经损害。病情进展迅速，可因呼吸衰竭死亡。

（四）辅助检查

1. 胃肠型食物中毒

（1）血常规

沙门菌感染者血白细胞计数多在正常范围。副溶血弧菌及金黄色葡萄球菌感染者，白细胞数可增高达 10×10^9/L 以上，中性粒细胞比例增高。

（2）粪便检查

大便呈稀水样镜检可见少量白细胞，血水样便镜检可见多数红细胞、少量白细胞；血性黏液便则可见到多数红细胞及白细胞，为痢疾样便。

（3）血清学检查

患者早期及病后 2 周的双份血清特异性抗体 4 倍升高者可明确诊断。由于患病数日即可痊愈，血清检查较少应用，但确诊变形杆菌感染需采集患者血清，进行对 OX_{19} 及 OX_k 的凝集反应，效价在 1：80 以上有诊断意义。

（4）分子生物学检查

采用特异性核酸探针进行核酸杂交，特异性引物进行聚合酶链反应可检查病原菌及分型。

（5）细菌培养

将患者的呕吐、排泄物及进食的可疑食物做细菌培养，如获得相同的病原菌有利于诊断。

2. 神经型食物中毒

（1）细菌培养

将可疑食物、呕吐物或排泄物加热煮沸 20 分钟后，接种血琼脂做厌氧菌培养，可检出肉毒杆菌。

（2）毒素检查

①动物试验：将检查标本浸出液饲喂动物，或做豚鼠、小白鼠腹腔内注射，同时设对照组，以加热 80℃ 30 分钟处理的标本或加注混合型肉毒抗毒素于标本中，如试验组动物肢体麻痹死亡，而对照组无此现象则本病的诊断可成立。

②中和试验：将各型抗毒素血清 0.5 mL 注射于小白鼠腹腔内，随后接种检查标本 0.5 mL，同时设对照组，从而判断有无毒素并作型别鉴定。

③禽眼睑接种试验：将含有毒素的浸出液，视禽类大小，采用 0.1～0.3 mL 不等注入家禽眼内角下方眼睑皮下，出现眼睑闭合或出现麻痹性瘫痪和呼吸困难，经数十分钟至数小时家禽死亡，可作快速诊断。

（五）治疗原则

1. 胃肠型食物中毒

（1）对症治疗为主

维持水、电解质平衡，口服或静脉补液，纠正酸中毒，抗休克。腹痛剧烈者可给予山莨菪碱、阿托品、溴丙胺太林等解痉剂。轻症无需应用抗生素，可口服蒙脱石制剂、双歧杆菌-嗜酸乳杆菌-肠球菌三联活菌等。

（2）抗菌治疗

常不用抗菌药物，可以经对症疗法治愈。感染较重且为感染性食物中毒者，应及时选用抗菌药物，如喹诺酮类药物、氨基苷类药物，或根据细菌培养及药物敏感试验选用有效抗生素。

2. 神经型食物中毒

（1）早期发现可予 5% 碳酸氢钠或高锰酸钾（1∶4000）洗胃及灌肠，不能进食者给予鼻饲或静脉营养支持。及时清除咽喉分泌物，呼吸困难者予吸氧或呼吸机辅助呼吸防治继发感染。

（2）抗毒素治疗

及早应用多价抗毒血清（A、B、E 型），对本病有特效，在起病后 24 小时内或瘫痪发生前注射最为有效，效量为每次 5 万~10 万 U，静脉或肌内注射（先做皮肤敏感试验，过敏者先行脱敏处理），必要时 6 小时后重复给予同样剂量 1 次。在病菌型已确定者，应注射同型抗毒素，每次 1 万~2 万 U。病程已过 2 天者，抗毒素效果较差但应继续注射，以中和血液中残存的毒素。

（3）抗菌治疗

大剂量青霉素可减少肠道肉毒杆菌菌量，防止继续产生和吸收内毒素。

（六）护理诊断

（1）疼痛：腹痛　与胃肠道炎症及痉挛有关。
（2）有体液不足的危险　与呕吐、腹泻引起大量体液丢失及摄入减少有关。
（3）有营养失调：低于机体需要量的危险　与咽肌麻痹所致进食困难有关。
（4）有受伤的危险　与眼肌麻痹引起的视物不清有关。
（5）潜在并发症：窒息、呼吸衰竭　与神经型食物中毒有关。

（七）护理措施

1. 隔离

患者按肠道传染病隔离措施隔离，对患者的呕吐物和排泄物进行消毒处理。患者的分泌物、呕吐物等应有专门容器收集，用有效氯 20000 mg/L 的含氯消毒剂，按物、药比例 1∶2 浸泡消毒 2 小时。

2. 休息与活动

卧床休息，加强对吐泻明显、头晕、视物模糊等患者的生活和安全护理，防跌倒，可家属陪伴（做好隔离指导），必要时专人护理。

3. 饮食护理

胃肠型食物中毒鼓励患者多饮淡盐水，以补充液体，促进毒素的排泄。呕吐停止后可给予易消化的流质或半流质食物。剧吐不能进食或腹泻频繁者，可静脉滴注葡萄糖生理盐水。恢复期后逐渐过渡到正常饮食；神经型食物中毒患者胃肠道症状较轻，可进普通饮食，以满足机体对营养和液体的需要。当出现咽肌麻痹时，取坐位缓慢进食（忌干燥食物），或遵医嘱予鼻饲或静脉营养支持。

4. 病情观察

（1）胃肠型食物中毒

①呕吐及腹泻的观察，如呕吐及腹泻的次数、量及性状等。
②观察伴随症状，如畏寒、发热、恶心和腹痛等。
③记录 24 小时出入量。

④严重者应密切监测生命体征，并注意有无口腔黏膜干燥、皮肤弹性下降，以及酸碱平衡失调及电解质紊乱的表现，以便及时发现脱水、酸中毒及休克等。

（2）神经型食物中毒

①密切观察患者眼肌麻痹的表现及进展情况，特别是视觉功能的改变。

②注意有无咽肌麻痹的表现，如吞咽困难、咀嚼困难、发音困难等。

③监测生命体征的变化，注意有无呼吸困难，或继发感染的表现。

③注意有无胃肠道症状，如恶心、便秘或腹胀等。

5. 洗胃和灌肠的护理

（1）应在进食可疑食物后 4 小时内进行，以清除肠道内尚未吸收的毒素。

（2）记录出入量、性状等。

（3）留取可疑标本及时送检。

6. 对症护理

（1）呕吐 有助于清除肠道内残留的毒素，一般不予止吐处理。但应注意及时清理呕吐物，保持口腔及床单的清洁卫生。呕吐频繁者，可遵医嘱给予氯丙嗪肌内注射，以减少呕吐次数，有利于患者休息。

（2）腹泻 有助于清除胃肠道内毒素，故早期不用止泻剂。注意保持肛周皮肤及衣被清洁，便后用温水或 1∶5000 高锰酸钾溶液坐浴。腹痛时给予腹部热敷。亦可应用解痉药。

（3）腹痛 应注意腹部保暖，禁食冷饮。剧烈吐泻、腹痛者遵医嘱口服颠茄合剂或皮下注射阿托品，以缓解疼痛。

（4）纠正水、电解质紊乱 鼓励患者多饮水或淡盐水，以补充丢失的水分、电解质。呕吐明显者应少量多次饮水，有脱水者应及时口服补液盐或遵医嘱静滴生理盐水和葡萄糖盐液。休克者迅速协助抗休克处理。

（5）眼肌麻痹 患者可因眼肌麻痹而影响视觉功能，应注意环境安全，并协助患者进行日常活动，以防受伤。

（6）咽肌麻痹 咽肌麻痹易致口腔分泌物积聚于咽喉部而引起吸入性肺炎，应及时吸出，呼吸困难者予以吸氧，做好气管切开等抢救准备。

7. 用药护理

应用喹诺酮类或其他抗生素药物时，注意药物的剂量、时间和使用方法，及时观察疗效及不良反应。喹诺酮类药物与食物同服可减轻恶心、呕吐、食欲减退等胃肠道反应。神经型食物中毒应用多价抗毒血清，多价抗毒血清宜尽快早期应用，注射前应做过敏试验，阴性者可静脉注射，但速度不宜过快；阳性者采取脱敏疗法。为防止过敏性休克的发生，注射前应备好抢救物品，注射后应密切观察有无呼吸急促、脉搏加快等变态反应的表现，一旦出现，应立即给予肾上腺素、吸氧等抢救处理。

8. 心理护理

由于本病病程较短，多数患者病情较轻，所以疾病对患者学习和工作影响不大，对患者及其家属的生活及心理影响较小，患者及其家属可产生轻度紧张、焦虑等不良心理反应。针对吐泻与隔离等造成的不安情绪，有针对性地给予耐心细致的解答，与患者进行有效的沟通，从心理上消除患者不良的心理反应。指导患者正确面对疾病，保持乐观心态，去除不良情绪。另外要注重家庭及来自他人的情感支持，帮助患者早日康复。

9. 健康教育

向患者及家属讲解细菌性食物中毒的临床表现、治疗方法及配合治疗的重要性，告知患者和家属本病初起时呕吐、洗胃等可有利于清除细菌和毒素，经过及时有效的治疗，胃肠型食物中毒大多在 1~3 天治愈，而神经型食物中毒病死率较高，早期、积极的抗毒血清及综合治疗有利于降低病死率。

10. 疾病预防指导

（1）管理传染源

一旦发生可疑食物中毒，应立即报告当地卫生防疫部门，及时进行调查、分析、制定防疫措施，及早控制疫情。

（2）切断传播途径

认真贯彻《食品卫生法》，加强食品卫生管理。进行卫生宣传教育，不吃不洁、腐败、变质食物或未煮熟的肉类食物。

（3）保护易感人群

如果进食食物已证明有肉毒杆菌或其外毒素存在，或同进食者已发生肉毒中毒时，未发病者应立即注射多价抗毒血清 1000~2000 U，以防止发病。

（瞿桂平）

第五节　肺炎支原体肺炎

肺炎支原体肺炎是由肺炎支原体引起的呼吸道和肺部的急性炎症，常同时有咽炎、支气管炎和肺炎。全年均可发病，秋冬季节较多见。约占非细菌性肺炎的 1/3 以上，或各种类型肺炎的 10%。

(一)病原学

肺炎支原体是介于细菌和病毒之间，兼性厌氧、能独立生活的最小微生物。主要通过呼吸道传播，健康人吸入患者呼吸道的飞沫而感染，引起散发感染或小流行。本病以儿童及青年人居多，婴儿间质性肺炎应考虑本病的可能。发病2~3日至病愈数周皆可在患者的呼吸道分泌物中找到肺炎支原体。病原体通常存在于纤毛上皮之间，抑制纤毛活动与破坏上皮细胞，不侵入肺实质。肺炎支原体的致病性可能与患者对病原体或其代谢产物的过敏反应有关。

(二)流行病学

本病主要通过呼吸道飞沫传播，平时见散发病例，全年均有发病，以冬季较多。肺炎支原体在非流行年间约占小儿呼吸道感染病原的10%~20%，流行年份则高达30%以上，约每隔3~7年发生一次地区性流行，其流行特点为持续时间甚长，可达一年，可表现为肺炎、支气管炎、气管炎、咽炎等。

(三)临床表现

潜伏期为2~3周，起病较缓慢。症状主要为乏力、发热、头痛、咽痛、咳嗽、食欲减退、腹泻、肌痛、耳痛等。咳嗽多为阵发性刺激性呛咳，咳少量黏液。发热可持续2~3周，体温恢复正常后可仍有咳嗽。偶伴有胸骨后疼痛。肺外表现更多见，如皮炎(斑丘疹和多形红斑)等体格检查可见咽部充血，儿童偶可并发鼓膜炎或中耳炎，颈淋巴结肿大。胸部检查可无明显体征，与肺部病变程度常不相称。

(四)辅助检查

1.血液检查

白细胞总数正常或略增高，以中性粒细胞为主。发病2周后冷凝集反应多阳性，滴定效价超过1∶32。血支原体IgM抗体的测定可进一步确诊；直接检测标本中肺炎支原体抗原，适于临床早期快速诊断。

2.X线检查

肺部多种形态的浸润影，呈节段性分布，以肺下野为多见，有的从肺门附近向外伸展。病变3~4周后自行消散。部分患者出现少量胸腔积液。

(五)治疗原则

早期使用适当抗菌药物可减轻症状及缩短病程。本病有自限性，多数病例不经治疗可自愈。大环内酯类抗菌药物为首选，如红霉素、罗红霉素和阿奇霉素。氟喹诺酮类如左氧氟沙星、加替沙星和莫西沙星等，四环素类也用于肺炎支原体肺炎的治疗。疗程一般为 2~3 周。青霉素或头孢菌素类等抗菌药物无效。对剧烈呛咳者，应适当给予镇咳药。若继发细菌感染，可根据痰病原学检查，选用针对性的抗菌药物治疗。喹诺酮类抗生素儿童禁用。

(六)护理诊断

(1)气体交换受损　与肺部炎症有关。

(2)清理呼吸道无效　与呼吸道分泌物过多、黏稠，患者体弱，无力排痰有关。

(3)体温过高　与肺部感染有关。

(4)营养失调：低于机体需要量　与摄入不足、消耗增加有关。

(5)潜在并发症：心力衰竭、中毒性肠麻痹、中毒性脑病。

(七)护理措施

1. 饮食与休息

患者在饮食上应当加强管理，主要以清淡饮食为主，不要吃辛辣、油腻、刺激性食物；多喝白开水，加速体内物质排泄；形成良好的饮食习惯，有助于身体健康。

2. 对症护理

(1)协助排痰，保持呼吸道通畅

患者多数咳嗽较重，初期干咳，继而咳白色黏稠痰，保持患者口腔卫生，及时清除患者口鼻分泌物，经常给患者翻身拍背变换体位，鼓励患者咳嗽以促进分泌物排出，雾化超声吸入达到稀释痰液、镇咳消炎的目的，促进肺部炎症吸收，必要时适当吸痰。给予祛痰药消除黏稠分泌物，对严重喘憋者给予支气管解痉剂，供给易消化营养丰富食物及足够液体，应少食多餐避免过饱，影响呼吸。

(2)高热护理

对持续高热患者及时给予降温处理，有效缓解患者高热。护理人员可运用物理降温警惕高热惊厥的发生，以药物降温、头部冷敷、酒精擦浴等方式为患者进行降温处理。此外，鼓励患者多次少量饮水以补充体内水分的丢失，对体温不升者应给予保暖，保持口腔及皮肤清洁等也是对患者进行高热处理的必要措施。

3. 观察用药后的反应及护理

支原体肺炎药物首选红霉素，由于红霉素对胃肠刺激较大易引起胃部不适、恶心、呕吐、腹痛，嘱患者多进食；避免食用乳饮料、糖类食物；遵医嘱使用维生素 B6 减轻胃肠道反应，口服思密达保护胃黏膜；静脉滴注要缓慢，长时间静滴也可发生血栓性静脉炎，给予热敷，保护血管，减少疼痛。偶有过敏反应表现为药物热和荨麻疹，应给予对症处理。

4. 病情观察

对合并右胸腔积液和心肌损伤患者，护理要特别注意观察生命体征，观察患者有无喘憋、发绀、肤色、尿量、神志，当出现烦躁、嗜睡、反复惊厥、腹泻、呕吐等应及时通知医师，并针对病情及时采取相应治疗，严格控制输液速度，同时嘱患者卧床休息。

5. 心理护理

支原体肺炎病程较长，其自然病程为 2~3 周，注意做好解释工作取得其配合，生活上应主动关心体贴患者，最大限度地消除其恐惧和焦虑心理，鼓励其保持良好的心理与情绪，使患者愉快的接受治疗，达到最为理想的临床治疗效果。

6. 健康教育

向家属讲解疾病有关知识，加强体育锻炼，提高患者自身体质，改善呼吸功能，减少呼吸疾病发生，多进营养丰富食物，有利于降低肺炎的发生率。

（七）健康指导

患者出院后应继续遵医嘱坚持服药，平常注意病情监测，防止上呼吸道感染；出现异常症状时要警惕病情反复，应立即就医治疗。

（米丽）

第六节　恙虫病

恙虫病又名丛林斑疹伤寒，是由恙虫病东方体引起的急性传染病，系一种自然疫源性疾病。鼠类为主要传染源，通过恙螨幼虫叮咬传播。临床上以叮咬部位焦痂或溃疡形成、发热、皮疹、淋巴结肿大为特征。严重者可出现多器官损害，因心、肺、肾功能衰竭而危及生命。

（一）病原学

恙虫病东方体在电镜下呈球状或球杆状，大小为 $(0.3\sim0.6)\,\mu m\times(0.5\sim1.5)\,\mu m$，革兰染色呈阴性，吉姆萨染色呈紫蓝色。病原体对幼龄小白鼠的致病力强，故常用小白鼠腹腔内接种法作病原分离和鉴定。恙虫病东方体对外界环境的抵抗力较弱，有自然失活、裂解倾向，不易在常温下保存，不耐热，37℃ 23 h 后，其活力大为下降。对一般消毒剂均很敏感，如在 0.5% 苯酚溶液中或加热至 56℃，10 分钟即可死亡。耐寒、耐低温，−20℃ 可存活 5 周，干燥条件下亦能长时间存活。对氯霉素、四环素类和红霉素类均极敏感，但对青霉素类、头孢菌素类、碳青霉烯类、磺胺类及氨基苷类抗生素有抵抗力。

（二）流行病学

1. 传染源

鼠类是主要传染源。鼠类感染后多无症状，但病原体在其内脏中能长期存在，因而成为本病的主要贮存宿主。此外，兔、猪、家禽、鸟类等也可被感染或携带恙螨，同样可为本病的传染源及储存宿主。人类患病后，虽然血液中也有恙虫病东方体，但被恙螨幼虫叮咬的可能性极小，故作为传染源的意义不大。

2. 传播途径

本病通过携带恙虫病东方体的幼虫叮咬传播。全球已发现 3000 多种恙螨，主要分布在东南亚地区，我国有 500 多种，分布遍及全国。恙螨的生活周期包括卵、幼虫、蛹、稚虫和成虫五期，其中只有幼虫是寄生性，当幼虫叮咬带有恙虫病东方体的动物时，即可将病原体传染，如此不断循环。因此，恙螨既是本病的传播媒介，也是恙虫病东方体的原始贮存宿主。当人在疫区的草地上工作、活动或坐卧时，被带有病原体的幼虫叮咬而得病。

3. 易感人群

人群普遍易感，从事野外劳动、较多接触丛林杂草的人员及青壮年因暴露机会多而发病率较高。病后对同株病原体可产生较持久的免疫力，对异株的免疫力仅能维持数月，故可再次感染异株发病。

4. 流行特征

恙虫病分布很广，多发生于亚太地区的热带和亚热带，尤以东南亚、澳大利亚和日本地区常见，近年来逐渐向温带地区蔓延。全世界每年约有 100 万病例发生。本病在我国主要见于东南沿海地区，岛屿居民的发病率较高，但长江以北地区也不断有本病的报道。

我国北方和南方的流行季节有显著差异。南方省区多发生于夏、秋季，见于 5~10 月，以 6~8 月为流行高峰，但北方省区则多发于秋冬季，发病以 9~12 月为多，10 月为流行高峰。流行季节与气温、雨量变化、恙螨和野鼠密度增加等因素有关。

(三)临床表现

本病潜伏期 4~21 天，一般为 10~14 天。患者一般无前驱症状，起病急骤，体温迅速上升，1~2 天内达 39~41℃，多呈弛张热，亦可呈持续热型或不规则热型，持续 1~3 周，个别病例可超过 1 个月。常伴有畏寒或寒战、剧烈头痛、全身酸痛、疲乏、嗜睡、食欲下降、恶心、呕吐等。体征可有颜面部及颈胸部潮红、结膜充血、焦痂或溃疡、淋巴结肿大、皮疹、肝脾大等。病程进入第 2 周后，病情常加重，可出现表情淡漠、谵妄、昏迷或抽搐、脑膜刺激征等中枢神经系统症状；循环系统可有心率快、心音弱、心律失常等心肌炎表现；呼吸系统可出现咳嗽、胸痛、气促等肺炎症状。少数患者可有广泛的出血现象，如鼻出血、胃肠道出血等。危重病例呈严重的多器官损害，出现心、肝、肾衰竭及循环衰竭，还可发生弥散性血管内凝血。第 3 周后，患者体温逐渐降至正常，症状减轻至消失，并逐渐康复。恙虫病具有一些特征性体征，对于诊断有重要价值，分述如下：

1. 焦痂与溃疡

焦痂为本病之特征，对临床诊断最具意义，可见于 70% 以上的患者。发病初期被恙螨幼虫叮咬处可出现红色丘疹，不久形成水疱，破裂后呈新鲜红色小溃疡，1~2 天后中央坏死，成为褐色或黑色焦痂。焦痂呈圆形或椭圆形，大小不等，直径范围可为 2~15 mm，多为 4~10 mm，其边缘突起，周围有红晕，如无继发感染，则不痛不痒，也无渗液。痂皮脱掉后即成溃疡，其基底部为淡红色肉芽创面，起初常有血清样渗出液，而后逐渐减少，形成一个光洁的凹陷面，偶有继发性化脓现象。多数患者仅有 1 个焦痂或溃疡。由于恙端幼虫喜好叮咬人体湿润、气味较浓部位以及被压迫的部位，故焦痂多见于腋窝、外生殖器、腹股沟、会阴、肛周及腰背等处。患者发病时通常已有焦痂，因此体查时应细致检查，以免遗漏。

2. 淋巴结肿大

焦痂附近的淋巴结常明显肿大(可借此寻找焦痂)，大者如核桃，小的如蚕豆，可移动，常伴疼痛和压痛，不化脓，多见于腹股沟、腋下、耳后等处，消退较慢，在疾病恢复期仍可扪及，全身表浅淋巴结也可有轻度肿大。

3. 皮疹

皮疹的发生率有较大差异，可能与病原体的型别不同、病情轻重、就诊早晚等因素有关。皮疹多出现于病程的4~6天，少数病例可于发病时即出现，或迟至第14天才出现。发生率各地报道差别较大（35%~100%），可能与就诊时病期不同及病情轻重程度不同有关。皮疹常为暗红色充血性斑丘疹，少数呈出血性，无瘙痒，大小不一，直径为2~5 mm，压之不褪色，多散在分布于躯干和四肢，面部少见，手掌和足底部更少，极少数可融合成麻疹样皮疹。皮疹持续3~7天后逐渐消退，不脱屑，但有色素沉着。有些患者于病程第7~10天可在口腔软、硬及颊部黏膜上发现黏膜疹或出血点。

4. 肝脾大

肝大占10%~30%，脾大30%~50%，质软，表面平滑，可有轻微压痛。

5. 并发症

较常见的并发症有支气管肺炎、脑膜脑炎、中毒性肝炎、心肌炎、消化道出血和急性肾衰竭等，亦可并发多器官功能衰竭。孕妇可发生流产。

（四）辅助检查

1. 一般检查

患者白细胞计数常减少或正常，重型患者或有其他并发症时白细胞计数可增多，分类常有中性粒细胞核左移、淋巴细胞数相对增多。尿常规检查时，患者尿液中常见少量蛋白、白细胞、红细胞或上皮细胞。生化表现为肝功能正常或轻度异常，可有心肌酶谱异常，红细胞沉降率或C反应蛋白升高。

2. 血清学检查

①变形杆菌 OX_k 凝集试验：又称外斐反应，患者血清中的特异性抗体能与变形杆菌 OX_k 起凝集反应，为诊断提供依据。外斐反应最早可于发病第4天出现阳性，到病程第1周末约30%阳性，第2周末约为75%，第3周可达90%左右，效价为1∶160~1∶1280不等。第4周阳性率开始下降，至第8~9周多转为阴性。效价在1∶160以上有诊断意义。若在病程中隔周进行检查，如效价高4倍以上，则诊断意义更大。

②补体结合试验：阳性率较高，特异性较强。补体结合抗体在体内的持续时间可达5年左右，最好选用当地流行株作为抗原或采用多价抗原，这样可提高检测的阳性率。

③免疫荧光试验：用间接免疫荧光抗体试验检测患者血清中特异性抗体IgM或IgG，在病程的第1周末开始出现阳性，第2~3周末达高峰，2个月后效价逐渐下降，但可持续数年。

④斑点酶免疫测定：用于检测患者血清中各血清型的特异性IgM或IgG抗体，其中特异性IgM抗体的检测有早期诊断价值。

⑤酶联免疫吸附试验（ELISA）与酶免疫测定（EIA）：可做各种血清型恙虫病东方体的特异性 IgM 或 IgG 抗体检测，敏感度和特异性与斑点酶免疫测定相仿，亦可用于血清分型，但操作更简便。

⑥间接免疫荧光抗体试验：用间接免疫荧光抗体试验检测患者皮疹活检标本中恙虫病东方体，检出率为 65%，特异性为 100%；患者焦痂活检标本中恙虫病东方体检出率和特异性均达 100%，且在用特效病原治疗药物 4 天内，对该检测的敏感度和特异性影响不大。

3.病原学检查

①病原体分离：可采用动物实验、鸡胚卵黄囊接种或 HeLa 细胞培养等方法分离恙虫病东方体。

②分子生物学检查：采用聚合酶链反应（PCR）技术可检测细胞、血液等标本中的恙虫病东方体基因，具有敏感度高、特异性强的特点，对于本病诊断及血清型的鉴定有一定价值。

（五）治疗

1.一般治疗

宜卧床休息，避免劳累，进食易消化的食物，加强营养，注意多饮水，保持大便通畅，每日尿量 2000 mL 左右。保持水、电解质、酸碱和能量平衡，注意口腔卫生，定时翻身。重症患者应加强病情观察，及时发现各种并发症和合并症，采取适当的治疗措施。高热可物理降温，酌情使用解热药物，但慎用大量发汗的解热药。烦躁不安时可适量应用镇静药物。重症患者可给予糖皮质激素，以减轻毒血症状。

2.病原治疗

首选四环素类药物，其中多西环素有特效，成人 200 mg/d；8 岁以上儿童每日 4 mg/kg，每日服药 1 次或分 2 次服用，首次剂量可加倍；孕妇、8 岁以下儿童及哺乳期妇女不宜服用多西环素，此外，氯霉素和红霉素对本病有良好疗效，但因氯霉素有诱发再生障碍性贫血的可能性，故不宜作为本病的首选治疗药物。红霉素的成人剂量为 1 g/d。罗红霉素、阿奇霉素、诺氟沙星、甲氧苄啶等，对本病亦有疗效。然而，青霉素类、头孢菌素类和氨基苷类抗生素对本病无治疗作用，因为恙虫病东方体是专性细胞内寄生的微生物，而这些抗生素很难进入细胞内发挥其作用。少数患者可出现复发，用相同的抗生素治疗同样有效。

（六）护理诊断

（1）体温过高　与恙虫病东方体血症有关。

（2）皮肤完整性　与恙虫叮咬后导致焦痂、溃疡、皮疹形成有关。

（3）潜在并发症：支气管肺炎、心肌炎。

（4）焦虑　与患者对疾病的预后未知有关。

（七）护理措施

1. 消毒隔离

在标准预防的基础上，应用生物媒介传播的隔离与预防。

2. 休息

发热期间应限制活动，严格卧床休息，减少机体消耗，防止并发症的发生，给予生活协助。

3. 饮食

多数患者突然起病，体温迅速上升，呈弛张热型或稽留热型，机体能量消耗大，若出现高热应进食高热量、高维生素的流质和半流质饮食。进食困难者给予静脉营养支持，供给足量水分及营养。

4. 疾病监测指导

（1）观察体温：该病可在 1～2 日体温达 39～41℃或以上，呈弛张热或稽留热。在临床，观察发热的程度，记录发热的伴随症状：畏寒、寒战、大汗或盗汗；是否伴有结膜充血、淋巴结肿大；有无咳嗽、咳痰或恶心呕吐、腹痛、腹泻等症状。

（2）神经系统改变：随时注意头痛的特点及神经症状，如谵妄、嗜睡、重听及昏迷等中枢神经系统症状，出现意识障碍时，严格卧床休息，躁动时加用床档，防止坠床。剧烈头痛和严重神经症状遵医嘱给予镇痛药和镇静药。

（3）焦痂或溃疡：恙螨虫好侵袭人体潮湿气味较浓的部位，被叮咬皮肤局部充血水肿，形成小丘疹，继而形成小水疱，水疱中央坏死出血形成圆形或椭圆形的边缘稍隆起、无疼痛、无痒感的黑色焦痂，多分布于腋下、腹股沟、生殖器周围，不易被人发现或患者叙述病情时不好意思讲出来，所以需要细心检查并观察；若无合并感染，可不做处理；若有感染，可用无菌生理盐水每日清洗患处，注意保持周围皮肤清洁、干燥，可穿着柔软吸水性好的棉质衣服，衣服每天更换、清洗、消毒，避免摩擦创面加重感染。

（4）皮疹：观察皮疹的位置及分布情况；观察皮疹的特征：大小、数目、颜色、形状、边缘与界限、表面情况等；观察患者皮肤变化，有无新发皮疹：评估皮疹的性质与发展情况；评估皮疹的伴随症状。

（5）淋巴结肿大：绝大部分患者会出现全身浅表淋巴结肿大，尤以邻近焦痂处的最为明显。一般大小如蚕豆或核桃，有痛感及压痛，可移动而无化脓倾向，每日观察肿大淋巴结的大小、分布、数量及消涨情况，避免压、碰、挤压肿大淋巴结；肿大淋巴结可随病情好转而消退。

（6）呼吸系统改变：观察患者的呼吸频率、深浅，节律及伴随症状；观察呼吸困难的特点，是吸气性、呼气性呼吸困难还是混合性呼吸困难；与活动、体位的关系；昼、夜是否一样；是否伴有发热、胸痛、咳嗽、咳痰及咯血；监测患者的血氧饱和度，必要时可予以双侧鼻腔低流量持续吸氧。

（7）消化系统的改变：观察恶心、呕吐的程度、呕吐的时间、呕吐物的性质、量，呕吐与进食的关系；给予流食或半流食、清淡易消化食物，禁烟酒和辛辣刺激性食物，并观察大便性质、颜色，及时发现有无消化道出血征兆。

5. 对症护理

（1）降温：体温达到 38.5℃，给予温水擦浴或冰袋物理降温，同时要做好保暖工作，观察使用降温措施后的效果，出汗时及时更换衣裤鼓励多饮水，大量出汗时及时补充液体，防止虚脱，注意保暖。有高热抽搐史患儿在物理降温同时给予镇静、止惊药物，并观察记录用药效果。

（2）保持皮肤清洁：焦痂或溃疡为本病特征之一，要注重患者隐蔽处、私密处的清洁卫生，保持焦痂或溃疡周围皮肤的清洁、干燥，穿柔软吸水性好的棉质内衣，衣服每天更换、清洗、消毒；若有溃疡或感染可用无菌生理盐水每日清洗患处；局部涂以抗生素软膏，必要时以无菌纱布包扎，定时换药。嘱患者不要抓挠皮疹部位。

（3）保持口腔清洁：持续高热，唾液分泌减少，维生素消耗增多，易引起口腔溃疡，指导患者每日早晚用软毛牙刷刷牙，每日早晚和餐后用温盐水或 3% 碳酸氢钠漱口液含漱。密切观察患者口腔内的情况，包括有无溃疡，舌苔的变化，有无真菌感染及出血点等，患者不能刷牙时予以口腔护理，动作要轻柔，避免损伤黏膜和牙龈引起出血。

（4）保持大便通畅：患者发热时应卧床休息，活动减少，肠蠕动减慢容易出现便秘，要密切观察患者排便情况，嘱其日常饮食可多摄入水果等粗纤维食品，口服乳果糖，必要时予以开塞露或温盐水清洁灌肠。

6. 用药指导

遵医嘱使用氯霉素或四环素族药物。注意观察药物的不良反应，如使用氯霉素时应注意观察血象的变化，有无全血细胞减少或出血倾向等。

(八)健康教育

向患者宣教恙虫病发病原因、临床表现等相关知识，并指导患者出院后做好个人防护，特别是高危人群减少或避免恙螨的暴露，以降低感染风险。有恙螨叮咬史或野外活动史者，一旦出现疑似症状或体征，应及早就医，并告知医生相关暴露史。

流行地区要持续开展爱国卫生运动，降低环境中鼠类和恙螨密度是控制本病的重要措施。注意改善环境卫生，清除杂草，消灭恙螨和野鼠、家鼠。填平坑洼，以增加日照，降低湿度，使之不适于恙螨的生长繁殖。对不能除杂草的区域可用化学杀螨剂喷洒。同时采取以环境治理为主，药物毒杀为重要手段的综合措施控制鼠密度。

(九)疾病预防指导

1. 控制传染源

主要是灭鼠，应采取综合措施，用各种捕鼠器与药物灭鼠相结合。常用灭鼠药有磷化锌、安妥和敌鼠等。患者不必隔离，接触者不检疫。

2. 切断传播途径

关键是避免恙螨幼虫叮咬。在恙虫病流行季节应避免在草地上坐卧，在野外活动时，应扎紧衣袖口、裤管口，衬衫扎入裤腰内，减少恙螨的附着或叮咬。也可在暴露的皮肤和裤脚、领口或袖口上防虫剂，如邻苯二甲酸二苯酯或苯甲酸苄酯等。此外，应改善环境卫生，除杂草，消除恙螨滋生地，或在丛林草地喷洒杀虫剂。在流行区野外作业时，铲除或焚烧住地周围半径50米杂草，然后喷洒杀虫剂消除恙螨。野外作业后，及时拍打衣物，抖落附着的恙螨；换衣洗澡，重点擦洗腋窝、腰部、会阴等皮肤柔软部位，可减少被恙螨叮咬的机会。

3. 保护易感人群

做好个人防护是预防本病的有效措施。流行季节避免在恙螨栖息环境中坐卧休息或晾晒衣被。目前，尚无临床可用的恙虫病疫苗。

（胡玲利）

第七节　钩端螺旋体病

钩端螺旋体病简称钩体病，是皮肤和黏膜经接触含致病性钩端螺旋体（简称钩体）感染源而传播的自然疫源性急性传染病。鼠类和猪是主要传染源，呈世界性范围流行。其临床特为起病急骤,早期呈现钩端螺旋体血症,表现为高热、全身酸痛、乏力、球结膜充血、淋巴结肿大和腓肠肌压痛等全身中毒症状,中期呈现各脏器损害和功能障碍,后期为多种变态反应后发症,重症病可并发肝、肾衰竭和肺弥漫性出血而危及生命。

(一)病原学

螺旋体广泛分布在自然界和动物体内,大部分无致病性,只有一小部分可致病,其中,引起人疾病的螺旋体有钩体、梅毒螺旋体、包柔螺旋体、伯氏疏螺旋体,引起钩体病、梅毒、回归热、莱姆病等,其中最常见的是钩端螺旋体病。电镜下钩体由柱形菌体、轴丝和外膜组成,钩体有两条环状染体,其基因序列已获得。

钩体能耐寒冻,冷湿及弱碱环境是其存活的重要条件,在河沟及田水中可存活数日乃至数月。钩体对干燥、热、酸、碱和常用消毒剂很敏感,极易被稀盐酸、70%乙醇、含氯石灰所灭活。在干燥环境下数分钟,日光直射2小时,60℃以上10分钟,含0.3%有效氯的水中3分钟,肉盐腌(含盐48%以上)10天以上,均可被杀死。

(二)流行病学

1.传染源

自然界中多种动物可感染钩体并带菌,最主要的传染源是野鼠、猪和犬。黑线姬鼠为我国南方稻田型钩体病的主要传染源,所带钩体主要是黄疸出血群。而猪和犬为北方洪水型钩体病的主要传染源,猪带钩体主要是波摩那群,犬带钩体主要是犬群。钩体在动物的肾脏内生长繁殖,随尿排出而污染水、土壤和食物。人尿为酸性,不宜钩体生存,故作为传染源的可能性小。

2.传播途径

钩体病传播方式为直接接触人类感染。除极个别来自实验室感染外,均来自接触受染动物排泄到环境中的钩体所致。在秋收季节,野鼠群集田间觅食。其中病鼠将带钩体的尿液排出,污染田水和土壤,农民赤足下田劳作,钩体即可侵入手足皮肤细微破损处造成感染。在雨季和洪水季节猪粪便外溢广泛污染环境,人群接触疫水后,常引起感染流行。其他传播途径包括渔民捕鱼时接触疫水、游泳,以及矿工和下水道工人的作业等。

3.易感人群

人群对钩体普遍易感。感染后可获较持久的同型免疫力,但不同型别间无交叉免疫。新入疫区的人易感性高,且易发展为重型。

(三)临床表现

本病临床表现复杂，病情轻重差别大，主要与入侵钩体的菌型和机体免疫力有关。侵入钩体毒力强或初入疫区、未接受过预防接种、缺乏免疫力者可出现严重临床表现。潜伏期一般 7~14 天，平均 10 天。典型的临床病程可分早期、中期和后期。

1. 早期(钩体血症期)

(1)症状

①发热　急性发热，伴畏寒或寒战，体温 39℃左右，多为稽留热，部分为弛张热，1~2 天达高峰，热程 4~7 天，也可达 1 天以上。

②疼痛　头痛症状比较突出，可延续至中期和后期。全身酸痛和肌痛明显，多见于四肢和腰背肌，以腓肠肌为甚，1~6 天最明显。腓肠肌疼痛第 1 天即可出现，轻者仅感小腿胀痛，重者疼痛剧烈，不能行走。

③乏力　全身乏力、肢体软弱，腿软明显，难以下床站立和行动。部分患者全身乏力。

(2)体征

①结膜充血　发病第 1 天即可出现结膜充血，以后迅速加重，无分泌物，可发生结膜下出血，少有畏光、疼痛，呈持续性，退热后仍可持续数天。

②腓肠肌压痛：轻者仅轻度压痛，重者疼痛拒按，有一定的特征性。

③浅表淋巴结肿大、压痛：病后第 2 天可出现，以腹股沟和腋下淋巴结群常见。一般为黄豆或蚕豆大，也可大如鹅蛋，质较软，有压痛。

2. 中期(器官损伤期)

起病后 3~10 天。为症状明显阶段。按临床表现的主要特点可分以下五型：

(1)流感伤寒型：此型仅有早期钩体血症表现，无内脏损害，是钩体病的轻型。病程 5~10 d，发热渐退而愈。在我国，此型最常见，占 90%以上。

(2)肺出血型：在早期感染中毒表现的基础上，出现咳嗽、血痰和咯血，临床上分以下两型：

①肺出血普通型：咳嗽，痰中带血，肺部少许湿啰音，X 线检查示双肺散在的点状或小片状阴影。

②肺弥漫性出血型：以肺出血缺氧、窒息为特点，是无黄疸型钩体病的常见死因。起病 3~4 天出现大出血，亦可起病后很快发生。随着出血迅速增多，患者出现进行性加重的呼吸循环功能障碍，救治难度比较大。

(3)黄疸出血型

本型于病程第 4~8 天出现进行性加重的黄疸、出血和肾损害，严重者可出现肝衰竭、出血性休克及急性肾衰竭，其中，急性肾衰竭是本型的常见死因。

①肝损害

患者食欲减退，恶心、呕吐；血清谷丙转氨酶（ALT）升高，于病程第 10 天左右达到高峰；肝脏轻至中度肿大，触痛；部分患者有轻度脾肿大。轻症者预后较好，重型者黄疸达正常值 10 倍以上，可出现肝性脑病，多有明显出血和肾衰竭，预后较差。

②出血

常见为鼻出血，皮肤黏膜瘀点、瘀斑，咯血，尿血，阴道流血，呕血，严重者有消化道大出血，从而导致休克或死亡。少数患者在黄疸高峰期出现肺弥漫性出血而死亡。

③肾损害

轻者为少量蛋白尿，镜下血尿，少量白细胞与管型。重者发生肾衰竭，表现为少尿肉眼血尿和大量蛋白尿，电解质紊乱，氮质血症和尿毒症。肾衰竭是黄疸出血型的主要死因。

（4）肾衰竭型

各型钩体病均可有尿蛋白、尿红细胞等肾损害的表现，多可恢复正常。肾衰竭常与黄疸出血型合并存在，单纯出现少尿、氮质血症与尿毒症等肾衰竭表现者少见。

（5）脑膜脑炎型

该型临床上少见，起病后 2~3 天出现头痛、呕吐、颈项强直等脑膜炎表现，或意识障碍、瘫痪、昏迷等脑炎的表现，严重者出现脑水肿、脑疝和呼吸衰竭。脑脊液检查见压力增高，白细胞数稍增多，以淋巴细胞为主，蛋白含量轻度增高，脑脊液中易分离出钩体。仅表现为脑膜炎者预后较好；脑膜脑炎者病情重，预后差。

3. 后期（恢复期或后发症期）

少数患者退热后，于恢复期后可再次出现症状和体征，称为钩体后发症。一般认为此与机体感染钩体后诱发的变态反应有关。

（1）后发热：多在退热后 15 天，再次出现发热 38℃ 左右，不需抗生素治疗，持续 1~3 天而自退，后发热与青霉素剂量、疗程无关。

（2）反应性脑膜炎：少数患者在后发热的同时出现脑膜炎症状与体征，但脑脊液钩体培养阴性，其预后较好。

（3）眼后发症：常见于波摩那群钩体感染，以虹膜睫状体炎、脉络膜炎或葡萄膜炎常见，也有虹膜表层炎、球后视神经炎或玻璃体混浊等。可影响患者的视力。多于退热后 1 周至 1 个月出现。

(4)闭塞性脑动脉炎：多见于波摩那群钩体隐性感染半个月至 5 个月后。表现为脑动脉炎致脑缺血，而引起偏瘫、失语、多次反复短暂肢体瘫痪。脑脊液检查蛋白轻度增高，白细胞轻至中度增高。脑血管造影可有脑基底部多发性动脉狭窄。

(四)辅助检查

1.一般检查

(1)血液检查

血白细胞计数和中性粒细胞轻度增高或正常，红细胞沉降率增快。

(2)尿液检查

约 2/3 的患者尿常规有轻度蛋白尿，尿镜检可见红细胞、白细胞及管型。重型患者可有外周血中性粒细胞核左移、血小板数量下降。

(3)肺部 X 线检查

肺出血型可见双肺呈毛玻璃状或双肺弥漫性点状、片状或融合性片状阴影。

(4)脑脊液检查

约 70% 的脑膜脑炎型患者脑脊液检查可见压力增高，蛋白增加，白细胞多在 $500×10^9/L$ 以下，淋巴细胞为主，糖正常或稍低，氯化物正常。

2.特异性检查

(1)血清学检查

①显微镜下凝集试验(MAT)：检测血清中特异性抗体，为国内常用的钩体血清学诊断方法，其特异性和敏感性均较高。患者于起病第 7~8 天可出现阳性，15~20 天达高峰。1 次凝集效价 1∶400(++)以上或起病初及 2 周后的双份血清效价增加 4 倍以上有诊断意义。

②酶联免疫吸附试验(ELISA)：国外已较广泛用于检测血清钩体 IgM 抗体，其灵敏性和特异性均高于 MAT 和钩体培养，稳定性好。

(2)核酸检测

聚合酶链反应(PCR)可以检测患者全血、血清、脑脊液(发病 7~10 天)或尿液(发病 2~3 周)中的钩体 DNA，具有特异、敏感、快捷的特点，有助于早期诊断。

(3)钩体分离、培养

患者的血液、脑脊液或尿液在柯氏培养基中进行钩体培养，28℃培养 1~8 周，阳性率为 20%~70%，一般培养 4 周无钩体方可定为阴性。

(五)治疗

对钩体病各型均应特别强调"三早一就地"的治疗原则,即早期发现、早期诊断、早期治疗及就地或就近治疗。

1. 病原治疗

杀灭病原菌是治疗本病的关键和根本措施。轻症者可应用多西环素、阿莫西林、氨苄西林或阿奇霉素口服;重症者可用青霉素、头孢曲松或头孢噻肟钠静脉注射。

(1)青霉素 G:为首选药物。常用剂量为 40 万 U 肌注,每 6～8 h 给药 1 次,用至热退后 3 天,一般有潜在治疗作用,如氯霉素、喹诺酮类及大环内酯类等。全疗程 5～7 天。重症者根据病情调整用量。患者接受青霉素 G 首剂注射后 30 分钟至 4 小时,若突然出现畏寒、寒战、体温骤升,原有症状加重,持续 30 分钟至 1 小时,部分患者出现体温骤降至正常或以下,严重者出现低血压、休克、厥冷,或发生超高热,伴神志不清、抽搐、呼吸心跳停止,称为赫氏反应。赫氏反应的发生是因短时间内大量钩体被杀死而释放毒素引起的临床症状加重现象,易诱发弥漫性肺大出血。赫氏反应也可发生于其他钩体敏感抗菌药物的治疗过程中。预防赫氏反应,可采用小剂量与分次给药的方案,即青霉素 G 首剂 5 万 U,4 小时后 10 万 U 逐渐增至每次 40 万 U,同时静脉滴注氢化可的松 200 mg,以减少赫氏反应的发生。一旦发生赫氏反应,需立即使用镇静剂和肾上腺皮质激素,并对症处理,如物理降温、适量输液、纠正酸中毒、强心、抗休克和使用呼吸兴奋药等。

(2)其他抗生素:对发生赫氏反应或青霉素过敏者可考虑选用下列药物,庆大霉素 8 万 U,肌注,每 8 小时 1 次;四环素 0.5 g,口服,每天 4 次;多西环素 100 mg,口服,每 8 h 一次,连用 5～7 d。

2. 对症治疗

绝对卧床休息,减少搬动;维持水、电解质平衡;加强对症治疗及护理,严密病情观察。

(1)肺出血型:强调及早使用镇静剂和肾上腺皮质激素。

①镇静剂:可选用派替呢 50～100 mg 肌注;也可氯丙嗪、异丙嗪各 25～50 mg 肌注;也可用 10%水合氯醛 20～30 mL 灌肠。

②激素疗法:氢化可的松 200～300 mg 加入 5%葡萄糖溶液中静脉滴注,每天可用至 400～600 mg;或地塞米松 10～20 mg 静脉注射或快速静滴,一天 2～3 次。危重患者可用琥珀酸钠氢化可的松,首剂 500 mg,每天可用至 1000～2 000 mg,用至热退后或主要症状明显减轻应立即减量。

③强心药：心率超过 120 次/分钟，使用毛花苷 C 0.2~0.4 mg 毒毛花苷 K 0.25 mg 加入 10%葡萄糖溶液 10~20 mL 静脉缓慢推注，必要时可重复使用，24 h 内不超过 1 mg。

④止血药及输血：酌情予以云南白药、维生素 K、氨甲苯酸等止血。无心血管疾病者可用垂体后叶素 5~10 U 溶于 20 mL 葡萄糖溶液中，缓慢静注。有 DIC 者主张使用新鲜全血、血小板等。慎用升压药。

⑤保持呼吸道通畅：及时吸出呼吸道分泌物和血凝块，保持呼吸通畅。如血块堵塞气管需气管插管或气管切开，清除血块，加压或高速给氧。必要时使用人工辅助呼吸。

（2）黄疸出血型

加强护肝、解毒、止血等治疗。如出现急性肾衰竭，应采取以下措施：

①控制原发病因，纠正可逆的病因：包括扩容、抗休克和控制感染等。停用影响肾灌注或肾毒性药物。注意调整药物剂量，如有可能检测血清药物浓度。

②维持液体平衡：严格计算患者 24 h 液体出入量。补液时遵循"量入为出"的原则。如出现急性心力衰竭则最有效的治疗措施是尽早进行透析治疗。

③纠正高钾血症：当血钾超过 6.5 mmol/L，应密切监测心率和心电图，并紧急处理。5%碳酸氢钠 100~200 mL 静脉点滴，如以上措施无效，尽早透析治疗。

④纠正代谢性酸中毒：如 HCO_3^- 低于 15 mmol/L，可根据情况选用 5%碳酸钠 100~250 mL 静脉点滴，对于严重酸中毒患者，应立即进行透析治疗。

⑤控制感染：一旦出现感染迹象，应积极使用有效抗生素治疗，可根据细菌培养和药物敏感试验选用对肾无毒性或毒性低的药物，并依据肾小球滤过率（GFR）调整剂量。

⑥血液净化：在急性肾衰竭的救治中起到关键的作用，常用模式有血液透析、腹膜透析、间歇性肾脏替代治疗或连续性肾脏替代治疗。

（3）脑膜脑炎型

除抗菌治疗外，还应进行降颅内压治疗，及时控制发热、抽搐和呼吸衰竭等。

1）降颅内压：可选择 20%甘露醇 250 mL，每 6~8 小时一次，必要时加呋塞米 20 mg，每 8~12 小时一次，地塞米松 10 mg，每天 1~2 次。

2）发热：高热患者应以物理降温为主，药物降温为辅，使肛温保持在 38℃左右。

3）抽搐：因脑实质病变引起的抽搐，可使用镇静剂。常用的镇静剂有地西泮,成人每次 10~20 mg,肌注或缓慢静脉注射;也可用水合氯醛鼻饲或灌肠,伴有高热者可用亚冬眠疗法。

4)呼吸衰竭:呼吸衰竭患者可根据病因不同选择相应的治疗。因脑水肿所致者应加强脱水治疗;因呼吸道分泌物阻塞者应定时吸痰、翻身拍背,必要时可用化痰药物(α-糜蛋白酶、沐舒坦等)和糖皮质激素雾化吸入,并可适当加入抗生素防治细菌感染;对于有严重排痰障碍者可考虑用纤维支气管镜吸痰。经上述处理无效,病情危重者,可采用气管插管或气管切开建立人工气道。中枢性呼吸衰竭时可使用呼吸兴奋剂,首选洛贝林,成人每次 3~6 mg,儿童每次 0.15~0.2 mg/kg,肌注或静脉滴注;亦可选用尼可刹米,成人每次 0.375~0.75 g,儿童每次 5~10 mg/kg,肌注或静脉滴注。

3.后发症的治疗

(1)后发热和反应性脑膜炎:一般采取简单对症治疗,短期即可缓解。

(2)眼后发症:虹膜睫状体炎应及早应用 1%阿托品或 10%去氧肾上腺素滴眼液扩瞳,眼部热敷(每日 2~4 次,每次 20 分钟),尽可能使瞳孔扩大至最大限度,将已形成的虹膜后粘连分开。必要时可使用氢化可的松球结膜下注射。口服烟酸、维生素 B1、维生素 B2,静注妥拉苏林,山莨菪碱等。

(3)闭塞性脑动脉炎:争取尽早治疗,否则可遗留不同程度的后遗症。多采取大剂量青霉素联合肾上腺糖皮质激素治疗,也可口服维生素 B1、维生素 B6、维生素 B12 及血管扩张药物(烟酸、氢溴酸樟柳碱和氨茶碱等)和中药,如有瘫痪,可予针灸、推拿治疗。

(六)护理诊断

(1)体温过高 与钩端螺旋体血症有关。

(2)疼痛:肌肉酸痛 与钩体毒血症和肌肉损害有关。

(3)潜在并发症:出血、急性肾衰竭、脑水肿。

(七)护理措施

1.消毒隔离

采取接触的隔离方式,做好隔离标识,患者应住在单间病室,保持病室环境清洁。

(1)患者的隔离措施:限制活动范围,减少转运,如需转运时,应采取有效措施,减少对其他患者、医务人员和环境表面的污染。

(2)医务人员的防护措施:接触隔离患者的血液、体液、分泌物、排泄物等物质时,应戴手套;离开隔离病室前和接触污染物品后,应摘除手套、洗手和/

或手消毒。手上有伤口时应戴双层手套。进入隔离病室，从事可能污染工作服的操作时，应穿隔离衣；离开病室前，脱下隔离衣，按要求悬挂，每天更换、清洗与消毒；若使用一次性隔离衣，用后按医疗废物管理要求进行处置。

2. 休息与活动指导

患者早期应卧床休息，强调减少体力消耗的重要性，待症状消失后可下床活动，活动量视体力恢复情况逐渐增加。病室内通风换气，空气新鲜，保持适当的温湿度。

3. 饮食与营养指导

给予营养丰富、高维生素、易消化的流食或半流食，少量多餐。有肝性脑病倾向时，以植物蛋白为主保持患者正氮平衡。每日饮水量在 2 500 mL 左右，可给予果汁或者温开水，以利于排毒、退热。必要时给予静脉补液，维持水、电解质和酸碱平衡。

4. 病情观察

(1)密切观察患者的生命体征、皮肤黏膜出血或黄疸和 24 小时液体出入量等。

(2)密切观察患者有无呼吸、心率加快，血压下降等出血性休克表现。观察皮肤、黏膜有无出血点及瘀斑，有无鼻出血、呕血、便血、血尿等。如突然面色苍白、烦躁不安、呼吸急促、心率加快、肺部出现湿啰音以及咳血丝痰提示肺出血，应及时通知医生。及时进行血常规、凝血功能检查。

5. 护理

首剂使用抗菌药物后，必须严密观察患者体温、脉搏及血压变化，用药 6 h 内加强监护。一旦发生赫氏反应，应积极配合医生采取镇静、降温、吸氧等抢救措施，可遵医嘱静滴或静注氢化可的松，以降低机体的应激反应。钩体病一般不用退热药，因服用退热药后，可使体温骤降，易引起周围循环衰竭。

静脉补液时速度不宜过多、过快，一般每分钟 20 滴左右，以免增加心脏负担及诱发出血。如出血严重或有失血性休克时，及时配血，争取少量多次输新鲜血，并用低分子右旋糖酐或平衡盐溶液等补足血容量，纠正循环衰竭。

6. 对症护理

(1)发热

高热时可予以物理降温，如冰敷前额及大血管经行的部位(颈部、腋窝和腹股沟)，如有皮肤出血倾向时，避免酒精擦浴和温水拭浴，以防局部血管扩张进一步加重出血。必要时遵医嘱给予药物降温，降温过程中密切监测患者体温与脉搏的变化以及出汗情况，及时更换衣物，保持皮肤清洁干燥，以防患者受凉，注意观察患者降温后的反应，避免患者脱水。密切观察患者的生命体征、皮肤黏膜出血或黄疸和 24 小时液体出入量等。

（2）疼痛

1）密切观察患者情况，评估疼痛程度。嘱患者卧床休息，减少体力活动。

2）可采用适当的分散患者注意力的方法，缓解疼痛。

3）肌肉疼痛较重者，可用局部热敷缓解疼痛，并将肢体置于舒适体位。疼痛剧烈者，可遵医嘱使用镇痛药，以控制症状。

3. 出血的预防与护理

（1）皮肤出血重点在于避免人为的损伤而导致或加重出血。保持床单平整，衣着轻软、宽松；避免肢体的碰撞或外伤。沐浴或清洗时，避免水温过高和过度用力擦洗皮肤；勤剪指甲以免抓伤皮肤。高热患者禁用酒精（温水）拭浴降温。各项护理操作动作轻柔；尽可能减少注射次数；静脉穿刺时，应避免用力拍打及揉擦局部，结扎压脉带不宜过紧和时间过长；注射或穿刺部位拔针后需适当延长按压时间，必要时局部加压包扎。此外，注射或穿刺部位应交替使用，以防局部血肿形成。

（2）鼻出血

指导患者勿用力擤鼻，避免用手抠鼻和外力撞击鼻部。少量出血时可用棉球或吸收性明胶海绵填塞，无效者可用 0.1% 肾上腺素棉球或凝血酶棉球填塞，并局部冷敷。出血严重时，尤其是后鼻腔出血，可用凡士林油纱条行后鼻腔填塞术，术后定时用无菌液状石蜡滴入，以保持黏膜湿润，3 天后可轻轻取出油纱条；若仍出血，需更换油纱条再予以重复填塞。由于行后鼻腔填塞术后，患者常被迫张口呼吸，应加强口腔护理，保持口腔湿润，增加患者舒适感，并可避免局部感染。

（3）口腔、牙龈出血

为防止牙龈和口腔黏膜损伤而导致或加重局部出血，应指导患者用软毛牙刷刷牙，忌用牙签剔牙；尽量避免食用煎炸、带刺或含尖硬骨头的食物、带硬壳的坚果类食品以及质硬的水果（如甘蔗）等；进食时要细嚼慢咽，避免口腔黏膜的损伤。牙龈渗血时，可用凝血酶或 0.1% 肾上腺素棉球、吸收性明胶海绵片贴敷牙龈或局部压迫止血，并及时用生理盐水或过氧化氢清除口腔内陈旧血块，以免引起口臭而影响患者的食欲和情绪及可能继发的细菌感染。

（八）健康教育

患者出院后仍需避免过劳，加强营养。如有视力障碍、发音不清、肢体运动障碍，可能是钩体病的"后发症"，应及时就诊。

(九)疾病预防指导

1.控制传染源

重点加强对鼠类和猪、犬、牛、羊等家畜尿的管理。鼠类是钩体病的主要储存宿主,疫区应因地制宜,采取各种有效办法尽力消灭田间鼠类,同时也要消灭家舍鼠类;开展圈猪积肥,不让畜尿粪直接流入附近的水沟、池塘、稻田;防止雨水冲刷;加强检疫;畜用钩体疫苗预防注射等;消灭野犬,拴养家犬,进行检疫。

2.切断传播途径

改造疫源地开沟排水,消除死水,在许可的情况下,收割水稻前1周放干田中积水;兴修水利,防止洪水泛滥。畜饲养场所、屠宰场等应搞好环境卫生和消毒工作。从事污水作业和疫区从事生产劳动的人员应加强个人防护,可穿长筒橡胶靴,戴橡胶手套。疫区居民在流行季节不要在池沼、水沟中捕鱼、游泳和嬉戏,减少不必要的疫水接触。

3.保护易感人群

在疫区流行季节前半个月到1个月,可行钩体多价灭活菌疫苗预防接种。接种后1个月左右产生免疫力,该免疫力可维持1年左右。在疫水接触期间亦可口服多西环素 200 mg,每周1次。对高度怀疑已受钩体感染者,每天肌注青霉素 G 80 万~120 万 U,连续 2~3 天;或口服多西环素,可预防发病。

(贺慧阳)

第八节　日本血吸虫病

日本血吸虫病是由日本血吸虫寄生于门静脉系统所引起的寄生虫性传染病。由人或哺乳动物的皮肤接触含有尾蚴的疫水而感染。急性期主要表现为发热、腹痛、腹泻或脓血便、肝肿大及压痛等,血中嗜酸性粒细胞显著增多;慢性期以肝脾肿大或慢性腹泻为主;晚期以门静脉周围纤维化病变为主;可发展为肝硬化、巨脾与腹水等。目前,日本血吸虫病属乙类传染病,需严格管理。

(一)病因

主要是血吸虫发育的不同阶段引起的机体免疫反应。尾蚴:钻入皮肤,引起尾蚴性皮炎。童虫(幼虫):移行于肺时,引起发热。咳嗽、荨麻疹、嗜酸性粒细胞增多等临床表现。成虫:具有抗原性,引起轻微血管内膜炎。虫卵:部分进入肠道,随大便排出;部分沉积于肠壁黏膜下;部分顺门静脉血流至肝、肺、脑等处。虫卵所到之处都可以形成虫卵肉芽肿,导致相应器官损害。

(二)流行病学

1.传染源

日本血吸虫病为人兽共患传染病,患者和保虫宿主都是传染源。日本血吸虫的保虫宿主有几十种之多,如牛、马、犬等。

2.传播途径

必须具备以下三个条件。

(1)粪便入水　患者、病畜粪便污染水源。

(2)钉螺滋生　钉螺是血吸虫唯一的中间宿主,因为钉螺盛行于秋季,故而感染尾蚴的可能性以秋季为最高。

(3)接触疫水　本病感染方式主要是通过生产劳动和生活用水接触疫水而感染。

3.易感人群

人群普遍易感,患者以农民、渔民为多。

4.流行特征

日本血吸虫病除在我国流行外,还流行于菲律宾、印度尼西亚、马来西亚、泰国。

(三)临床表现

血吸虫病的临床表现复杂多样。根据病期早晚、感染轻重、虫卵沉积部位以及患者免疫反应不同,临床上可分为急性、慢性与晚期血吸虫病和异位血吸虫病。

1.血吸虫病

患者常有明确的疫水接触史,发病多在夏秋季,以7~9月为高峰,潜伏期大多为30~60 d,平均约40 d。其主要临床表现为:

(1)发热　患者均有发热,热度及热程与感染程度成正比,轻症发热数天,一般2~3周,重症可迁延数月。热型以间歇型、弛张型多见,早晚波动可很大。一般发热前少有寒战。高热时偶有烦躁不安等中毒症状,热退后自觉症状良好。重症可有缓脉,可以出现消瘦,贫血,营养不良和恶病质,甚至死亡。

(2)消化道症状　患者可出现食欲减退、恶心、呕吐、腹泻、脓血便等消化道症状,少数患者可出现腹水、腹胀、腹膜刺激征。

(3)过敏反应　约半数患者在接触疫水后数小时出现尾蚴性皮炎,在尾蚴侵入部位出现蚤咬样红色皮损，痒、无痛，数小时至2~3 d内消失。除皮炎外荨麻疹较常见，此外可出现血管神经性水肿、全身淋巴结轻度肿大等。血中嗜酸性粒细胞显著增多，具有重要诊断参考价值。

（4）肝脾肿大　90%以上患者有肝脏肿大，体检可发现肝脏肿大，伴不同程度压痛，尤以左叶为主.半数患者有脾肿大，无压痛。

2.慢性血吸虫病

轻度感染者、急性血吸虫病经过治疗未愈，或未治自行退热，演变为慢性血吸虫病。在流行区占绝大多数，病程可持续10~20年甚至更长。轻者无明显症状者最多，仅在粪便普查或因其他疾病就医时发现虫卵而确诊。少数患者出现腹泻、腹痛。轻度腹泻者，每天2~3次，便稀、偶带血，重者有脓血便，伴里急后重。随着病情进展，可有乏力、消瘦、劳动力减退等表现。病程延长可进入肝硬化阶段。

3.晚期血吸虫病

反复或重度感染者，未经及时、彻底的治疗，经过较长时期(5~15年)的病理发展过程，在长期广泛的肝纤维化病理基础上，演变为肝硬化并出现相应的临床表现(脾大、腹水、侧支循环建立)及并发症，即晚期血吸虫病。根据主要临床表现可分为巨脾型、腹水型、侏儒型和结肠肉芽肿型。

4.异位血吸虫病

常见的异位损害是肺与脑，其次为皮肤、肾、胃和阑尾等。肺血吸虫病患者有干咳、呼吸困难等症状。脑血吸虫病急性期表现为脑膜炎症状：意识障碍、脑膜刺激征、瘫痪、抽搐、腱反射亢进、锥体束征等，慢性期主要症状为癫痫发作，尤以局限性癫痫最为多见。脑血吸虫病患者肝脾肿大有时并不明显。如能及早诊断与治疗，预后较好。

5.并发症

（1）上消化道出血　上消化道出血为晚期血吸虫病患者主要并发症，出血部位多为食管下段或胃底静脉。诱发因素多为机械损伤和用力过度。表现为呕血和黑便、出血一般较多。

（2）肝性脑病　常见诱因有消化道出血，手不与麻醉、感染、水电解质平衡失调，含氨物质摄入过多等。晚期患者并发肝性脑病多为腹水型。

（3）肠道并发症　血吸虫病常是急性阑尾炎的诱因之一，且易穿破并发腹膜炎或局限性脓肿。严重的结肠病变可引起肠腔狭窄，并发不完全性肠梗阻，以乙状结肠与直肠为多，结肠肉芽肿可并发结肠癌。

（四）辅助检查

1. **血常规**

急性血吸虫病患者血常规以嗜酸性粒细胞显著增多为特点。晚期则因脾功能亢进，白细胞与血小板减少，并有不同程度贫血。

2. **粪便检查**

从粪便中检查血吸虫虫卵和孵出毛蚴是确诊血吸虫病的直接依据。

3. **免疫学检查**

免疫学诊断包括检测患者血清中循环抗体、循环抗原和循环免疫复合物。常采用的诊断方法有间接红细胞凝集试验（IHA）、酶联免疫吸附试验（ELISA）等。

4. **肝功能试验**

急性血吸虫病患者血清中球蛋白显著增高，血清谷丙转氨酶（ALT）轻度增高。晚期患者由于肝硬化，人血清白蛋白明显降低，并常有白蛋白与球蛋白比例倒置现象。慢性血吸虫病尤其无症状患者肝功能试验大多正常。

5. **肠镜检查及直肠黏膜活检**

常可见黏膜有黄斑、息肉、充血、水肿、溃疡及瘢痕等病变，自病灶处取黏膜活检查找虫卵是血吸虫病病原诊断方法之一，以距肛门 8~10 cm 背侧黏膜处取材阳性率最高。

6. **影像学检查**

（1）肝脏 B 超检查

从 B 超图像可判断肝纤维化程度。呈线状者为轻度；呈管状者为中度；呈网状分隔块者为重度。并可定位穿刺活检。

（2）CT 检查

扫描晚期血吸虫病患者肝包膜与肝内门静脉区常有钙化现象。CT 扫描可显示肝包膜增厚、钙化等特异图像，重度肝纤维化可显示为龟背样图像。

（五）治疗原则

1. **病原治疗**

目前治疗血吸虫病首选药物是吡喹酮。

2. **支持及对症治疗**

急性期应卧床休息，加强营养及支持治疗。高热、中毒症状严重者用小剂量肾上腺糖皮质激素，保证水和电解质平衡。慢性和晚期患者按照肝硬化治疗，及时治疗并发症，改善体质，加强营养，巨脾、门静脉高压、上消化道出血等患者可选择适当时机考虑手术治疗。

（六）护理诊断

（1）体温过高　与血吸虫感染后虫卵和毒素的作用有关。

（2）腹泻　与病变累及直肠、结肠、导致局部黏膜充血、水肿、溃疡有关。

（3）营养失调　与进食减少、机体消耗过多有关。

（4）体液过多　与血吸虫性门脉高压有关。

（5）潜在并发症：上消化道出血、肝性脑病。

（七）护理措施

1. 消毒隔离

对患者粪便进行无害化处理。

2. 休息和活动

急性期患者及晚期肝硬化伴有腹水患者均需卧床休息，有消化道出血者绝对卧床休息。

3. 饮食护理

急性期患者给予高热量、高蛋白、高维生素、易消化饮食。有腹泻者给予清淡易消化流质饮食，避免刺激性食物。减少脂肪摄入，贫血者给予含铁丰富食物。晚期肝硬化有腹水者应给予低盐饮食，发生肝性脑病者暂停蛋白质饮食。并发消化道大出血应暂禁食。

4. 对症护理

（1）高热者按高热常规护理。

（2）腹泻护理：观察大便次数、性状和颜色，有无腹痛等。指导患者合理饮食，若有消瘦、血管、营养不良可遵医嘱静脉补充血浆、白蛋白，或输新鲜全血。如腹泻次数过多，应注意肛门清洁。

（3）对尾蚴入侵期引起的丘疹、疱疹、荨麻疹皮炎的患者，遵医嘱给予抗组胺类药口服，局部涂止痒药，避免搔抓。

（4）肝硬化伴腹水、食管静脉曲张并发消化道出血或肝性脑病者给予相应的护理。

5. 病情观察

（1）病情观案

注意观察患者的生命体征，腹泻的次数、大便性状、皮疹形态和部位、体重、腹水的情况，注意有无消化道出血、肝性脑病、感染等并发症的发生。

（2）监测生命体征，尤其是体温变化；观察大便次数、性状和颜色，有无腹痛等；定期测量腹围、体重，准确记录 24 h 液体出入量；注意有无呕血、黑便、意识障碍等上消化道出血、肝性脑病的表现，发现异常立即通知医生。

6. 用药护理

应用吡喹酮进行病原治疗，指导患者按时、按量坚持服药，并观察服药后的不良反应，如出现轻微的头晕、头痛、恶心、腹痛，一般不须处理，大多数可在数小时内消失。少数反应较重者可给予对症治疗，如腹痛时使用解痉药；呕吐时给予止吐药；出现皮疹时使用抗过敏药。若出现心律失常，应立即停药，报告医生并协助处理。

7. 心理护理

血吸虫患者由于感染的程度、时间、部位和病程的不同，临床表现各异，患者产生的情绪反应也不同，主动了解患者及家属对血吸虫病知识的认识程度及经济能力，针对患者及家属的心理状况，关心体贴患者，消除不良心理反应，使其能积极主动地配合治疗。

(八)健康指导

向患者及家属讲解血吸虫病的传播途径、临床表现、治疗护理措施及预后。急性患者及早就医，争取彻底治愈。慢性期及晚期血吸虫病患者，应注意生活规律，增加营养，避免使用肝损害药物，戒酒，树立战胜疾病的信心。

(1)粪便无害化处理　加强对人、畜粪便的管理，防止人类、畜粪污染水源：①进行农村改厕、沼气池建设；②对家畜圈养，加强家畜粪便管理；③在渔船和水上运输工具上安装和使用粪便收集容器；⑤保证厕所和沼气池具备杀灭血吸虫虫卵的功能；禁止在有钉螺地带放养牛、羊、猪等家畜；⑥禁止在血吸虫病防治地区施用未经无害化处理的粪便。

(2)加强灭螺　消灭感染性钉螺仍然是预防日本血吸虫病的关键措施。常采用改变钉螺滋生环境的物理灭螺法(如土埋法等)、化学灭螺法。

(3)水源管理　井水、自来水、河水需经消毒后方可使用。

(4)防止传播　①县级人民政府应当及时公告有钉螺地带。②禁止引种在有钉螺地带培育的产苇等植物和农作物种子、种苗等繁殖材料。③血吸虫病防治地区未经检疫的家畜、植物，一律不得出售、外运。

(5)普查普治　在流行区对患者、病畜进行大规模的普查普治。其中，用吡喹酮扩大化疗，控制血吸虫病流行，是血吸虫病防治工作中的重要环节。

(6)疾病预防指导

1)管理传染源　在流行区患者和病畜进行普查普治。重点人群每年预防性用药；耕牛每年春秋各治一次，吡喹酮 30 mg/kg，1 次灌服。

2)切断传播途径　用物理和化学方法消灭钉螺是关键；粪便严格无害化处理，防止污染水源；加强饮用水管理，提倡使用自来水。

3)保护易感人群　提高疫区居民的防护意识，尽量避免接触疫水，水中作业时皮肤和衣裤上涂防护剂(含氯硝硫胺)，穿长筒胶鞋、防水裤，戴橡胶手套，接触疫水者可预防性服药。

（贺喜）

第九节　破伤风

(一)病原学

破伤风杆菌为革兰阳性的厌氧芽孢杆菌，其广泛存在于泥土、人畜粪便和尘埃中。破伤风杆菌及其毒素不能侵入正常皮肤和黏膜，但一旦发生开放性的损伤，如烧伤、火器伤、开放性骨折、甚至细小的木刺或锈钉刺伤等造成的皮肤黏膜完整性受损，加之创面局部的缺氧环境，则易感染破伤风；若侵入体内的破伤风杆菌数量多，且伤口狭深、缺血、伤口内有坏死组织、血块堵塞、引流不畅，或填塞过紧、局部缺氧等，细菌可大量繁殖，导致发病；在同时混有其他需氧菌感染并因此而消耗伤口内残留的氧气时，则更利于破伤风的发生。

(二)流行病学

破伤风可发生在任何年龄，老年人比年轻人更为常见，发展中国家的发病及死亡率均较高，甚至是发达国家的上百或上千倍。

在欧美国家，每1000万人，约有1例破伤风，其中三分之一为65岁以上老年患者，这部分患者的死亡风险是其他年龄患者的5倍。中国的破伤风发病率没有确切的数据，约10万人中有1例破伤风患者，正在逐年下降。

(三)临床表现

破伤风的临床表现分为三期：潜伏期、前驱期和发作期。

(1)潜伏期　一般为6~12天，个别患者可于伤后1~2天发病，最长可迟达数月。潜伏期越短，预后越差。

(2)前驱期　无特征性表现，患者感到全身乏力、头晕、头痛、咀嚼肌紧张、烦躁不安、打哈欠等；常持续12~24小时。

(3)发作期　典型的症状是在肌紧张性收缩(肌强直、发硬)的基础上，呈阵发性的强烈痉挛。通常最先受影响的肌群是咀嚼肌，以后依次为面部表情肌、颈、背、腹、四肢肌和膈肌。患者相继出现咀嚼不便、张口困难（牙关紧闭）、蹙眉、口角下缩、咧嘴苦笑、颈项强直、头后仰；当背、腹肌紧张性收缩时，因背部肌群较为有力，躯干因此扭曲成弓，腰部前凸、足后屈，而四肢呈屈膝、弯肘、半握拳等痉挛姿态，形成角弓反张或侧弓反张状。膈肌痉挛可致患者面唇青紫、呼吸困难，甚至呼吸暂停。在肌肉持续紧张收缩的基础上，任何轻微的刺激，如光线、声响、接触或饮水等，均可诱发全身肌群强烈的阵发性痉挛。发作时，患者口吐白沫、大汗淋漓、呼吸急促、口唇发绀、流涎、牙关紧闭、磨牙、头颈频频后仰，手足抽搐不止。每次发作持续数秒至数分钟不等，间歇时间长短不一。发作时神志清楚，表情痛苦。发作频繁者，提示病情严重。

强烈肌痉挛可致肌断裂，甚至骨折。膀胱括约肌痉挛可引起尿潴留。持续呼吸肌群和膈肌痉挛可致呼吸骤停，甚至窒息。肌痉挛及大量出汗可导致水电解质、酸碱平衡失调，严重者可发生心力衰竭。患者的主要死亡原因为窒息、心力衰竭或肺部感染。

病程一般为 3~4 周。自第二周起症状逐渐缓解，肌紧张和反射亢进可继续一段时间。部分患者在恢复期间可出现一些精神症状，如幻觉、言语及行为错乱等，多能自行恢复。

（四）辅助检查

（1）伤口内组织可进行破伤风梭菌培养或聚合酶链式反应（PCR）检测，但是检测阳性率不高，而且阳性也只能说明伤口污染了破伤风梭菌，并不能确诊破伤风，阴性不能排除破伤风的诊断。

（2）血清破伤风 lgG 抗体：如采用体内中和试验或改良酶联免疫吸附试验，通常认为抗体水平超过 0.01 IU/mL 时对机体有保护作用，患破伤风的可能性小，如采用标准酶联免疫吸附试验，抗体水平至少>0.1 IU/mL 才定义为有保护作用，但破伤风抗体达到保护水平也不能排除破伤风诊断。

（五）治疗原则

破伤风是一种极为严重的疾病，死亡率高，故应采积极的综合治疗措施，包括清除毒素来源、中和游离毒素、控制和解除痉挛、保持呼吸通畅和防治并发症等。

1. 清除毒素来源

在良好麻醉、控制痉挛的情况下进行彻底的清创术。清除坏死组织和异物，局部可用3%过氧化氢溶液冲洗。伤口完全敞开，并充分引流。对伤口已愈合者须仔细检查痂下有无窦道或死腔。

2. 中和游离毒素

注射TAT：目的是中和游离毒素，但若破伤风毒素已与神经组织结合，则难以起效，故应早期使用。一般用量为1万~6万U，肌内注射或加入5%葡萄糖溶液500~1000 mL缓慢静脉滴注。剂量不宜过大，以免引起过敏反应或血清病。

注射破伤风人体免疫球蛋白：早期应用有效，剂量为3000~6000U，一般只用一次。

3. 控制并解除肌痉挛

是治疗的重要环节。目的是使患者镇静，降低其对外界刺激的敏感性，控制或减轻痉挛。

①可根据病情交替使用镇静及解痉药，以减少患者的痉挛和痛苦。常用药物有：10%水合氯醛20~40 mL保留灌肠；或巴比妥钠0.1~0.2 g肌内注射；或地西半10~20 mg肌内注射或静脉滴注，每天1次。病情严重者，可予以冬眠1号合剂（氯丙嗪、异丙嗪各50 mg+派替啶100 mg+5%葡萄糖250 mL）静脉缓慢滴注，但低血压者禁用。

②痉挛发作频繁且不易控制者，可用2.5%硫喷妥钠0.25~0.5 g缓慢静注，但需警惕喉头痉挛和呼吸抑制的发生。

③肌松剂，如氯化琥珀胆碱、粉肌松等经静脉给药，解痉效果显著，但由于同时可引起呼吸肌麻痹，在气管插管、切开和机械控制呼吸时应用比较安全。

④新生儿破伤风时慎用镇静解痉药，应酌情使用洛贝林、尼可刹米等。

4. 防治并发症

（1）防治呼吸道并发症：保持呼吸道通畅，预防窒息、肺不张、肺部感染等。对于抽搐频繁，药物不易控制的严重患者，尽早行气管切开术，必要时行人工辅助呼吸，以便改善通气和有效清除呼吸道分泌物。必要时，可用高压氧舱辅助治疗。

（2）防治水电解质代谢紊乱和营养不良，根据患者情况补充水和电解质以纠正因痉挛、出汗及不能进食等导致的水和电解质代谢失衡，必要时予以了PN营养支持。

（3）防治感染：青霉素和甲硝唑对抑制破伤风杆菌最为有效。青霉素120万U，每6~8小时1次，肌内注射或大剂量静脉滴注，可同时给予甲硝唑2.5 g，分次口服或静脉滴注，连续7~10天。有其他混合感染者，则选用相对应的敏感抗菌药。

（六）护理诊断

（1）有窒息的危险　与持续性喉头和呼吸肌痉挛、误吸、痰液堵塞气道有关。

（2）有体液不足的危险　与反复肌痉挛消耗、大量出汗有关。

（3）有受伤的危险　与强烈的肌痉挛有关。

（4）尿潴留　与膀胱括约肌痉挛有关。

（5）营养失调：低于机体需要量　与肌痉挛消耗、摄入障碍有关。

（七）护理措施

1.保持呼吸道通畅

（1）急救准备　床旁常规备好气管切开包及氧气吸入装置，急救药品和物品准备齐全，保证急救所需。

（2）有效排出呼吸道分泌物　对频繁抽搐、无法咳痰者，必要时采用吸引器吸出呼吸道分泌物。对频繁抽搐不易控制者，应尽早行气管切开并供氧，及时清除呼吸道分泌物，必要时进行人工辅助呼吸。痉挛发作控制后，应协助患者翻身、叩背，以利排痰，必要时行雾化吸入。

（3）饮食　频繁抽搐者，禁止经口进食，以防误吸。

（4）加强观察　详细记录抽搐发作的症状、持续时间和间隔时间等。注意经挛发作前的征兆，以便及时调整药量，控制痉挛发作。

2.维持体液平衡

（1）按医嘱补液，纠正水电解质失衡：保持输液通畅，在每次抽搐发作后应检查静脉管道，防止因抽搐引起的输液管堵塞或脱落而影响治疗。

（2）加强观察：设专人护理，密切观察患者的生命体征、意识、尿量等变化，加强心肺功能的监护，警惕有无并发心力衰竭。

3.保护患者，防止意外损伤

（1）患者发生抽搐时，应用合适的牙垫防止舌咬伤。

（2）使用带护栏的病床，必要时加用约束带固定患者，防止痉挛发作时坠床或自我伤害。

（3）关节部位放置软垫保护，防止肌腱断裂或骨折。

4.排尿和导尿管的护理

对有尿潴留的患者，及时导尿并留置导尿管，保持尿液引流通畅；同时做好尿道口和会阴部的护理，防止感染。

5. 保证营养素的摄入

对因病情严重不能经口进食者,予以鼻饲或静脉输液,必要时予以 TPN 治疗。对能经口饮食者,给予高热量、高蛋白和高维生素的流质或半流质饮食。进食应少量多餐,避免呛咳和误吸。

6. 一般护理

(1)创造良好的休养环境

①将患者置于单人隔离病室,保持安静、室内遮光。

②避免各类干扰。减少探视;医护人员说话、走路要低声、轻巧;使用器具时避免发出噪音。

③合理、集中安排各项治疗和护理操作,尽量在使用镇静剂后 30 分钟内完成,以免刺激患者引起抽搐。

(2)用药护理:按医嘱准确、及时使用 TAT、破伤风人体免疫球蛋白、镇静解痉药、肌松剂、抗生素、降温药等,观察并记录用药后的效果。

(3)严格消毒隔离:破伤风杆菌具有传染性,应严格执行接触隔离措施,防止播散。护理人员接触患者时应穿隔离衣、戴帽子、口罩和手套等,身体有伤口者不能参与护理。所有器械及敷料均须专用,使用后予以灭菌处理,用后的敷料须焚烧。患者的用品和排泄物均应严格消毒,防止交叉感染。严格执行无菌技术,预防继发感染。

(八)健康教育

(1)宣传破伤风的发病原因和预防知识,指导公众加强自我保护意识,避免创伤;普及科学接生;按期接受破伤风主动免疫的预防注射等。

(2)伤后须及时、正确地处理伤口,及时就诊。

(胡玲利)

第十节　传染性单核细胞增多症

传染性单核细胞增多症是主要由 EB 病毒原发感染所致的急性传染病。典型临床三联征为发热、咽峡炎和淋巴结肿大,可合并肝脾大,外周淋巴细胞及异形淋巴细胞增高。病程常呈自限性。多数预后良好,少数可出现噬血综合征等严重并发症。根据血清学调查,我国 3~5 岁儿童的 EB 病毒-IgG 抗体阳性率达90%以上,而近年来传染性单核细胞增多症在成年人中的发病率也呈上升趋势。

(一)病原学

EB 病毒是本病的病原体,成熟的 EB 病毒呈球形,核心为一根双股螺旋 DNA 组成。在病毒颗粒中,其基因组呈线状,但在感染的细胞内,病毒 DNA 存在两种形式,一是以线状 DNA 整合于宿主细胞染色体 DNA 中;而另一种环形分子游离于宿主细胞 DNA 外,两种形式的病毒 DNA 分子依宿主细胞不同可单独存在或并存。在人体内,EB 病毒最先感染 B 淋巴细胞,随后可感染上皮细胞、T 淋巴细胞、NK 细胞、平滑肌细胞及单核细胞等多种细胞。

(二)流行病学

1. 传染源

人是 EB 病毒的贮存宿主,患者和 EB 病毒携带者为传染源。病毒在口咽部上皮细胞内增殖,唾液中含有大量病毒,排毒时间可持续数周至数月。EBV 感染后长期病毒携带者,可持续或间断排毒达数年之久。

2. 传播途径

主要经口密切接触而传播(口-口传播),飞沫传播并不重要。偶可通过输血传播。

3. 易感人群

本病多见于儿童和少年。西方发达国家发病高峰为青少年期,我国儿童发病高峰在学龄前和学龄期。15 岁以上青年中部分呈现典型发病(临床与亚临床感染之比为 1 : 2～1 : 4),EBV 抗体和嗜异性抗体均阳性。10 岁以上 EBV 抗体阳性率为 86%,发病后可获得持久免疫力。

4. 流行特征

全年均有发病,以晚秋初冬为高发。

(三)临床表现

潜伏期儿童为 9～11 天,成人通常为 4～7 周。起病急缓不一,症状呈多样性,约 40% 有全身不适、头痛、畏寒、鼻塞、食欲缺乏、恶心、呕吐、轻度腹泻等前驱症状。本病病程 2～3 周,少数可延至数月。发病期典型表现如下。

1. 发热

除极轻型病例外,均有发热,体温在 38.5～40℃,无固定热型,部分患者伴畏寒、寒战,热程不一,数天至数周,也有长达 2～4 个月者,热渐退或骤退,多伴有出汗。病程早期可有相对缓脉。

2. 淋巴结肿大

70%患者有明显淋巴结肿大，在病程第一周内即可出现，浅表淋巴结普遍受累，以颈部淋巴结最为常见，腋下、腹股沟次之，纵隔、肠系膜淋巴结偶尔亦可累及。直径 1~4 cm，呈中等硬度，无粘连及明显压痛。肠系膜淋巴结受累可引起腹痛等症状，常在热退后数周消退。

3. 咽峡炎

半数以上患者有咽痛及咽峡炎症状，患者咽部、扁桃体、腭垂充血肿胀，少数扁桃体上有溃疡，被覆较厚的奶油色分泌物，24~36 小时融合或消失，一般不侵及咽部黏膜。咽和鼻黏膜充血及水肿，严重的咽部水肿可引起吞咽困难及气道阻塞。

4. 肝、脾大

大约 10%病例肝大，多在肋下 2 cm 以内，ALT 升高者可达 2/3，部分患者有黄疸，半数患者有轻度脾大，有疼痛及压痛，偶可发生脾破裂。

5. 皮疹

约 10%的病例出现皮疹，呈多形性，有斑丘疹、猩红热样皮疹、结节性红斑、荨麻疹等，偶呈出血性。多见于躯干部，常在起病后 1~2 周内出现，3~7 天消退，无色素沉着及脱屑。

6. 神经系统症状

神经系统较少被累及，表现为急性无菌性脑膜炎、脑膜脑炎、脑干脑炎、周围神经炎等，临床上可出现相应的症状；脑脊液中可有中等度蛋白质和淋巴细胞增多，并可见异常淋巴细胞；预后大多良好，病情危重者痊愈后也多不留后遗症。

7. 并发症

可并发咽喉部溶血性链球菌感染、脾破裂、胃肠道出血、自身免疫性溶血性贫血、再生障碍性贫血、粒细胞缺乏及血小板减少症等。

(四)辅助检查

1. 血液检查

血象改变是本病的特征之一。早期白细胞总数可正常或偏低，以后逐渐升高，异形淋巴细胞增多可达 10%~30%。异型淋巴细胞超过 10%或其绝对数超过 1.0×10^9/L，具有诊断价值。常见血小板计数减少。

2. EB 病毒抗体测定

人体受 EB 病毒感染后，可以产生膜壳抗体、抗膜抗体、补体结合抗体、病毒相关核抗体等。用免疫荧光法和 EIA 法可检测 EB 病毒特异性抗体，有助于嗜异性凝集试验阴性 EB 病毒感染者的诊断。膜壳抗体 IgM 型灵敏性与特异性较高，是新近 EB 病毒感染的标志。

3. 嗜异性凝集试验

又称 Paul-Bunnell 反应，是标准的诊断性试验。患者血清中常含有属于 IgM 的嗜异性抗体，可与绵羊或马红细胞凝集，阳性率达 80% ~ 90%，效价高于 1：64 具有诊断意义。若连续测定嗜异性抗体凝集度有上升趋势，其诊断价值更大。嗜异性凝集试验阳性有诊断意义，但阴性亦不能排除诊断。

4. 病毒核酸检测

实时 PCR 检测标本中的 EBV-DNA 有较高的敏感性和特异性。患者外周血中 EB 病毒载量在 2 周内达到峰值，随后很快下降，病程 3 周左右消失。EB 病毒 DNA 阳性提示机体存在活动性 EB 病毒感染，但不能判断是原发感染还是既往感染再激活。

（五）治疗原则

本病多为自限性，预后良好，一般不需要特殊治疗，主要为对症治疗。

高热患者酌情补液；休克者给予补充血容量及血管活性药物治疗；出血者给予止血药物；脑水肿者给予甘露醇脱水；急性期特别是并发肝炎时应卧床休息，有肝损伤时按病毒性肝炎对症治疗，抗菌药物对本病无效，仅在咽部、扁桃体继发细菌感染时选用，一般采用青霉素。若给氨卞西林，约 95% 患者可出现皮疹，通常在给药 1 周后或停药后发生，可能与本病的免疫异常有关，故氨卞西林在本病中不宜使用。早期应用阿糖腺苷、阿昔洛韦、干扰素等抗病毒制剂有一定治疗作用。肾上腺皮质激素具有缩短热程、缩小淋巴结和改善全身症状的作用，可用于重症患者，如咽部、喉头有严重水肿，出现神经系统并发症、血小板减少性紫癜、心肌炎、心包炎等，可改善症状，消除炎症，及时应用可避免气管切开，但一般病例不宜采用。另外，应随时警惕脾破裂的发生，及时确诊，迅速补充血容量，输血和进行脾切除，常可使患者获救。

（六）护理诊断

（1）体温过高　与 EB 病毒继发感染有关。

（2）营养失调：低于机体需要　与食欲缺乏、严重咽痛有关。

（3）腹痛　与轻度腹泻，肠系膜淋巴结受累及脾大有关。

（4）舒适改变　与皮肤瘙痒有关。

（5）潜在并发症：咽喉部溶血性链球菌感染、再生障碍性贫血、粒细胞缺乏及血小板减少等。

（七）护理措施

1. 隔离

一旦确诊，严格隔离，在标准预防的基础上，还应采用接触传播和飞沫传播的隔离和预防，护士进入隔离室前必须戴好口罩帽子，穿隔离衣，工作人员的手或皮肤有破损时应避免接触患者，一旦接触患者或污染物品，应及时消毒双手。患者的呼吸道分泌物应予以消毒后丢弃。

2. 休息与活动

急性期严格卧床休息，减少不必要的活动，以减轻体力消耗，护士应协助患者做好生活护理。保持病房环境安静、空气清新，确保患者能充分休息。

3. 饮食指导

给予清淡、易消化的高热量、高蛋白、高维生素的流质或半流质饮食，少量多餐，鼓励多饮水。避免干硬、粗糙和辛辣酸咸等刺激性食物，食物温度可偏凉，以减少进食时咽部疼痛。

4. 口腔护理

嘱患者晨晚刷牙，若为卧床患者，协助患者做口腔护理，每餐后用温开水或朵贝液含漱，保持口腔卫生，促进食欲，预防口腔感染。口唇干裂时可涂液状石蜡或唇膏。

5. 病情观察

（1）监测体温：定时测量体温，体温高于 38.5℃ 时根据病情选择不同的降温方法，如冰袋外敷、乙醇或温水擦浴或遵医嘱给予药物降温治疗，降温 30 分钟后复测体温，观察降温效果，并进行记录。

（2）观察咽部充血、水肿、疼痛程度，重视患者主诉，观察有无渗出物及灰白色假膜形成，遵医嘱可用含片缓解咽部不适。

（3）观察淋巴结肿大的情况：注意淋巴结肿大部位、大小、质地，是否有压痛，肠系膜淋巴结肿大可引起腹痛及压痛，避免挤压肿大的淋巴结。

（4）观察脾大的情况：多数患者在病程 2 周时开始出现脾大，应避免剧烈活动，避免撞击腹部，防止外伤引起脾破裂。

（5）观察有无头痛、视物模糊、眩晕、嗜睡、惊厥、昏迷、脑膜刺激征等，及时发现神经系统严重并发症，一旦发现，立即报告医生进行处理。

6. 皮肤护理

保持皮肤清洁、干燥。每日温水擦浴，穿柔软宽松舒适的棉质衣裤，剪短指甲，避免抓挠皮疹，引起感染。必要时可遵医嘱用药，减轻皮肤瘙痒。小儿大便次数增多时，应注意清洗肛周，可涂抹护臀膏，防止出现臀红。

7. 用药护理

严密观察药物的治疗效果和不良反应。使用抗病毒药物更昔洛韦时，应注意患者有无出现骨髓抑制的情况，若有贫血、血小板或中性粒细胞的减少可遵医嘱减量或停药。

8. 心理护理

本病发热时间长且多数呈高热，病情复杂，恢复慢等原因，患者表现出焦虑和紧张心理。应营造温馨的治疗环境，主动与患者交流，告知本病属自限性疾病，预后良好，稳定患者情绪，使其更好地配合治疗和护理工作，促进患者的康复。

(八) 健康教育

(1) 嘱患者出院后应注意休息，避免剧烈运动，防止外伤性脾破裂。

(2) 按时门诊随访，定期复查。

(九) 疾病预防指导

本病尚无有效的预防措施。主张急性期应呼吸道隔离，其呼吸道分泌物宜用漂白粉、氯胺或煮沸消毒，但也有认为隔离患者并无必要。患者身体恢复后，病毒血症可能持续长达数月，故如为献血员，其献血期限必须至少延至发病后 6 个月。

(邓建妹)

第十一节　巨细胞病毒感染

巨细胞病毒感染是人巨细胞病毒引起的一种全身性感染。本病的特征性病变是受感染细胞体积增大，细胞质和细胞核内出现包涵体，故又称巨细胞包涵体病。感染后能引起全身多个组织器官病变，如泌尿生殖系统、中枢神经系统、肝脏、肺、血液循环系统等，大多数人巨细胞病毒感染者临床上无任何症状，呈隐性或亚临床感染，免疫功能低下者常呈弥漫性病变，严重者甚至死亡。目前还没有疫苗上市。成年人巨细胞病毒感染和免疫功能有密切关系。如因器官移植而接受免疫抑制药治疗者，常因所供器官和输入血液中有潜伏病毒，或免疫抑制使潜伏的病毒活化而发病，艾滋病患者的巨细胞病毒感染发病率高。

（一）病原学

人巨细胞病毒是人类疱疹病毒组中最大的一种病毒，呈球形。只能在成人纤维细胞的组织培养中增殖，其特点为细胞膨胀、变圆、细胞及核变大，核周围出现一轮"晕"的大型嗜酸性包涵体，因而又称"巨细胞包涵体病"。

人巨细胞病毒不耐酸，亦不耐热，在20%乙醚中最多可存活2小时，当pH<5时，或置于56℃ 30分钟，或紫外线照射5分钟可被灭活。

（二）流行病学

1. 传染源

患者及隐性感染者可长期或间歇自唾液、尿液、精液、血液、乳汁或宫颈分泌物中排出病毒，是本病的主要感染源。

2. 传播途径

（1）垂直传播：人巨细胞病毒是引起宫内感染的最常见病毒之一，妊娠期巨细胞病毒可通过胎盘传播给胎儿。分娩时也可经产道传播给新生儿。

（2）水平传播：主要通过由接触人巨细胞病毒阳性患者的血液、体液和分泌物而获得感染。

（3）医源性传播：可经输血、器官移植、体外循环、手术等方式传播。免疫功能正常者发生的医源性人巨细胞病毒感染95%以上无症状，而免疫力低下的患者病情可较严重，甚至危及生命。

（4）性传播：病毒常常存在于泌尿生殖道的分泌物、精液或子宫颈分泌物中，所以通过性交可直接传播。

3. 易感人群

人是人巨细胞病毒的唯一宿主。机体对人巨细胞病毒的易感性取决于年龄、免疫功能状态、社会经济情况等因素。宫内未成熟胎儿最易感，可导致多种畸形，甚至死亡。年长儿童及青壮年以隐性感染居多，而当宿主免疫力低下时，潜伏的病毒会活化而发病。艾滋病患者的人巨细胞病毒感染发病率高。

4. 流行特征

巨细胞病毒遍布世界各地，一年四季均可发病。

（三）临床表现

1. 先天性感染

妊娠期妇女人巨细胞病毒宫内感染可造成死胎、流产、早产。先天性人巨细胞病毒感染的新生儿中，约90%为隐性感染，仅10%表现为临床感染，其中

5%于出生时或出生后不久出现典型的巨细胞包涵体病,另外5%症状不典型,但也可发展为慢性感染,病程长,表现为听力或智力障碍等。在新生儿时期患者可有发热、咳嗽、气急、发绀、黄疸、肝脾大、紫癜、血尿、小头畸形或脑炎症状,如嗜睡、昏迷、脑性瘫痪等。

2. 获得性感染

(1)婴儿人巨细胞病毒感染:指出生时经产道或哺乳感染者。一般在生后3~9周出现病毒尿。60%~80%的婴儿在生后2~4个月发病,症状轻,多数为亚临床型,可有轻至中度黄疸,肝大、肝功能异常,是婴儿肝炎综合征常见的病因之一。偶可发生间质性肺炎。

(2)儿童巨细胞病毒感染:无症状,部分有发热、皮疹、颈淋巴结肿大、肝大等,血常规异形淋巴细胞增高,少数患儿有肺炎、肠炎、心肌炎、偶发多发性神经炎。

(3)成年人巨细胞病毒感染:多为隐性在免疫功能正常者亦可以单核细胞增多症为主要表现。症状与儿童巨细胞病毒感染相似,但发热时间较长,淋巴结肿大及肝大较儿童少见。病程中可出现一过性免疫异常,包括冷凝集素、混合IgG-M冷球蛋白、抗球蛋白因子阳性。虽然病程较长,最终恢复并无后遗症。

(四)辅助检查

1. 血液检查

白细胞计数升高,淋巴细胞增多,出现异型淋巴细胞,常占白细胞总数的10%以上。肝功能检查可示谷丙转氨酶(ALT)升高。

2. 病毒分离

最容易分离到病毒的标本是尿液、血液、咽部或宫颈分泌物,将标本接种到成人纤维细胞内培养,可分离出巨细胞病毒。由于巨细胞病毒复制周期长,产生特异性细胞病变慢,因而不能满足临床早期诊断的要求。

3. 抗体检测

可通过检测血清中的抗巨细胞病毒IgG和IgM,以间接证实体内人巨细胞病毒的存在。IgG阳性说明过去有巨细胞病毒感染,若巨细胞病毒IgG滴度于病程中呈4倍以上升高,亦提示为急性感染。IgM一般在感染后10~14天检出,6~8周达高峰,12~16周消失,阳性则提示有活动性感染。IgM检测快速、方便,为目前临床常用的检测手段。

4. 抗原检测

用单克隆抗体酶联免疫夹心法可直接检测分泌物、体液或细胞等标本中的人巨细胞病毒抗原，不仅敏感快速，还可排除感染细胞中非特异性 IgG-Fc 受体所导致的假阳性反应。

5.核酸检测

可用 PCR 检测血清、尿标本中的 HCMV-DNA，也可用 RT-PCR 检测 HCMV-mRNA。阳性提示巨细胞病毒感染，有该病毒复制，但不一定就是巨细胞病毒病。

(五)治疗原则

孕妇在妊娠早期发现有原发巨细胞病毒感染时，应尽快终止妊娠。妊娠中、晚期感染者应进一步检查胎儿有无畸形而采取相应的治疗措施。对于有临床症状或者先天巨细胞病毒患者可用抗病毒药物治疗，常用以下药物。

1.更昔洛韦

是目前治疗人巨细胞病毒感染的首选药物，可在受感染的细胞中抑制巨细胞病毒 DNA 聚合酶的活性。本品口服生物利用度较低，故常用静脉给药。更昔洛韦的主要不良反应是肝功能损害，白细胞、血小板减少，静滴局部肿痛，皮疹、恶心、呕吐和头痛等。本药对巨细胞病毒性肺炎无效。

2.膦甲酸钠

是一种非竞争性巨细胞病毒 DNA 聚合酶抑制剂。常用于不能耐受更昔洛韦治疗或更昔洛韦治疗无效的患者。主要不良反应是肾毒性、电解质紊乱、胃肠不适、恶心、头痛、乏力、贫血等。

3.缬更昔洛韦

为更昔洛韦的前体，口服后迅速转化为更昔洛韦，用于治疗艾滋病患者的人巨细胞病毒视网膜炎，以及预防高危移植受体的人巨细胞病毒病。

4.阿昔洛韦

是一种抑制疱疹病毒的广谱抗病毒药物。由于人巨细胞病毒缺乏病毒特异性胸腺嘧啶核苷激酶，因而该药对治疗人巨细胞病毒病无效，但能减少器官移植后症状人巨细胞病的发生率。

5.高效价人巨细胞病毒免疫球蛋白

可以中和人巨细胞病毒，阻止其细胞毒性 T 淋巴细胞效应，减轻组织损害，对病情危重患者可以与抗病毒药联合应用。

(六)护理诊断

(1)知识缺乏：缺少巨细胞病相关知识。

(2)免疫力低下　与消耗性疾病及器官移植等手术有关。

(3)潜在并发症:肝炎、黄疸。

(七)护理措施

1.隔离

本病应采用接触传播和飞沫传播的隔离与预防,医护人员接触患者时应戴口罩、帽子和手套,对人巨细胞病毒感染者的分泌物和排泄物需进行严格消毒。

2.病情观察

(1)定时监测体温:本病发热特点为维持 1~2 小时,出汗后可自行退热,若患者体温持续高于 38.5℃,应给予冰敷、乙醇擦浴等物理降温或遵医嘱进行药物降温,并准确记录体温的变化及规律。

(2)注意每天观察皮肤有无黄疸及其深度变化,保持患者大小便通畅,以利于黄疸消退。

(3)密切观察呼吸频率、节律及深浅度的变化,并发急性呼吸窘迫综合征的患者,可采用无创面正压给氧,提高机体氧分压,改善缺氧症状,增加肺泡通气量,改善呼吸功能。

3.对症护理

(1)保证呼吸道通畅:对重症患者并发肺炎者取半坐卧位,常规持续氧气吸入 3 L/分钟,遵医嘱给予雾化吸入稀释痰液及控制感染,协助患者排痰。指导患者进行有效咳嗽,先进行 5~6 次深呼吸,在吸气后张口然后咳嗽,将痰液咳至咽部,再迅速将痰咳出。

(2)保持口腔清洁:给予口腔护理,进食后、睡觉前可用呋喃西林溶液或朵贝尔溶液漱口,预防口腔感染,密切注意患者口腔黏膜有无感染、溃疡等,遵医嘱及时给予治疗。

(3)防止跌倒:并发视力障碍的患者,应专人看护,协助患者做好生活护理,必要时加床档,保证患者的安全。

4.用药护理

严格遵医嘱给药,严密观察药物的治疗效果和不良反应,遵医嘱监测血常规和肝肾功能。

5.正确留取尿标本

避免尿标本产生假阴性,由于肾小管为间歇性排出人巨细胞病毒颗粒,若处于不排毒阶段,检测尿标本会产生假阴性。在留取尿标本检测抗体时,需要连续 2 次留取晨尿。

（八）健康教育

（1）加强卫生宣传教育，养成良好的个人卫生及公共卫生习惯。

（2）加强锻炼身体，提高身体素质，增强机体免疫能力。

（3）对于孕妇或有慢性消耗性疾病、免疫力低下等患者要注意保护，远离传染源。

（4）积极宣传巨细胞病毒感染的预防措施，特别要加强对妊娠期妇女的围生期医学检查，发现人巨细胞病毒感染者，从优生的角度出发，可考虑终止妊娠。

（九）疾病预防指导

1.传染源的管理

患者的分泌物和排泄物应予消毒处理；对已有宫内感染的新生儿进行适当的隔离。由于隐性感染者甚多，传染源的管理比较困难。

2.切断传播途径

应重视献血者、器官移植供体的抗人巨细胞病毒抗体、人巨细胞病毒DNA的筛查，尽量选用人巨细胞病毒血清学和病毒学阴性的供体。人巨细胞病毒阳性的母亲应避免母乳喂养。原发性感染者如怀孕，应终止妊娠。良好的卫生、生活习惯也有助于防止人巨细胞病毒感染。

3.保护易感人群

（1）抗病毒预防：口服更昔洛韦可有效预防器官移植患者感染人巨细胞病毒，阿昔洛韦对人巨细胞病毒感染的疗效较差，但对预防肾移植受体人巨细胞病毒感染有明显的效果。

（2）被动免疫：可应用高效价免疫球蛋白，但费用较高，临床上积累的经验不多。

（3）注射疫苗：目前尚无人巨细胞病毒疫苗广泛应用于临床。由于活疫苗因巨细胞病毒持续存在可能导致长期毒性、潜伏性和传染性而颇受争议。目前使用和研制的是减毒和亚单位疫苗。

（谭勇刚）

第十二节　梅毒

梅毒是由梅毒螺旋体(苍白螺旋体)引起的一种全身慢性传染病,主要通过性接触传播。其临床表现复杂,可侵犯全身各器官,造成多器官损害。早期主要侵犯皮肤黏膜,晚期可侵犯血管、中枢神经系统及全身各器官。可通过胎盘传染给胎儿,发生先天梅毒。本病有"自愈"倾向,但易复发。

(一)病原学

TP 又称苍白螺旋体,对皮肤、主动脉、眼、胎盘、脐带等富含黏多糖的组织有较高亲和力,可借其表面的黏多糖酶吸附到细胞表面,分解黏多糖造成血管塌陷、血供受阻,导致管腔闭塞性动脉内膜炎、动脉周围炎,甚至出现坏死、溃疡等。TP 的抵抗力极弱,在体外不易生存,煮沸、干燥、肥皂水以及一般的消毒剂如苯酚、酒精等很容易将其杀死。但在低温(-78℃)下保存数年,仍能保持其形态,对青霉素敏感。

(二)流行病学

1. 传染源

梅毒是人类特有的疾病,显性和隐性梅毒患者均是传染源,感染者的皮损分泌物、血液中含大量梅毒螺旋体。

2. 传播途径

患者的皮损、血液、精液、乳汁和唾液中均存在梅毒螺旋体。其常见传播途径有以下几种:

(1)性接触传染:约95%患者通过性接触由皮肤黏膜微小破损传染。

(2)垂直传播:妊娠4个月后梅毒螺旋体可通过胎盘及脐静脉由母体传染给胎儿。分娩过程中新生儿通过产道时擦伤处发生接触性感染。

(3)其他途径:冷藏3天以内的梅毒患者血液仍具有传染性,可经医源性途径输入此种血液发生感染;少数患者可通过接吻、握手、哺乳或接触污染衣物、用具感染。

3. 易感人群

成年男女普遍易感,人类对梅毒无先天免疫力。

4. 流行病学

本病分布于全世界,20世纪80年代以来,梅毒在我国不少地区再度流行,发病率逐年升高，且有向内地和农村扩展的趋势。

（三）临床表现

1. 获得性梅毒

（1）一期梅毒

主要表现为硬下疳（chancre）和硬化性淋巴结炎，一般无全身症状。

1）硬下疳：好发于外生殖器（90%），为 TP 侵入部位的无痛性炎症反应。初起为小红斑，迅速发展为无痛性炎性丘疹，数日内形成硬结，表面发生坏死形成单个直径为 1~2 cm、圆形或椭圆形的无痛性溃疡，境界清楚，周边水肿并隆起，基底呈肉红色，触之软骨样硬度，表面有浆液性分泌物，内含大量的 TP，传染性极强。

2）硬化性淋巴结炎：发生于硬下疳出现 1~2 周后。常累及单侧腹股沟或患处附近淋巴结，呈质地较硬的隆起，表面无红肿破溃，一般不痛，数月才消退。淋巴结穿刺检查可见大量的 TP。

（2）二期梅毒

一期梅毒未经治疗或治疗不彻底，TP 由淋巴系统进入血液循环形成菌血症播散全身，引起皮肤黏膜及系统性损害，称二期梅毒。常发生于硬下疳消退 3~4 周后，少数与硬下疳同时出现。表现为梅毒疹、扁平湿疣、梅毒性秃发和黏膜损害，也可表现为骨关节损害、眼损害、神经损害、多发性硬化性淋巴结炎及内脏梅毒等。

（3）三期梅毒

早期梅毒未经治疗或治疗不充分，经过 3~4 年，40%患者发生三期梅毒。皮肤黏膜损害主要为结节性梅毒疹和梅毒性树胶肿，也可表现为骨梅毒、眼梅毒、心血管梅毒、神经梅毒等。

2. 先天性梅毒

分为早期先天、晚期先天和先天潜伏梅毒，特点是不发生硬下疳，早期病变较重，骨骼及感觉器官受累多而心血管受累少。

（1）早期胎传梅毒患儿常早产，发育营养差、消瘦、脱水、皮肤松弛，貌似老人，哭声低弱嘶哑，躁动不安。可见皮肤黏膜损害、梅毒性鼻炎和骨梅毒。常伴有全身淋巴结肿大、肝脾肿大、肾病综合征、脑膜炎、血液系统损害等表现。

（2）晚期胎传梅毒一般 5~8 岁发病，13~14 岁相继出现多种表现，以角膜炎、骨骼和神经系统损害常见。

3. 潜伏梅毒

凡有梅毒感染史,无临床症状或临床症状已消失,除梅毒血清学试验阳性外无任何阳性体征,脑脊液检查正常者称为潜伏梅毒,其发生与机体免疫力较强或治疗暂时抑制 TP 有关。其中感染 1 年以内的潜伏梅毒称为早期潜伏梅毒;其他情况的潜伏梅毒称为晚期潜伏梅毒或病期不明的潜伏梅毒。

(四)辅助检查

1. 暗视野显微镜检查

暗视野显微镜检查是一种检查 TP 的方法。它便于检查苍白螺旋体,对早期梅毒的诊断有十分重要的意义。

2. 梅毒血清学检测

(1)非梅毒螺旋体血清试验 这类试验的抗原分为心磷脂、卵磷脂和胆固醇的混悬液,用来检测抗心磷脂抗体。可用作临床筛选,并可作定量,用于疗效观察。

(2)梅毒螺旋体血清试验 包括:①荧光螺旋体抗体吸收试验(FTA-ABS);②梅毒螺旋体血凝试验(梅毒螺旋体 HA);③梅毒螺旋体制动试验(梅毒螺旋体Ⅰ)等。这类试验特异性高,主要用于诊断试验。

3. 梅毒螺旋体-IgM 抗体检测

梅毒螺旋体-IgM 阳性的一期梅毒患者经过青霉素治疗后,2~4 周梅毒螺旋体-IgM 消失。二期梅毒螺旋体-IgM 阳性患者经过青霉素治疗后,2~8 个月梅毒螺旋体-IgM 消失。由于 IgM 抗体分子较大,母体 IgM 抗体不能通过胎盘,因此如果婴儿梅毒螺旋体-IgM 阳性则表示已被感染。

4. 脑脊液检查

检查项目应包括:细胞计数、总蛋白测定、VDRL 试验及胶体金试验。

(五)治疗原则

1. 早期梅毒

苄星青霉素 240 万 U,分两侧臀部肌内注射,1 次/周,连续 2~3 次。青霉素过敏者选用头孢曲松钠 1.0 g/天,静脉注射,连续 10~14 天,或四环素类 100 mg/次,每日 2 次,15 天;或连续口服大环内酯类药物 15 天。

2. 晚期梅毒

苄星青霉素 240 万 U,分两侧臀部肌内注射,1 次/周,连续 3~4 次。青霉素过敏者可用四环素类或大环内酯类药物 30 天。此外,心血管梅毒、神经梅毒、妊娠梅毒及胎传梅毒依据病情选择相应的治疗方案。

（六）护理诊断

（1）疼痛、瘙痒　与梅毒所致的病变有关。

（2）皮肤受损的风险　与消毒所致的病变有关。

（3）有传播感染的可能　与皮肤黏膜破损及性交传播有关。

（4）焦虑　与疾病病程长及社会舆论导致心理负担或担心传染给他人有关。

（5）知识缺乏：缺乏梅毒疾病的防治知识。

（七）护理措施

1. 消毒隔离

（1）早期传染性强，注意隔离治疗。污染浴巾、衣物应煮沸消毒，洗浴用具分开。

（2）晚期患者出现脏器感染、衰竭症状等导致组织完整性受损，予保护性隔离治疗，卧床休息并加强肠外营养，以增加抵抗力。

（3）加强医护人员自我防护，穿隔离衣、戴手套，防止操作时刺破皮肤黏膜而感染。

（4）严格遵循无菌技术操作原则，严禁重复使用一次性无菌用品和器械，皮肤黏膜出现深部溃疡时，加强无菌换药，避免医源性感染。

2. 用药护理

首次应用青霉素注意吉海反应，一般多在用药后 24 小时内出现急性发热反应，表现为寒战、发热、头痛、呼吸急促、恶心、心悸、多汗、肌肉骨骼疼痛等全身不适，皮损可暂时加重，严重的神经梅毒患者会出现癫痫持续状态，心血管梅毒患者甚至发生主动脉破裂。吉海反应是对梅毒治疗的反应，而不是对青霉素的过敏反应，一般发生在早期梅毒患者。为预防或减轻吉海反应，在治疗前服用小量泼尼松，采用低剂量缓慢匀速的给药方式，备好抢救药物。发生吉海反应后积极给予支持治疗和补充足够的液体，避免意外损伤，在几个小时内一般能完全恢复。用药过程中也需要警惕发生过敏反应，备好抗过敏药物，如发生过敏性休克症状，就地抢救，及时通知医师。

3. 对症护理

（1）保持皮肤清洁、完整：嘱患者穿柔软舒适的棉质衣裤，勿抓挠皮疹处皮肤，翘裂皮肤不可强行撕去，保持床单的清洁、平整、无渣；皮肤破溃处先用3%过氧化氢清洗后再用生理盐水冲净，局部涂抹抗生素乳膏，用无菌纱布覆盖，保持皮肤清洁干燥，严防继发感染。过度角化的皮肤因皲裂伴有疼痛，可涂抹油脂丰富的护肤霜。

（2）安全防护：神经梅毒的患者梅毒螺旋体侵入中枢神经系统，容易出现跌倒、坠床、走失等意外事故，应制定安全防范对策。①创造安全的病房环境：如地面防滑、干燥，拖地时设警示牌，病房、走廊、厕所安装扶手。②加强看护：专人陪护，对烦躁不安的患者加床栏，对认知能力低下的患者戴手腕识别带，上注科室、床号、姓名、联系电话，防止走失；脑膜血管梅毒所致的偏瘫或截瘫，患者四肢感觉、运动障碍，局部血液循环不良，应防止压疮的发生，协助翻身2小时1次，保持肢体的功能位置，保持床位整洁，及时更换尿不湿、汗湿的衣裤，因感觉障碍正确使用热水袋，以防烫伤。

（3）保持新生儿眼睛、鼻部的清洁：患儿眼部分泌物多，鼻塞、流涕，可见脓性分泌物。先用生理盐水棉签擦去眼分泌物，再用氧氟沙星眼药水滴眼，每天3~5次；吸痰时动作要轻柔，负压控制在50~80 mmHg，以免加重鼻黏膜损伤。患儿所用的衣物、被服经消毒液浸泡后送洗。

（4）保持产妇会阴部清洁：分娩时为了减少胎儿头皮与阴道壁的摩擦，可行会阴侧切，防止用产道引起的母婴传播。接生时的一次性产包、塑料薄膜、沾有恶露的会阴垫打包后焚烧。用2%聚维酮碘溶液会阴冲洗，2次/天。

（5）喂养指导：患儿的母亲经过正规抗梅毒治疗，快速血浆反应素（RPR）滴度较治疗前下降4倍以上或RPR滴度在1∶2以下者，可直接进行母乳喂养，否则应暂缓母乳喂养。人工喂养采用配方奶粉，补充多种维生素；对吸吮力差，进食困难者给予鼻饲，保证热量供给。

4. 心理护理

向患者讲解梅毒的防治常识，可治愈性，帮助患者克服自卑心理，积极配合治疗，并做好家属的思想工作。

（八）健康教育

（1）要求患者遵医嘱完成治疗。患者的临床治愈并非达到梅毒生物学治愈标准，所以定期复查有助于调整药量，指导治疗。

（2）性伴的处理：在3个月内凡接触过早期梅毒的性伴应予检查、确诊及治疗。早期梅毒治疗期间禁止性生活。

（3）所有育龄妇女、孕妇均应在婚前检查和第一次产前检查时，做梅毒血清学筛查，对梅毒高发区孕妇或梅毒高危孕妇，在妊娠第28周及临产前再次筛查。

(九)疾病预防指导

(1)杜绝不正当的性行为,提倡洁身自爱。

(2)若有可疑梅毒接触史,应及时进行梅毒血清实验,及时治疗。

(3)对可疑患者均应进行预防检查,行梅毒血清实验。

(4)一旦发现梅毒患者,必须强制进行隔离治疗。

(5)对可疑梅毒的孕妇,应及时给予预防性治疗,以防感染给胎儿。

(易旺军)

第六章

传染病专科技能

第一节 手卫生

(一)定义

手卫生：是医务人员洗手、卫生手消毒、外科手消毒的总称。

洗手：医务人员用皂液和流动水洗手，去除手部皮肤污垢、碎屑和部分致病菌的过程。

卫生手消毒：医务人员用速干手消毒剂揉搓双手，以减少手部暂居菌的过程。

外科手消毒：外科手术前医务人员用皂液和流动水洗手，再用手消毒剂清除或者杀灭手部暂居菌和减少常居菌的过程。使用的手消毒剂可具有持续抗菌活性。

(二)手卫生的目的

(1)去除手部污物和细菌。

(2)预防接触感染。

(3)无菌手术或无菌操作前准备。

(三)手卫生五个洗手指征

五个指征的操作应用于两大区域，即患者区域和医疗服务区域。患者区域包括患者、与患者接触的相关表面(患者的床单位、给患者使用的相关器械，如输液管、引流管等)以及通过医护人员与患者接触的表面(监护仪、呼吸机、引流袋等)。医疗服务区域是指除了患者以外的一切表面，包括其他患者、医护人员及医疗服务环境等。

（1）指征一：接触患者前

医护人员的手卫生是在进入患者区域时，靠近患者时或者在触碰患者之前的这三个时间内实施。主要包括日常接触、生活护理、非侵入性治疗或检查之前，例如与患者握手、协助患者洗澡或吃饭、吸氧等，此时注意手卫生可以防止微生物经医护人员的手传播给患者。

（2）指征二：进行无菌操作前

医护人员的手卫生是在直接或者间接地接触患者黏膜、破损的皮肤或者侵入性医疗设备之前实施。若在这之前需要戴手套，那么在戴手套之前医护人员也必须进行手卫生。如可能接触患者体液的检查（如采血、各种标本的留取等），有创伤口的护理（如换气管垫、换药等），医疗设备的植入（如留置针等）等，临床上常见的有：为患者滴药水或直肠检查、注射、导尿、准备食物或药物等。此时手卫生可以防止将微生物传播给患者或从患者身体的一个部位转移到另一个部位。

（3）指征三：体液暴露后

医护人员的手卫生是在接触患者血液或其他体液后，接触其他任何表面之前实施；如实施有创操作、移除保护设备等。临床上常见的有留置导管护理、移除侵入性医疗设备、清理排泄物或清理污染的皮肤和受污染的物品等。此时手卫生可以有效地防止医疗服务区域被患者携带的微生物侵入或感染。

（4）指征四：接触患者后

医护人员的手卫生是在接触患者完整皮肤、患者周围环境的表面后实施，包括日常接触、生活护理、非侵入性治疗或检查之后。临床上常见的有给患者测血压、心电图检查、测量脉搏等之后。此时手卫生可以防止医疗服务区域被患者携带的微生物侵袭和感染。

（5）指征五：接触患者周围环境后

医护人员的手卫生是在最后一次接触患者周围环境后实施，包括日常清洁活动、不直接接触患者的护理活动。临床上常见的是清理床旁桌、调节监护仪等。此时手卫生可以防止医疗服务区域被患者携带的微生物侵袭。

（四）七步洗手法步骤

第一步：洗手掌　流水湿润双手，涂抹洗手液（或肥皂），掌心相对，手指并拢相互揉搓；

第二步：洗背侧指缝　手心对手背沿指缝相互揉搓，双手交换进行；

第三步：洗掌侧指缝　掌心相对，双手交叉沿指缝相互揉搓；

第四步：洗指背　弯曲各手指关节，半握拳把指背放在另一手掌心旋转揉搓，双手交换进行；

　　第五步：洗拇指　一手握另一手大拇指旋转揉搓，双手交换进行；

　　第六步：洗指尖　弯曲各手指关节，把指尖合拢在另一手掌心旋转揉搓，双手交换进行；

　　第七步：洗手腕、手臂　揉搓手腕、手臂，双手交换进行（图6-1）。

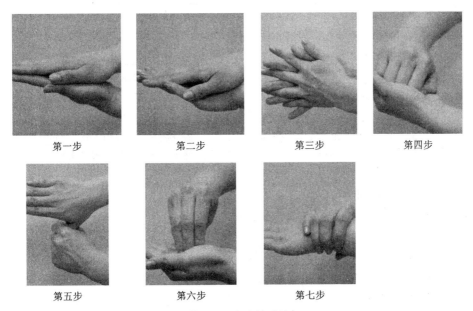

第一步　　　　第二步　　　　第三步　　　　第四步

第五步　　　　第六步　　　　第七步

图6-1　七步洗手法

(五)注意事项

　　(1)注意取下戒指、手表和其他装饰品，彻底清洗指甲、指尖、指缝和指关节等易污染的部位。

　　(2)应当使用一次性纸巾或者干净的小毛巾擦干双手，毛巾应当一用一消毒。

　　(3)手部没有肉眼可见污染时，宜使用手消毒剂进行卫生手消毒。

　　(4)注意随时清洁水龙头开关，如水龙头为手拧式开关，则应采用防止手部再污染的方法(避污纸)关闭水龙头。

　　(5)注意取液器的清洁，最好使用感应式装置。

　　(6)戴手套不能代替手卫生，摘手套后应进行手卫生。

附：洗手操作考核评分标准

表 6-1　手卫生操作考核评分标准

项目	技术操作要求	分值	扣分细则	扣分	得分
操作前准备（20分）	1. 环境评估：环境宽敞明亮，符合操作要求	5	未评估环境扣5分		
	2. 衣帽鞋整洁，手部无伤口	5	着装不合标准扣2分，未评估双手扣3分		
	3. 取下手表、戒指、手链等饰物	5	有饰物扣5分		
	4. 剪短指甲，长度以与手指的长度平齐为宜，无指甲油	5	长指甲、指甲油扣5分		
	5. 洗手用品准备：洗手池、洗手液、纸巾/干手机、流动水、污物容器	5	物品按要求准备齐全（少一项扣1分，摆放不合适扣2分）		
操作流程（65分）	1. 暴露腕部，打开水龙头，在流动水下使双手充分淋湿，取适量洗手液于掌心，均匀涂抹至整个手掌	5	腕部暴露不充分扣2分；水速不适中，有喷溅扣1分；双手未充分淋湿扣2分		
	2. 掌心相对，手指并拢，相互揉搓	5	漏做不合格		
	3. 手心对手背沿指缝相互揉搓，交换进行	5	漏做不合格；		
	4. 掌心相对，双手交叉指缝相互揉搓	5	漏做不合格；		
	5. 弯曲手指使关节在另一手掌心旋转揉搓，交换进行	5	漏做不合格		
	6. 右手握住左手大拇指旋转揉搓，交换进行	5	漏做不合格		
	7. 将五个手指尖并拢放在另一手掌心旋转揉搓，交换进行	5	漏做不合格		
	8. 揉搓手腕、手臂，双手交换进行	5	漏做不合格；		
	6个步骤总时间不少于15秒，少于15秒不合格				
终末质量（15分）	1. 在流动水下彻底冲净双手	5	双手没有冲洗干净扣5分		
	2. 用防止手部再污染的方法关闭水龙头	5	关水龙头时发生污染扣5分		
	3. 用一次性纸巾擦手/干手器吹干双手	5	干手方法不正确，有再污染扣5分		
总分	100		实际得分		

（陈欢）

第二节　医务人员防护用品的正确使用

医务人员防护用品包括口罩、医用帽、护目镜、防护面罩、手套、隔离衣、防护服、鞋套、防水围裙等。防护用品应符合国家相关标准，在有效期内使用。

（一）口罩

1. 口罩的作用

口罩可预防经空气、飞沫传播的疾病，戴口罩还可以减少患者的血液体液等传染性物质进入医护人员的口及鼻腔；同时防止医务人员将病原体传染给患者。

2. 常用口罩分类

常用口罩可分为医用外科口罩和医用防护口罩等。

3. 口罩的选择要求

选择口罩应符合 GB19083—2010《医用防护口罩技术要求》中的标准。其中《医用防护口罩技术要求》规定口罩滤料的颗粒过滤效率应不小于95%。

4. 常用口罩的特点

医用外科口罩：是指能阻止血液、体液和飞溅物传播的，医务人员在有创操作过程中佩戴的口罩，它能覆盖住使用者的口、鼻及下颌，为防止病原微生物、体液、颗粒物等直接透过提供物理屏障。外科口罩的外观、结构尺寸、过滤效率、防止血液穿透的能力等都有明确的要求，至少应符合我国医药行业标准医用外科口罩（YY 0469—2011）的要求。标准的医用外科口罩分 3 层，外层有阻水作用，可防止飞沫进入口罩里面，中层有过滤作用，可阻隔空气中大于 90% 的 5 μm 颗粒，近口鼻的内层有吸湿作用，能阻止血液、体液和飞溅物传播。

医用防护口罩：是指能阻止经空气传播的直径 ≤5 μm 感染因子或阻止近距离（<1 m）接触经飞沫传播的疾病而发生感染的口罩。医用防护口罩的使用包括密合性测试、型号的选择、医学处理和维护。根据 GB19083—2010《医用防护口罩的技术要求》，医用防护口罩的过滤效率分 1、2、3 三级，分别是在气体流量为 85 L/分钟的情况下，口罩对非油性颗粒过滤效率 ≥95%、≥99% 和 ≥99.97%。在佩戴时，口罩应覆盖佩戴者的口鼻部，每次佩戴医用防护口罩进入工作区域之前均应进行密合性检验。

5. 口罩的应用指征

应根据不同的操作要求选用不同的口罩。一般医疗活动可佩戴纱布口罩或一次性使用外科口罩。在手术室工作或护理免疫功能低下的患者、进行体腔穿刺时应戴外科口罩。接触经空气、飞沫传播的呼吸道感染患者时，应戴外科口罩或医用防护口罩。

6.口罩的佩戴方法

（1）外科口罩佩戴方法

①佩戴口罩前必须清洁双手。

②口罩有颜色的一面向外，或口罩包装上有佩戴方法说明，应依照指示佩戴。

③口罩藏有铁丝的一面向上，将口罩下方带系于颈后，上方带系于头顶上方。

④将双手指尖放在鼻夹上，从中间位置开始，用手指向内按压，并逐步向两侧移动，根据鼻梁形状塑造鼻夹。

⑤口罩应完全覆盖口鼻和下巴。

（2）医用防护口罩佩戴方法

①一手托住防护口罩，有鼻夹的一面向外。

②将防护口罩罩住鼻、口及下巴，鼻夹部位向上紧贴面部。

③用另一只手将下方系带拉过头顶，放在颈后双耳下。

④再将上方系带拉至头顶。

⑤将双手指尖放在金属鼻夹上，从中间位置开始，用手指向内按鼻夹，并分别向两侧移动和按压，根据鼻梁的形状塑造鼻夹。

7.注意事项

（1）使用医用防护口罩或外科口罩时不要用一只手捏鼻夹，防止口罩鼻夹处漏气，降低防护效果，同时使口罩与面部有良好的密合。

（2）外科口罩应一次性使用。

（3）口罩潮湿后应立即更换。

（4）口罩受到患者血液、体液污染后应及时更换。

（5）每次佩戴防护口罩进入工作区域前，应进行密合性检查。检查方法为：将双手完全盖住防护口罩，快速地呼气，若鼻夹附近有漏气应按佩戴方法"步骤5"调整鼻夹，若漏气位于四周，应调整到不漏气为止。

（6）纱布口罩应保持清洁，定期更换、清洗与消毒。

（二）护目镜、防护面罩

1.护目镜、防护面罩的作用

医务人员为患者进行诊疗护理过程中，佩戴护目镜或防护面罩可有效防止患者的血液、体液等物质溅入医务人员眼睛、面部皮肤及黏膜。

2.护目镜、防护面罩的分类

根据其形状和作用可分为护目镜、防护面罩。

3. 护目镜的选择要求

选择护目镜应符合 DB11/188—2003《医用防护镜技术要求》中的标准，如顶焦度、棱镜度偏差、色泽、可见光透射比、抗冲击性能、耐腐蚀和消毒性能等应符合规定。护目镜及防护面罩应有弹性佩戴装置。

4. 护目镜、防护面罩的应用指征

(1)在进行诊疗、护理操作，可能发生患者血液、体液、分泌物等喷溅时。

(2)近距离接触经飞沫传播的传染病患者时。

(3)为呼吸道传染病患者进行气管切开、气管插管等近距离操作，可能发生患者血液体液、分泌物喷溅时，应使用全面型防护面罩。

5. 注意事项

(1)在佩戴护目镜或防护面罩前应检查有无破损，佩戴装置是否松懈。

(2)护目镜或防护面罩用后应清洁与消毒。

(三)医用帽

1. 医用帽的作用

(1)预防医务人员受到感染性物质污染。

(2)预防微生物，通过头发上的灰尘、头皮屑等途径污染环境和物体表面。

2. 医用帽的分类

根据制作材质的不同，医用帽可分为一次性帽子及布制帽子两类。

3. 医用帽的应用指征

(1)进入污染区和洁净环境前。

(2)进行诊疗等无菌操作时。

4. 注意事项

(1)布制医用帽应保持清洁，定期更换与清洁。

(2)如被患者血液、体液污染时应立即更换。

(3)一次性医用帽不得重复使用。

(四)手套

1. 手套的作用

(1)预防医务人员手上的病原微生物传给患者。

(2)预防患者身体的病原微生物传给医务人员。

(3)预防医务人员手上的病原微生物污染环境。

2. 手套的分类

根据操作目的不同可将手套分为清洁手套和无菌手套两类。

3. 手套的选择要求

选择手套应符合 GB 10213—2006《一次性使用橡胶检查手套》和 GB 7543—2006《橡胶医用手套》的标准。

4. 手套的应用指征

(1)清洁手套的应用指征。

①接触患者的血液、体液、分泌物、排泄物、呕吐物时。

②接触污染物品时。

(2)无菌手套的应用指征

①医务人员进行手术等无菌操作时。

②接触患者破损皮肤、黏膜时。

③接触机体免疫力极度低下的患者时。

5. 无菌手套戴脱方法

(1)戴手套的方法

①打开手套包,一手掀起口袋的开口处。

②另一手捏住手套翻折部分(手套内面)取出手套,对准五指戴上。

③掀起另一只袋口,以戴着无菌手套的手指插入另一只手套的翻边内面,将手套戴好,然后将手套的翻转处套在工作衣袖外面。

(2)脱手套的方法

①用戴着手套的手捏住另一只手套污染面的边缘将手套脱下。

②戴着手套的手握住脱下的手套,用脱下手套的手捏住另一只手套清洁面(内面)的边缘,将手套脱下。

③用手捏住手套的里面丢至医疗废物容器内。

6. 注意事项

(1)诊疗护理不同的患者之间必须更换手套。

(2)操作完成后脱去手套,必须按规定程序与方法洗手,戴手套不能替代洗手,必要时进行手消毒。

(3)戴手套操作中,如发现手套有破损时应立即更换。

(4)戴无菌手套时应防止手套污染。

(五)隔离衣和防护服

应根据诊疗工作的需要,选用隔离衣或防护服。隔离衣应后开口,能遮盖住全部衣服和外露的皮肤,清洗消毒后可重复使用。防护服应符合 GB19082—2009《医用一次性防护服装技术要求》的规定。

1.隔离衣应用指征

(1)接触经接触传播的感染性疾病患者如传染病患者、多重耐药感染等患者时。

(2)对患者实行保护性隔离时,如大面积烧伤患者、骨髓移植患者等的诊疗、护理时。

(3)可能受到患者血液、体液、分泌物、排泄物喷溅时。

2.布制隔离衣穿脱方法

布制隔离衣每天更换、清洗与消毒,遇污染随时更换。一次性隔离衣一次性使用。但穿脱方法略有不同,下面分别介绍:

(1)多次使用后再消毒的布制隔离衣的穿法

①右手提衣领,左手伸入袖内,右手将衣领向上拉,使左手露出。

②换左手持衣领,右手伸入袖内,使右手露出,注意勿触及面部。

③两手持衣领,由领子中央顺着边缘向后系好颈带。

④扎好袖口。

⑤将隔离衣一边(约在腰下 5 cm 处)渐向前拉,见到边缘捏住。

⑥同法捏住另一侧边缘。

⑦双手在背后将衣边对齐。

⑧向一侧折叠,一手按住折叠处,另一手将腰带拉至背后折叠处。

⑨将腰带在背后交叉,回到前面将带子系好。

(2)多次使用后再消毒的布制隔离衣的脱法

①解开腰带,在前面打一活结。

②解开两侧袖带,将袖带塞入袖袢内,充分暴露双手,进行手消毒。

③解开颈后带子。

④右手伸入左手腕部袖内,拉下袖子过手。

⑤用遮盖着的左手握住右手隔离衣袖子的外面,将右侧袖子拉下。

⑥双手转换渐从袖管中退出,脱下隔离衣。

⑦左手握住领子,右手将隔离衣两边对齐,若挂在污染区,污染面向外;否则污染面向里。

(3)布制隔离衣一用一消毒和一次性隔离衣的穿法:可参考多次使用后再消毒的布制隔离衣的穿法。

(4)布制隔离衣一用一消毒的脱法

①解开腰带,在前面打一活结。

②解开两侧袖带,将袖带塞入袖袢内,充分暴露双手,进行手消毒。

③消毒双手后,解开颈后带子,双手持带将隔离衣从胸前向下拉。

④右手捏住左衣领内侧清洁面脱去左袖。

⑤左手捏住右侧衣领内侧下拉使右袖脱下，将隔离衣污染面向里，衣领及衣边卷至中央，放入污衣袋清洗消毒后备用。一次性隔离衣丢入医疗废物容器内。

3. 防护服的选择要求

选择一次性防护服应符合 GB 19082—2009《医用一次性防护服技术要求》的规定，防护服应具有良好的防水性、抗静电性、过滤效率和无皮肤刺激性，穿脱方便，结合严密，袖口、脚踝口应为弹性收口。

4. 防护服应用指征

（1）临床医务人员在接触甲类或按甲类传染病管理的传染病患者时。

（2）接触经空气传播的传染病患者，可能受到患者血液、体液、分物、排泄物喷溅时。

5. 防护服穿脱方法

一次性防护服穿脱方法如下：

（1）穿一次性防护服：无论是联体还是分体防护服，先穿下衣，再穿上衣，然后戴好帽子，最后拉上拉链。

（2）脱一次性护服

①脱分体防护服时应先将拉链将开。

②向上提拉帽子，使头部脱离帽子。

③脱袖子、脱下上衣时将污染面向里放入医疗废物袋。

④脱下衣，由上向下边脱边卷，污染面向里，脱下后放入医疗废物袋。

⑤脱连体防护服时，先将拉链拉到底。

⑥向上提拉帽子，使头部脱离帽子，脱袖子。

⑦从上向下边脱边卷。

⑧脱下衣，将污染面向里脱下后放入医疗废物袋内。

6. 注意事项

（1）穿防护服前要检查防护服有无破损。

（2）穿防护服后只限在规定区域内进行操作活动。

（3）穿防护服时勿使衣袖触及面部及衣领。

（4）防护服有渗漏或破损应立即更换。

（5）脱防护服时要注意避免污染。

（六）鞋套

1. 鞋套的选择要求

鞋套应具有良好的防水性能，并一次性应用。

2.鞋套的应用指征

(1)从潜在污染区进入污染区时和从缓冲间进入负压病室时应穿鞋套。

(2)进入重点保护区如 ICU、血液病房、烧伤病房、器官移植病房时。

3.注意事项

(1)鞋套只在规定区域内穿,离开该区域时应将鞋套脱掉。

(2)鞋套如有破损时应及时更换。

附:戴脱外科口罩评分标准(系带式):

表 6-2　戴脱外科口罩评分标准(系带式)

项目	技术操作要求	分值	扣分细则	扣分	得分
操作前准备(10分)	1.手卫生	5	不规范扣 1~3 分		
	2.检查口罩的有效期以及外包装	5	未检查口罩的有效期扣3分,未检查外包装扣2分		
操作流程(70分)	1.口罩金属条端朝上	7	金属条端朝下扣 7 分		
	2.深色面、褶皱朝下为正面	5	深色面朝内扣 3 分,褶皱朝上扣 2 分		
	3.口罩上方带系于头顶中部	5	口罩上方带未系于头顶中部扣 2 分		
	4.将口罩罩住鼻、口及下巴	5	未罩住鼻扣 3 分、未罩住口及下巴扣 2 分		
	5.口罩下方带系于颈后	5	口罩下方带未系于颈后扣 5 分		
	6.将双手指尖放在鼻夹上,从中间位置开始,用手指向内按压,并逐步向两侧移动,根据鼻梁形状塑造鼻夹	10	未按压鼻夹扣 3 分,未塑形扣 2 分		
	7.调整系带的松紧度	3	未调整系带扣 3 分		
	8.调整口罩,使口罩的周边充分贴合面部	5	口罩的周边未贴合面部扣 5 分		
	9.手卫生	5	不规范扣 1~3 分		
	10.先解开口罩下方系带	5	先解开上方系带扣 5 分		
	11.再解开口罩上方系带	5	后解开下方系带扣 5 分		
	12.废弃的口罩放入医疗垃圾桶内	5	废弃的口罩未放入医疗垃圾桶内扣 5 分		
	13.手卫生	5	不规范扣 1~3 分		

续表6-2

项目	技术操作要求	分值	扣分细则	扣分	得分
终末质量（20分）	1. 动作熟练，流畅，准确	4	动作不熟练扣2~4分		
	2. 整个过程不超过2分钟	6	每超过1分钟扣2分		
	3. 摘口罩时不能触碰口罩正面（污染面）	10	触碰口罩正面扣10分		
总分	100		实际得分		

戴脱医用防护口罩评分标准（系带式）：

表6-3　戴脱医用防护口罩评分标准（系带式）

项目	技术操作要求	分值	扣分细则	扣分	得分
操作前准备（10分）	1. 手卫生	5	不规范扣1~3分		
	2. 检查防护口罩的有效期以及外包装	5	未检查口罩的有效期扣3分，未检查外包装扣2分		
操作流程（70分）	1. 防护口罩鼻夹端朝上	5	防护口罩鼻夹端朝下扣5分		
	2. 一手托住防护口罩将口罩罩住鼻、口及下巴	5	未罩住鼻扣3分，未罩住口及下巴扣2分		
	3. 用另一只手将口罩下方系带拉过头顶，置于颈后，再将上方系带拉至头顶中后部	5	不规范扣1~3分		
	4. 双手指尖放在鼻夹上向内按压，由中间向两侧移动，使鼻夹紧贴鼻梁	10	未按压鼻夹扣3分，未塑形扣2分		
	5. 密合性检查，先进行正压测试。方法：双手遮着口罩，大力呼气。如空气从口罩边缘溢出，即佩戴不当，需调整双侧挂耳绳及鼻梁金属条	10	未进行密合性正压测试扣6分，双侧挂耳绳及鼻梁金属条调整不规范扣1~4分		
	6. 然后再进行负压测试：双手遮住口罩，大力吸气。口罩中央会陷下，如有空气从口罩边缘进入，即佩戴不当，需调整双侧挂耳绳及鼻梁金属条	10	未进行密合性负压测试扣6分，双侧挂耳绳及鼻梁金属条调整不规范扣1~4分		
	7. 手卫生	5	不规范扣1~3分		

续表6-3

项目	技术操作要求	分值	扣分细则	扣分	得分
操作流程（70分）	8. 先解开口罩下方系带	5	先解开上方系带扣5分		
	9. 再解开口罩上方系带	5	后解开下方系带扣5分		
	10. 废弃的口罩放入医疗垃圾桶内	5	废弃的口罩未放入医疗垃圾桶内扣5分		
	12. 手卫生	5	不规范扣1~3分		
终末质量（20分）	1. 动作熟练，流畅，准确	4	动作不熟练扣2~4分		
	2. 整个过程不超过2分钟	6	每超过1分钟扣2分		
	3. 摘口罩时不能触碰口罩正面（污染面）	10	触碰口罩正面扣10分		
总分	100		实际得分		

穿脱隔离衣评分标准：

表6-4　穿脱隔离衣评分标准

项目	技术操作要求	分值	扣分细则	扣分	得分
操作前准备（20分）	1. 评估患者：患者的诊断、隔离种类	6	未评估扣6分；评估不全扣3分		
	2. 评估环境：环境宽敞，符合隔离技术操作要求	4	未评估扣4分		
	3. 操作者准备：戴帽子、戴口罩、取下手表，卷袖过前臂	6	一处不合要求扣1分		
	4. 用物准备：隔离衣大小合适、无破损、潮湿	4	隔离衣不符合隔离要求扣4分		
操作流程（60分）	1. 取下手表、卷袖过肘、洗手、戴口罩。	4	一处不符合要求扣1分		
	2. 手持衣领取隔离衣，清洁面朝自己，衣领两端外折，露出袖子内口	6	污染工作服扣3分；一处不合要求扣1分		
	3. 右手持衣领，左手伸入袖内上举，右手将衣领向上拉，使左手露出，换手同法穿右手	6	污染一处扣3分；一处不合要求扣1分		
	4. 举双手将衣袖抖上，露出手腕，两手持衣领，由前向后沿领边将领扣扣好，注意勿触及头面部	5	污染一处扣3分；一处不合要求扣1分		

续表6-4

项目	技术操作要求	分值	扣分细则	扣分	得分
操作流程（60分）	5. 扣好袖口	2	漏扣一侧扣1分		
	6. 将隔离衣一边（约在腰下5 cm）处渐向前拉，见边缘处捏住隔离衣边缘，同法捏住另一侧边缘。两手在背后将隔离衣两边缘背后对齐，向一侧折叠，一手按住折叠处，另一手将腰带拉至背后压住折叠处，将腰带在背后交叉，回到前面打活结	10	污染一处扣2分；隔离衣内面外露扣3分；一处不合要求扣2分		
	7. 戴手套，进行操作，操作完将手套边缘向外反折脱手套，用快速消毒剂消毒双手	4	未戴手套扣4分；一处不合要求扣2分		
终末质量（20分）	1. 动作熟练，流畅，准确	4	动作不熟练，不流畅，不准确不扣2~4分		
	2. 整个过程不超过2分钟	6	每超过1分钟扣2分		
	3. 摘口罩时不能触碰口罩正面（污染面）	10	触碰口罩正面扣10分		
总分	100		实际得分		

穿/脱防护用品评分标准：

表 6-5　穿/脱防护用品评分标准

项目	技术操作要求	分值	扣分细则	扣分	得分
操作前准备（10分）	检查手部无伤口	1	未检查扣1分		
	剪平指甲	1	未剪平扣1分		
	去除个人用品如首饰、手表、手机等	2	未去除扣1~2分		
	更换分体式工作服或洗手衣、穿工作鞋（可口述）	2	工作服不合格扣1~2分		
	检查准备的物品（镜子、速干手消毒剂、一次性帽子、医用防护口罩、医用外科口罩、一次性乳胶手套、防护服、护目镜/防护面屏、鞋套、凳子/椅子、生活和医疗垃圾桶）	4	缺1项扣0.5分		

续表6-5

项目	技术操作要求	分值	扣分细则	扣分	得分
穿防护用品（30分）	手卫生	5	不规范扣0.5~3分		
	戴一次性帽子和医用防护口罩	5	未戴一次性帽子扣2分，未戴防护口罩扣3分		
	医用防护口罩气密性检查	5	未检查口罩气密性扣2~5分		
	穿防护服、戴护目镜/防护面屏、戴手套、必要时穿鞋套	10	漏穿戴1项扣3分		
	穿戴好后进行检查（确保无裸露头发、皮肤和衣物，身体正常活动不影响诊疗工作）	5	穿戴好后未进行检查扣5分		
脱防护用品（50分）	进入一脱区，检查个人防护装备，有肉眼可见污染物时应擦拭消毒	3	未检查个人防护装备扣2分，未消毒扣3分		
	手卫生	5	不规范扣0.5~3分		
	摘护目镜/防护面屏（手不能触碰护目镜镜面或防护面屏屏面），放入消毒液中	6	摘护目镜/面屏不规范扣2分，未放入消毒液中扣2分		
	脱除防护服、手套、鞋套（从内向外向下反卷，动作轻柔，防护服、手套、鞋套一并脱除），放入医疗垃圾桶内	10	脱除过程中污染侧与洁净侧衣物及身体接触扣5分，未放入医疗垃圾桶内扣5分		
	手卫生	5	不规范扣0.5~3分		
	进入二脱区，手卫生	5	不规范扣0.5~3分		
	摘除帽子和医用防护口罩（摘除过程中手不能触碰口罩外面，口罩不能触碰身体），放入医疗垃圾桶内	6	摘除过程中手触碰口罩正面或口罩触碰身体扣3分，未放入医疗垃圾桶内扣2分		
	手卫生	5	不规范扣0.5~3分		
	戴医用外科口罩进入清洁区	5	不规范扣1~5分		
	动作熟练，流畅，准确。	4	动作不熟练扣2~4分		
	用时超过20分钟，每延长1分钟扣2分，以此类推，扣至6分不再扣分	6	每延长1分钟扣2分		
总分	100分		实际得分		

（黄曼辉）

第三节　咽拭子采集技术

正常人咽峡部培养应有口腔正常菌群，而无致病菌生长。在机体全身或局部抵抗力下降和其他外部因素作用下，可以出现感染而导致疾病。用医用棉签，从人体咽喉部蘸取少量分泌物，采取的样本就是咽拭子标本。

（一）目的

采集患者咽部或扁桃体分泌物做细菌培养或病毒分离，协助临床治疗。

（二）评估要点

（1）评估患者病情，心理状态及合作程度。

（2）评估患者口腔、咽喉部黏膜情况及进食时间。

（三）操作要点

（1）核对医嘱、检验条码及无菌试管，贴检验条码于无菌试管。

（2）核对患者信息并解释，取得其配合。

（3）协助患者用清水漱口。

（4）嘱患者张口，发"啊"音，充分暴露咽喉部，必要时用压舌板轻压舌根。

（5）用无菌长棉签生理盐水浸湿后擦拭两侧腭弓、咽及扁桃体上分泌物；真菌培养时，在口腔溃疡面采集分泌物。

（6）打开无菌试管，将已取样的棉签放入试管内，用酒精灯火焰消毒试管口和管塞，塞紧试管。

（7）再次核对患者检验条码信息，及时送检。

（四）指导要点

告知患者咽拭子培养标本采集的目的、方法及配合要点。

（五）注意事项

（1）了解患者最近一次进食时间，应在进食 2 小时后留取标本，以防呕吐。

（2）操作过程中注意棉签不能触及其他部位，防止污染标本，影响检验结果。

（3）操作过程中保持试管口、管塞、棉签的无菌。

（4）操作时动作轻柔，避免损伤患者咽部黏膜。

附：咽拭子采集操作考核评分标准

表 6-6　咽拭子采集操作考核评分标准

项目	技术操作要求	分值	扣分细则	扣分	得分
操作前准备（10分）	1.评估患者病情，心理状态及合作程度。 2.评估患者口腔、咽喉部黏膜情况及进食时间。 3.用物准备齐全。	10	1.未评估扣4分；评估不全一项扣2分。 2.用物少一项扣1分。		
操作流程（75分）	1.核对医嘱、检验条码及无菌试管，贴检验条码于无菌试管。	10	1.未核对扣10分；核对不全一项扣2分。 2.条码粘贴错误扣3分。		
	2.核对患者信息并解释，取得其配合。	10	1.未核对患者身份扣10分；核对不全一项扣2分。 2.解释沟通不到位扣2分。		
	3.协助患者用清水漱口。	5	未漱口扣5分。		
	4.嘱患者张口，充分暴露咽喉部，必要时用舌板轻压舌根。	5	未充分暴露咽喉部扣5分。		
	5.用无菌长棉签擦拭两侧腭弓、咽及扁桃体上分泌物。	20	擦拭部位一处不准确扣5分。		
	6.打开无菌试管，将已取样的棉签放入试管内，塞紧试管。	10	操作不规范扣5分；棉签被污染扣10分。		
	7.再次核对患者检验条码信息。	10	未再次核对信息扣10分。		
	8.及时送检。	5	未及时送检扣5分。		
终末质量（15分）	1.操作熟练、规范，动作轻柔。 2.无菌观念强，保持试管口、管塞、棉签的无菌。 3.沟通有效，体现人文关怀。	15	1.操作不熟练、不规范扣5分；动作不轻柔扣3分。 2.违反无菌操作原则扣5分。 3.沟通解释不到位扣3分。		
总分	100		实际得分		

（宋美英）

第四节　痰标本采集技术

痰标本采集是为了协助疾病的诊断及药物的应用，把痰收集起来做检测的方法。常用的痰标本有常规痰标本，痰抗酸染色、痰培养标本，24 h 痰标本等。

(一)目的

根据医嘱采集患者痰液标本，进行临床检验，为诊断和治疗提供依据。

(二)评估要点

(1)评估患者的病情、治疗与配合程度。

(2)评估患者口腔黏膜有无异常。

(3)评估患者排痰情况、呼吸音，观察痰液的颜色、性质、量、分层、气味、黏稠度和有无肉眼可见的异常。

(4)评估人工气道患者气管导管情况。

(三)操作要点

(1)核对医嘱、检验条码及痰液收集器。贴检验条码于痰液收集器。

(2)核对患者信息并解释，取得配合。

(3)收集痰标本：

1)能自行留痰者：晨起清水漱口，深呼吸数次后用力咳出气管深处的第一口痰置于痰液收集器中。

2)有人工气道、不能自主排痰或不合作者：选择合适体位，叩击胸背部，行口腔护理后，将一次性痰液收集器的一端连接负压吸引器，另一端连接吸痰管行无菌吸痰，吸出的痰液留存在痰液收集器中。

3)24 小时痰标本：晨起漱口后(7 am)第一口痰起至次晨(7 am)最后一口痰止，将 24 小时痰液全部收集在痰液收集器内。再次核对患者检验条码信息，按照要求送检。

(四)指导要点

(1)告知患者正确留取痰标本的重要性。

(2)告知患者痰标本留取的方法。

(3)告知患者不可将唾液、漱口水、鼻涕等混入痰中。

(五)注意事项

(1)留取痰标本应选择在清晨,以提高阳性检出率。

(2)留取 24 小时痰,要注明起止时间。

(3)留取痰培养标本时选择无菌痰液收集器,严格执行无菌操作技术原则,避免污染,留取后立即送检。

附:痰标本采集技术评分标准

表 6-7 痰标本采集操作考核评分标准

程序	技术操作要求	分值	扣分明细	扣分	得分
操作前准备(20分)	仪表端庄,着装整洁,符合职业要求	1	着装不规范扣1分		
	双人核对医嘱单、化验标本登记本与痰标本条码信息	2	未核对医嘱扣2分		
	评估患者病情、年龄、意识、生命体征及咳痰能力	3	未评估扣1~3分		
	操作部位:口腔或者人工气道处,有无活动的义齿(检查口腔有无感染)	2	未评估扣1分		
	心理状态:情绪反应,心理需求	1	未评估扣1分		
	合作程度:患者和(或)家属对此项操作的认识及配合程度	1	未评估扣1分		
	环境:安静,整洁,光线充足	1	未评估扣1分		
	护士:洗手,戴口罩	2	一项未做扣1分		
	患者:晨起温开水或不含抑菌剂的漱口液漱口,无法漱口的患者应协助其进行口腔清洁 用物:化验标本登记本,标识好条形码的无菌痰杯,温开水或不含抑菌剂的漱口液,弯盘、红笔、壁挂式负压吸引装置一套(检查处于备用状态),负压吸引管,一次性痰液收集器,无菌手套一副,快速手消毒剂,必要时备口咽通气道	3	缺一项扣0.5分		
	双人核对化验标本登记本与贴有条码信息的无菌痰杯,将核对后的痰标本条形码贴于痰杯上	2	未再次核对扣2分		
	携用物至床旁,查对患者及腕带信息,告知患者,取得合作	2	未核对扣2分		

续表6-7

程序	技术操作要求	分值	扣分明细	扣分	得分
	能自行咳痰的患者				
	协助患者温开水漱口	5	未协助患者温开水漱口扣5分		
	指导患者深吸气后用力咳出气管深处的痰液,将痰液留取于无菌痰杯内,避免痰标本混入过多唾液,盖好痰杯	25	一项不合格扣5分		
	再次核对执行卡,痰标本,患者及腕带信息(2个以上查对点)	10	一项未核对扣2~3分		
	标本及时送检	5	未及时送检扣5分		
	无法自行咳痰患者				
操作流程(50分)	协助患者取适当的卧位,去枕仰卧,头转向操作者一侧并略向后仰	5	体位不当扣5分		
	如病情允许,由下向上,由外向内叩击患者背部,使痰液松动,必要时置口咽通气道	5			
	连接负压吸引装置,调节负压(成人0.02~0.04 MPa,小儿<0.02 MPa),戴无菌手套,用无菌的方法取出一次性痰液收集器,连接负压吸引装置	10	负压调节不准确扣5分,吸痰方法不正确扣2分		
	痰液收集杯保持垂直,用正确的吸痰法将痰液吸入痰液收集杯内,将痰液收集器底部的盖子旋下,盖好痰杯	15	未保持痰杯垂直扣2分,标本处理不正确扣5分		
	再次核对化验标本登记本、痰标本、患者及腕带信息(2个以上查对方法)	10	未再次核对扣5分,一项未核对扣2分		
	标本及时送检	5	未及时送检,扣5分		
操作后处理(20分)	整理床单位,根据患者病情取合适体位	2	未整理床单位,扣1分,体位不合适,扣1分		
	告知注意事项,进行健康指导	10	注意事项一项不全,扣2分		
	用物:依据《消毒技术规范》和《医疗废物管理条例》做相应处理	3	垃圾未分类处理,扣3分		

续表6-7

程序	技术操作要求	分值	扣分明细	扣分	得分
操作后处理（20分）	护士：洗手	3	口述或不规范扣1分，未洗手扣3分		
	记录执行时间，签全名	3	未记录执行时间，扣1.5分，未签全名扣1.5分		
终末质控（10分）	正确查对无误	3	未再次查对，扣3分		
	无菌观念强	2	无菌观念不强，扣2分		
	操作规范熟练，安全有效	3	操作不规范扣1分，不熟练扣1分		
	沟通良好，体现人文关怀	2	未关注患者感受及体验，扣2分		
总分	100		实际得分		

（4）如查找癌细胞，应用4%甲醛溶液或95%乙醇溶液固定痰液后立即送检。

（宋美英）

第五节　粪便标本采集技术

（一）目的

常规标本：检查粪便的颜色、性状、细胞等。
标本培养：检查粪便中的致病菌，以协助临床诊断。
隐血标本：检查肉眼不可见的微量血液。
寄生虫或虫卵标本：检查粪便中的寄生虫、幼虫及虫卵。

（二）评估要点

（1）评估患者的病情、治疗、配合程度及排便情况。
（2）了解女性患者是否在月经期。

(三)操作要点

(1)核对医嘱,贴检验条码于标本容器上。

(2)核对患者信息并解释,取得其配合。

(3)拉隔帘遮挡,协助患者排空膀胱。

(4)收集粪便标本

1)常规、隐血标本:嘱患者排便于清洁便盆内,用检验匙取中央部分或黏液脓血部分约5 g,置于标本容器内送检。

2)寄生虫及虫卵标本:①检查寄生虫及虫卵时让患者排便于便盆内,用检验匙取不同部位带血或黏液部分5~10 g送检。②检查蛲虫时嘱患者睡觉前或清晨起床前,将透明胶带贴于肛门周围处;取下并将可能粘有虫卵的透明胶带面贴在载玻片上或将透明胶带对合,立即送检。③检查阿米巴原虫时,将便器加温至接近人体的体温,排便后标本连同便盆立即送检。

(四)指导要点

(1)告知患者粪便标本留取的方法及注意事项。

(2)告知患者正确留取粪标本对检验结果的重要性。

(五)注意事项

(1)采集隐血标本做化学法隐血试验时,嘱患者检查前3天禁食肉类、动物肝、血和含铁丰富的药物、食物,3天后采集标本,以免造成假阳性。如采用免疫法做隐血试验则不受药物和食物的干扰。

(2)采集寄生虫标本时,如患者服用驱虫药或作血吸虫孵化检查,应留取全部粪便。

(3)检查阿米巴原虫,在采集标本前几天,患者不应服用钡剂、油质或含金属的泻剂,以免金属制剂影响阿米巴虫卵或包囊的显露。

(4)患者腹泻时的水样便应盛于防漏容器中送检。

(5)灌肠后的粪便不宜作为检验标本。

(6)粪便标本应新鲜,不可混入尿液及其他杂物;女性患者经期不宜留粪标本。

附:粪便标本采集技术评分标准

表6-8　粪便标本采集技术评分标准

项目	技术操作要求	分值	扣分细则	扣分	得分
操作前准备（20分）	1.评估患者的病情、治疗、配合程度及排便情况 2.了解女性患者是否在月经期	20	一项未评估扣4分		
操作流程（70分）	1.核对医嘱，贴检验条码于标本容器上。 2.核对患者信息并解释，取得其配合。 3.拉隔帘遮挡，协助患者排空膀胱。 4.收集粪便标本 （1）常规、隐血标本：嘱患者排便于清洁便盆内，用检验匙取中央部分或黏液脓血部分约5 g，置于标本容器内送检。 （2）培养标本：当患者有便意时，嘱患者排便于消毒便盆内，用无菌棉签取中央部分粪便或黏液脓血部分2~5 g置于无菌标本容器内，盖紧塞子送检。如患者无便意，可用无菌长棉签蘸0.9%氧化钠溶液，由肛门插入6~7 cm，顺一个方向轻轻旋转后退出，将棉签置于无菌标本容器内送检。 （3）寄生虫及虫卵标本： 1）检查寄生虫及虫卵时嘱患者排便于便盆内，用检验匙取不同部位带血或黏液部分5~10 g送检。 2）检查蛲虫时嘱患者睡觉前或清晨起床前，将透明胶带贴于肛门周围处；取下并将可能粘有虫卵的透明胶带面贴在载玻片上或将透明胶带对合，立即送检。 3）检查阿米巴原虫时，将便器加温至接近人体的体温，排便后标本连同便盆立即送检。	70	条码未粘贴扣5分，粘贴不平整扣2分 医嘱未核对扣5分 标本采集不规范扣10分		

续表6-8

项目	技术操作要求	分值	扣分细则	扣分	得分
指导要点（10分）	1.采集隐血标本做化学法隐血试验时，嘱患者检查前3天禁食肉类、动物肝、血和含铁丰富的药物、食物，3天后采集标本，以免造成假阳性。如采用免疫法做隐血试验则不受药物和食物的干扰 2.采集寄生虫标本时，如患者服用驱虫药或作血吸虫孵化检查，应留取全部粪便 3.检查阿米巴原虫，在采集标本前几天，患者不应服用钡剂、油质或含金属的泻剂，以免金属制剂影响阿米巴虫卵或孢囊的显露 4.患者腹泻时的水样便应盛于防漏容器中送检 5.粪便标本应新鲜，不可混入尿液及其他杂物，女性患者经期不宜留粪标本，灌肠后的粪便不宜作为检验标本	10	漏一项扣2分		
终末质控（10分）	正确查对无误	3	未再次查对，扣3分		
	无菌观念强	2	无菌观念不强，扣2分		
	操作规范熟练，安全有效	3	操作不规范扣1分，不熟练扣1分		
	沟通良好，体现人文关怀	2	未关注患者感受及体验，扣2分		
总分	100		实际得分		

（贺慧阳）

第六节　人工肝技术

肝衰竭是多种因素引起的严重肝脏损害，导致其合成、解毒、排泄和生物转化等功能发生严重障碍或失代偿，出现以凝血机制障碍、黄疸、肝性脑病、腹水等为主要表现的一组临床综合征。肝衰竭属临床危急重症，常规内科治疗效果很不理想，病死率高达 60% 以上。为了攻克肝衰竭高病死率的难题，应用人工肝脏(artificial liver, AL)治疗肝衰竭的手段应运而生。

(一)人工肝的概念

人工肝脏(简称人工肝)是指借助一个体外的机械、理化或生物反应装置，清除因肝衰竭产生或增加的各种有害物质，补充需肝脏合成或代谢的蛋白质等必需物质，改善患者水、电解质、酸碱平衡等内环境，暂时辅助或替代肝脏相应的主要功能，直至自体肝细胞再生、肝功能得以恢复，从而提高患者的生存率；而对肝细胞再生不良的晚期肝病患者，人工肝脏则能改善症状，成为肝移植的"桥梁"。

(二)人工肝的分型

人工肝脏有三大类型，即：非生物型人工肝、生物型人工肝和混合型人工肝。从 1986 年起，浙江大学医学院附属第一医院李兰娟团队就开始研究人工肝治疗肝衰竭原理，设计各种人工肝方案。30 余年来，创建了一系列根据不同病情进行不同组合、暂时替代肝脏主要功能改善肝衰竭并发症、明显提高患者生存率的新型人工肝系统，统称为李氏人工肝系统(Li-ALS)。Li-ALS 包括李氏非生物型人工肝(Li-NBAL)、李氏生物型人工肝(Li-BAL)和李氏混合型人工肝(Li-HAL)(表 6-9)。

表 6-9　人工肝的分型

分型	主要技术和装置	功能
非生物型	系统地应用和发展了血浆置换、血浆灌流、白蛋白透析、血液滤过、血液透析等血液净化技术的 Li-NBAL、MARS 和普罗米修斯系统等	以清除有害物质为主，其中血浆置换还能补充凝血因子等必需物质
生物型	以体外培养肝细胞为基础所构建的体外生物反应装置，主要有 L-BAL 系统、ELAD 系统、BLSS 系统、RFB 系统等	具有肝脏特异性解毒、生物合成及转化功能
混合型	将非生物型和生物型人工肝脏装置结合应用，主要有 Li-HAL 系统、HepatAssist 系统、MELS 系统、AMC 系统等	兼具非生物型人工肝脏高效的解毒功能和生物型人工肝脏的代谢功能

1.非生物型人工肝

非生物型人工肝是指在肝衰竭治疗中能清除有害物质，补充有益物质，暂时替代肝脏主要功能的各类血液净化装置。基本血液净化技术包括血浆置换（PE）、血浆灌流（PP）、胆红素吸附（BA）、血液滤过（HF）、血液透析（HD）等。临床上应用往往以多种基本血液净化技术组合为主，包括了根据不同病情进行不同组合治疗的李氏非生物型人工肝、分子吸附再循环系统、连续白蛋白净化系统、普罗米修斯系统等。

2. 生物型人工肝

生物型人工肝脏的基本原理是：将培养的外源性肝细胞放置或继续培养于体外生物反应器中，当患者血液或血浆流经反应器时，通过半透膜或直接接触的方式与培养的肝细胞进行物质交换，其中的肝细胞发挥清除毒素和中间代谢产物、参与生物合成和生物转化以及分泌具有促进肝细胞生长的活性物质等功能，从而达到暂时的支持作用。生物型人工肝脏研究的核心部分是细胞源和生物反应器。

各种生物型人工肝装置在细胞来源、细胞用量、血浆或全血的应用、灌注率、治疗所需时间（持续或间断）等方面各不相同。细胞量为每柱 100～500 g，流速为 20～200 mL/分钟。每种以细胞为基础的生物型人工肝系统均存在相应优点和缺点。系统看来都安全，但没有任何一种系统被 FDA 批准在美国应用。有关生物型人工肝的循证医学总结认为，这些系统对急性肝衰竭患者生存率的影响有待进一步证实。

3. 混合型人工肝

混合型人工肝指将非生物型人工肝和生物型人工肝装置结合的系统。理想的人工肝脏应该与原来的生物器官接近或类似，基本上能够担任及完成正常肝脏的解毒、合成、生物转化三项基本功能。因此，将血液透析滤过、血浆置换、血液灌流等偏重于解毒作用的装置与生物型人工肝相结合组成混合型人工肝脏，有望能更好地代替肝脏功能。

（三）非生物型人工肝原理和方法

人工肝目前在临床上成熟应用的是非生物型人工肝，生物型人工肝和混合型人工肝尚处在研究阶段。

1. Li-NBAL 理论基础

Li-NBAL 用到的基本血液净化方法有血浆置换、血浆灌流、白蛋白透析、血液滤过、血液透析等，这些血液净化技术均有各自的特点。血液透析对分布容积大、弥散性强的小分子（如氨）清除能力最强；而分子量在 5～50 kD 的物质血液滤过的效果好；内毒素以及与白蛋白结合物质只有血浆置换能清除，且血浆置换除了解毒功能外，还能补充白蛋白、凝血因子以及其他生物活性物质。

白蛋白透析主要清除白蛋白结合毒素。血浆灌流是利用活性炭或树脂等吸附剂特殊的孔隙结构将血液中的有害物质吸附并清除。由于肝衰竭患者体内的有害物质涉及白蛋白结合毒素、水溶性中小分子毒素，因此，需要根据患者的具体病因、病情，将不同的血液净化技术有机组合，以便最大程度清除肝衰竭相关有害物质，提高治疗效果。

表 6-10　各种基本血液净化技术在治疗肝衰竭时可能清除的有害物质

血液净化技术	可清除的有害物质
血液透析	氨、假性神经递质、GABA、肌酐、尿素氮，纠正电解质紊乱
血液滤过	细胞因子、中分子物质、氨、GABA、肌酐、尿素氮，纠正电解质紊乱
血浆置换	芳香族氨基酸、胆酸、胆红素、内毒素、一氧化氮，细胞因子、吲哚类、硫醇、短链脂肪酸
血浆灌流	氨、胆酸、胆红素细胞因子、硫醇、酚类

2. Li-NBAL 的发展和应用

浙江大学医学院附属第一医院李兰娟团队于 20 世纪 80 年代中期开始研究人工肝脏，提出了人工肝治疗肝衰竭的设计原理，经过多年的努力，创建了一系列根据不同病情进行不同组合、能暂时替代肝脏的主要功能、改善肝衰竭并发症、明显提高患者生存率的 Li-NBAL1.0。这套技术针对不同病因、不同病情、不同分期的肝衰竭患者，将 Li-NBAL 的基本血液净化技术，血浆置换、血液/血浆灌流、血液滤过、血液透析单独或联合应用，取得了良好的疗效。

在此基础上发展的 Li-NBAL2.0 系统将血浆置换、血浆灌流、血浆滤过等多种净化手段模块化集成，可根据患者个体化的病情需要，采取不同的参数设置，治疗过程中先进行血浆置换，接着进行血浆吸附及血浆滤过，从而有效地拓宽毒素的清除范围，实现各治疗手段之间的优势互补。血浆置换模块能有效去除肝衰竭患者体内的主要毒素，补充凝血因子、调理素等有益成分。血浆置换后联合血液滤过模块，能有效地纠正血浆置换过程中的血清柠檬酸浓度明显上升、高钠血症、代谢性碱中毒等不足，同时活性炭及阴离子树脂吸附模块的加入则进一步地增强了对血氨、细胞因子等的清除能力。临床经验表明血浆置换联合血浆吸附、血浆滤过这两个模块治疗后，既有效地维持了终末期肝衰竭患者的水电解质、酸碱平衡，同时还清除了促炎因子，对于患者的肝性脑病、肝肾综合征的防治有着较好的效果。

对比国际上一些基于全面清除蛋白结合毒素和水溶性毒素的血液净化新系

统，如 MARS、普罗米修斯系统等，Li-NBAL2.0 系统费用更为低廉，在高效清除水溶性及蛋白结合毒素的同时兼顾肝脏合成功能替代，能有效维持人体水电解质平衡及免疫稳态，更加适合肝功能衰竭患者肝脏功能的替代治疗。Li-NBAL2.0 既可为肝衰竭患者提供系统化治疗方案，也可针对不同病情患者的治疗需要，提供不同治疗模块的选择组合，以满足个体化治疗需要，有着广阔的推广应用前景。

3. 其他非生物型人工肝

其他的非生物型人工肝应用比较广泛的是以 MARS 和普罗米修斯系统为代表的白蛋白透析吸附系统。MARS 系统在欧洲 1999 年正式进入临床，是白蛋白透析、吸附以及普通透析的组合应用。MARS 系统包括 3 个循环，即血液循环、白蛋白再生循环和透析循环，当血液流经 MARS FLUX 透析器时，白蛋白结合毒素及水溶性毒素被转运至白蛋白循环透析液；在白蛋白循环中，活性炭和树脂吸附柱联合吸附蛋白结合毒素和中、小分子毒素；最后通过透析循环纠正水、电解质酸碱紊乱。普罗米修斯系统由费森尤斯公司和多瑙河大学联合研制，是一个基于成分血浆分离吸附系统以及高通量血液透析的体外肝脏解毒系统。普罗米修斯系统采用 Albuflow 白蛋白可通透性膜，所有白蛋白及白蛋白结合毒物均经过该膜分离并进入一个包含有中性树脂吸附器及阴离子交换器的特殊吸附器进行解毒，解毒后的白蛋白再次入血并进入高通量血液透析器进行净化后返回体内。

此外，还有一些其他的血液净化技术联合模式。血浆滤过透析（PDF）是应用血浆成分分离器进行滤过透析，血浆对流弥散过程中，既有中、小分子溶质的清除，也有白蛋白结合毒素的清除。治疗中丢失的血浆蛋白成分用新鲜冰冻血浆从后稀释液中补充，在透析滤过的同时完成了血浆交换，是血浆置换和血液透析滤过联合治疗的简化和革新。

（四）非生物型人工肝治疗适应证、禁忌证及并发症

1. 非生物型人工肝治疗适应证

近年来的系列研究证实，人工肝治疗能去除毒素和代谢中间产物，包括胆红素、肿瘤坏死因子、内毒素，改善肝功能，促进肝细胞再生，减少肝细胞坏死。这些优势决定了其有如下的适应证：

（1）各种原因引起的肝衰竭早、中期，PTA 在 20%~40% 之间和血小板 >$50×10^9$/L 的患者为宜；晚期肝衰竭患者也可进行治疗，但并发症多见，治疗风险大，临床医生应评估风险和利益后作出治疗决定；未达到肝衰竭诊断标准，但有肝衰竭倾向者，一旦内科综合治疗效果不佳，也可考虑早期人工肝治疗。

（2）晚期肝衰竭肝移植术前等待供体、肝移植术后排斥反应、肝移植无功能期的患者。

（3）各种原因引起的高胆红素血症，内科治疗无效者。

（4）肝衰竭的各种并发症的治疗

①肝肾综合征：此综合征往往伴有严重的水、电解质平衡紊乱，大量含氮代谢产物和炎症介质潴留体内，人工肝治疗通过稳定血容量，平衡水、电解质，清除毒性物质，改善内循环，有利于肝、肾功能恢复。

②肝性脑病患者：人工肝治疗通过清除血氨等含氮物质，清除一些中小分子物质，清除过多水分改善脑水肿，改善肝性脑病症状。

③严重水、电解质平衡失调：肝衰竭患者常出现水肿，低血钠、高血钾、低血氯、低血钙、低血镁并伴有酸碱平衡失调。人工肝治疗可通过调整置换液中电解质和缓冲剂成分比例，有效减轻体液负荷，纠正电解质和酸碱平衡失调。

④全身炎症反应综合征（SIRS）：肝衰竭患者由于继发严重感染、肠道细菌或毒素移位、NO 及氧化应激等原因激活单核-巨噬细胞系统释放 TNF-a 白细胞介素及前列腺素等多种炎症介质进入全身循环，引起广泛的炎症反应，导致机体代谢和血流动力学异常，造成自身细胞、组织广泛损害，形成多脏器功能不全，甚至多脏器功能衰竭。人工肝治疗可去除多种炎症介质，改善血流动力学和临床症状。

2. 非生物型人工肝禁忌证

随着血液净化技术提高和体外循环材料的更新，人工肝治疗没有绝对的禁忌证，但为了减少并发症和治疗意外，以下为人工肝治疗的相对禁忌证：

（1）严重活动性出血和 DIC 患者，出血及 DIC 未得到控制。

（2）对治疗过程中所用的药物和血浆高度过敏者。

（3）血流动力学不稳定者。

（4）心、脑梗死非稳定期患者。

（5）对有全身严重感染、晚期妊娠等合并症的患者慎用。

3. 非生物型人工肝并发症

人工肝治疗的并发症有过敏反应、低血压、继发感染、出血、失衡综合征、溶血、空气栓塞、水电解质及酸碱平衡紊乱等。随着人工肝技术的发展，并发症发生率逐渐下降，一旦出现，可根据具体情况给予相应处理。

（胡玲利）

第七节　血浆置换技术

血浆置换是通过有效的分离、置换方法,迅速选择性地去除血液中病理血浆或血浆中的病理成分(如高黏度物质、自身抗体、免疫复合物副蛋白、与蛋白质结合的病毒物等),同时细胞成分和等量的血浆替代品回输患者体内的一种血液净化方法。

(一)分类

(1)根据血浆分离方法不同,可分为离心式血浆分离和膜式血浆分离。

1)离心式血浆分离法:是最常用的血浆分离方法,它根据不同质量的颗粒以不同的速度离心时可有不同的沉降速率的原理,应用血浆分离装置来实现血浆与血细胞的分离。本方法主要缺点是操作及程序复杂,血流量慢、易损坏血小板和血细胞。

2)膜式血浆分离法:膜式血浆分离器的膜由天然高分子材料或高分子聚合物制成,膜上具有无数小孔。一次性滤过膜孔直径为 $0.2 \sim 0.6\ \mu m$,该孔可准许血浆滤过,所有溶于血浆中的各种成分如激素、电解质、糖、维生素、蛋白质、免疫复合物等,均能随血浆透过膜孔被分离出的血浆,用等量的置换液与细胞成分混合后输回体内即可完成治疗。选择膜式血浆分离器应注意:①生物相容性好,目前应用的高分子材料如聚丙烯腈,基本上对血细胞无破坏作用;②膜面积不能过小,膜面积大则分离速度快、压力较小、破膜概率低、安全可靠,临床常用膜式血浆分离。

膜式血浆分离法和离心式血浆分离的比较见表6-11。

表6-11　膜式血浆分离法和离心式血浆分离法的比较

类别	优点	缺点
膜式血浆分离法	1.不丢失细胞成分 2.不需要枸橼酸盐 3.可以用于梯度过滤	1.清除物质受到膜特定系数限制,要求高的血流速度(100~150 mL/分钟) 2.常要求大静脉插管或用双腔静脉插管

续表6-11

类别	优点	缺点
离心式血浆分离法	1. 对清除血浆成分更为有效 2. 可以用于细胞分离 3. 可以用单针和肘正中静脉进行	1. 丢失血细胞成分 2. 用枸橼酸盐进行抗凝可发生低钙血症、心律失常、低血压，费用昂贵

(2)根据置换成分不同，可分为非选择性血浆置换和选择性血浆置换。

1)非选择性血浆置换　血液通过膜式血浆分离器分离成血浆和血细胞成分，血浆废弃，血细胞及补充的血浆回输入人体，即为非选择性血浆置换。该方法的优点为简便实用，临床疗效确切。置换过程中严格控制血浆或代用品的量，保持出入平衡，一般均可达到治疗目的。不足之处是分离与去除血浆无选择性，即在去除血浆中有毒物质的同时，也将血液中的营养物质一起去除；同时，由于不可能先将患者含毒性物质较多的血浆全部分离掉，然后再注入替换血浆，只能进行持续的体外循环，所以不得不使一些刚刚补充入体内的血浆又被置换出来，这是不可避免的弊端。

2)选择性血浆置换　通过适当的方式选择性地去除血浆中的异常成分，来达到治疗目的，称为选择性血浆置换。常用的方式有：二次血浆分离术、血浆分离冷凝滤过术、血浆分离成分吸附术。

①二次血浆分离：将非选择性膜式血浆分离器分离出的血浆通过血浆成分分离器进行再分离，以达到去除血浆中某些特定异常成分的目的。血浆成分分离器膜的孔径较小，一般为 $0.08 \sim 0.2 \mu m$，可以去除病性的高分子物质，如高分子量的免疫球蛋白，血浆中的其他成分则回流入体内。

②血浆分离冷凝滤过：利用某些病理性球蛋白在低温条件下凝集沉淀的特性，将患者经非选择性血浆分离器分离出的血浆进行低温处理，通过一定孔径的滤过膜，沉淀物不能通过，把这些异常的成分分离出来，其余的成分回输入体内。

③血浆分离成分吸附：非特异性血浆分离器分离出的血浆，流经特异性的成分吸附柱，如内毒性吸附柱、胆红素吸附柱等来清除血浆中的某些特异性成分。临床实际应用中，往往采用血浆分离置换与吸附连续进行的方法，旨在充分发挥两种人工肝的作用，更有效地清除体内毒性物质。

(二)常用置换液和置换量

(1)置换液的种类

血浆置换过程中所丢弃的血浆要以相当容量的置换液来补充，最理想的置换液是正常人的新鲜血浆，但新鲜血浆来源有限，临床使用量大，价格较高。故除血浆外，一些血浆替代物也适用于临床，但往往不能完全取代血浆量用于临床。

1）新鲜冰冻血浆（FFP）：血液采集后6~8小时内将血浆分离，也可–196℃液氮快速冻结。FFP中几乎含有血浆中的全部蛋白成分和凝血因子，由于FFP能够补充各种凝血因子、血浆白蛋白及电解质等多种成分，因此肝衰竭时FFP的应用远较其他置换液广泛和普及。由于加入一定比例的保存液和含有抗凝剂，使FFP中的电解质、白蛋白、凝血因子等成分较正常人血浆有所改变，应引起注意。

2）人血白蛋白：临床常用20%的人血白蛋白，具体使用时常用0.9%氯化钠注射液稀释至5%左右。

3）血浆代用品：包括盐类、多糖、蛋白质等物质的水溶液，临床上主要使用的有右旋糖酐70、右旋糖酐40、羟乙基淀粉，一般一次用量为400~600 mL。

4）晶体液：主要有0.9%氯化钠注射液、葡萄糖氯化钠溶液、林格液等，用于补充血浆中各种电解质的丢失。临床上可少量应用血浆替代物来部分替代血浆，但必须以血浆为主。

（2）血浆置换量的估算

不同体重、不同程度贫血的个体血浆量差别明显。为了进行合适的血浆置换，首先应估算患者的血浆容量，估算公式：

$$PV = (1-HCT)(b+cw)$$

上述公式中，"PV"为血浆容量，单位为"mL"；"HCT"为血细胞比容；"w"为体重"kg"；"b"为常数，男性为1530，女性为864；"c"为常数，男性为41，女性为47.2。例如：一个70 kg的男性患者，HCT为0.40，PV=（1–0.40）（1530+41×70），血浆容量可粗略估计为2640 mL。

（3）置换量的多少直接影响疗效，理论上，等量置换1个血总量的液体，可清除50%以上的某一物质，置换3个血浆总量的液体，可除约72%的某一物质，再增加置换量，则下降幅度愈来愈小。因此，目前一般认为，一次1~3个血浆量较为合理。

（三）治疗护理

1. 治疗前护理

（1）环境准备：环境清洁，严格限制患者家属进入治疗场所。

（2）全面评估患者的一般情况、神志、精神状态、生命体征、血常规、凝血指标、肝功能、传染病指标检查等。

（3）心理准备：向患者介绍治疗的方法和注意事项，消除紧张情绪。

（4）药物准备：按医嘱准备血浆置换用的无菌溶液和药物，如生理盐水、地塞米松、10%葡萄糖酸钙、新鲜血浆或血浆替代制剂，选择合适的抗凝药。

（5）血液净化机和物品准备：机器性能良好，备齐与机器相匹配的相关物品，根据患者病情、治疗目的和方法选用不同的血浆分离器。

（6）与所在科室认真做好协调工作，且备齐各类抢救物品和药品如氧气、心电监护、吸引装置、呼吸机、升压药、血制品、除颤仪等。

（7）建立血管通路，动静脉内瘘穿刺或中心静脉留置导管。

2.治疗中护理

（1）治疗前严格执行三查八对，核对血型，血浆输注速度不宜过快。严密观察各种治疗参数的变化，出现头晕、出汗、恶心、脉速、血压下降时，立即补充胶体液，加快输液速度，减慢血浆出量，延长血浆置换时间。

（2）观察管路和血浆分离器凝血情况，根据医嘱调节抗凝剂的用量。

（3）置换液补充方式，血浆置换时选择后稀释法，一般血流量在120～150 mL/分钟。

（4）根据医嘱正确设定血浆出入量比值，血浆交换应等量，严密观察静脉压、动脉压和跨膜压的变化及各种报警提示，以防凝血、溶血及血浆分离器破膜现象的发生。

（5）观察有无低钙血症，使用钙剂时，应注意静脉推注速度，避免与新鲜血浆制剂混合使用。

（6）注意观察患者输入血浆制剂后有无皮疹、皮肤瘙痒等变态反应。根据医嘱在血浆输入前应用糖皮质激素预防，出现过敏症状时遵医嘱给予糖皮质激素、抗组胺类药物治疗，出现过敏性休克按休克治疗。

（7）治疗结束时，应观察有无出血征象，一旦发生出血，使用鱼精蛋白中和肝素。

（四）常见并发症及护理措施

1.过敏反应

主要临床表现为荨麻疹、皮肤瘙痒、寒战、发热、严重时出现喉头水肿、过敏性休克。

护理措施：治疗前应询问患者有无过敏史，严格执行三查八对，核对血型，可给予地塞米松5～10 mg或10%葡萄糖酸钙20 mL静脉注射预防；输注血浆时速度不宜过快，根据患者情况，决定置换液量的速度。在输注血浆时，密切观察患者发生寒战、高热、皮疹、低血压、喉头水肿等过敏反应症状，及时通知医师作相应处理，严重时应及时停止治疗，并做好相应记录。

2. 出血

临床表现为穿刺部位出血、血肿、消化道出血等。

护理措施：正确的动态评估患者病情，治疗前常规检测患者的凝血功能，根据医嘱决定抗凝剂种类、剂量或无肝素治疗。护士操作时动作轻柔、娴熟，掌握静脉穿刺技巧，避免反复穿刺加重出血。一旦发生出血，立即通知医生采取措施，必要时用鱼精蛋白中和肝素，用无菌纱布加压包扎穿刺点，并观察血小板的变化，治疗中严密观察皮肤及黏膜、消化道等有无出血点。

3. 低血压

临床表现为低热，全身出汗、心慌，严重者大汗淋漓、神志不清。

护理措施：治疗前注意观察患者血压、心率等生命体征变化，评估营养状态，停服降压药物，适当补液，必要时给予糖皮质激素，治疗中保持血浆交换平衡及血容量相对稳定。一般体外循环的血流量应控制在 100 mL/分钟左右，血浆流速为 20~40 mL/分钟。白蛋白较低时，应尽量补充胶体溶液。治疗过程中每 30 分钟测一次血压。若血压下降，加快输液速度，减慢血浆出量，延长血浆置换时间，严重时使用血管活性药物或终止治疗。

4. 发热

临床表现为治疗过程中或治疗后发热。

护理措施：必须严格无菌操作，患者应置于单间进行治疗，要求治疗室清洁，操作前紫外线照射 30 分钟，家属及无关人员不得进入治疗场所；操作人员必须认真洗手，戴口罩、帽子，配置置换液时需认真核对、检查、消毒，做到现配现用；做好导管的护理。持续发热 1~2 小时以上，采取退热处理并注意有无感染。

5. 破膜

血浆分离的滤器因为制作工艺的原因而受到血流量及跨膜压的限制，如置换时血流量过大或置换量增大，往往会导致破膜。故应注意血流量在 100~150 mL/分钟，每小时分离血浆<1000 mL，跨膜压控制于 50 mmHg。预冲分离器时注意不要用力敲打，防止破膜。

6. 麻木、抽搐

主要临床表现为四肢、口角等部位麻木或抽搐。

护理措施：观察是否与平躺时间过长、局部压迫有关，可稍变换姿势并观察变化，麻木明显或伴有抽搐者，以 10% 葡萄糖酸钙 10~20 mL 稀释后注射，必要时间隔 30~60 分钟重复 1 次。

(五)健康宣教

(1)向患者及其家属讲解血浆置换相关知识,让患者了解血浆置换的目的、不良反应,增进护患合作,取得信任,消除其紧张情绪。

(2)指导患者或其家属和相应科室医护人员做好治疗间歇期血管通路的护理,宣教导管护理的有关知识,告知其重要性。

(3)指导患者进食优质蛋白、低钾、低磷、含丰富维生素的食物。

附:血浆置换上机操作技术评分标准(Aquarius)

表6-12　血浆置换上机操作技术评分标准(Aquarius)

项目	技术操作要求	分值	扣分细则	扣分	得分
操作前准备(20分)	1.操作者准备:着装整洁、洗手、戴口罩	2	衣、帽、鞋不合要求各扣1分;未洗手扣1分;未戴口罩扣1分		
	2.评估环境和机器:清洁、安静、光线适宜	3	未评估一项扣2分		
	3.评估患者:了解患者病情,有无贫血、出血、血生化指标、体重、水肿、原发病等	5	未评估扣6分;评估不全扣一项扣2分		
	用物准备: 1.仪器准备:Aquarius机器开机自检,保证性能良好;心电监护仪、氧气、吸引装置,除颤仪等,检查仪器性能。 2.一次性物品准备:查对血浆分离器、血路管、穿刺针、静脉穿刺护理包、注射器、输血器、输液器等一次性物品有无漏气破损以及有效期。 3.药品准备:配备2000~3000 mL同型血浆(双人核对并签名),生理盐水、肝素钠或低分子量肝素,葡萄糖酸钙、非那根、地塞米松、50%葡萄糖溶液等常规用药及急救药品。 4.专用血液净化治疗病例,签署血浆置换知情同意书。 5.血管通路的准备:中心静脉置管的患者做好置管处护理,给予消毒换药,查看伤口情况。有内瘘及人造血管者熟练穿刺。	10	少一件扣1分		

续表6-12

项目	技术操作要求	分值	扣分细则	扣分	得分
操作流程（60分）	1.备齐用物，携至床旁，再次查对患者，解释血浆置换目的、操作方法，指导配合方法取得配合。 2.根据病情指导患者采用平卧位或半卧位。 3.机器模式的选择：自检完成后，选择TPE模式。 4.血浆分离器及管路的安装及预冲： （1）血液管路的选择：根据患者年龄及体重选择成人或小儿管路。 （2）正确安装血路及液路各管道及传感装置，正确连接血浆分离器。 5.预冲管路：预冲容量设置为800 mL，注意不要进空气。 6.重新预冲（Reprime）：可选择性地重新预冲血路，前稀释，后稀释管路，重新预冲结束后选择进入下一步。 7.压力夹闭测试：在此检测之前必须将静脉和动脉管路连接到同一袋盐水中，确认空气夹处安装到位。 8.重复循环：可使管道及血浆分离器更加的湿化和肝素化，此过程为15~20分钟。 9.设置参数：正确设定血浆流速，温度，溶液袋子重量（每个血浆袋约17克，一般挂6袋，设置为100即可）。 10.连接患者据情况选择单向连接或双向连接，引血前再次检查管道有无气泡，各个连接是否正确及紧密。 （1）连接动脉管路，引血速度不可过快，以免造成患者血容量快速下降引起低血压，连接静脉管路。 （2）开血泵，调节到医嘱的设定流量，等到动静脉管路充满血液后再开始治疗。 11.开始治疗进入治疗状态： （1）设置合适的血流速、血浆流速及温度，并请双人核对医嘱及各项参数设置。	60	未核对扣3分 位置不舒适扣3分，治疗巾放置不适当各扣1分 用物落地1件扣1分，污染患者衣服、床单扣2分 血浆分离器及管路安装不正确扣1分 血管路两端的夹子未关闭扣3分 预冲空气未排净扣3分 未检查机器运转情况扣1分 参数设置不合理扣5分 未观察病情扣10分 无菌操作不严格扣10分 未评估病情扣10分 未查对治疗参数各扣2分 未记录扣5分 预冲不合格视为操作失败		

续表6-12

项目	技术操作要求	分值	扣分细则	扣分	得分
	(2)密切观察患者生命体征及并发症，每30分钟记录各项参数，出现特殊情况及时通知医生，遵医嘱及时正确处理并记录。 (3)血浆置换治疗开始时，全血液速度宜慢，观察2～5分钟，无反应后再以正常速度运行。通常血浆分离器的血流速度为80～150 mL/分钟。 (4)密切观察机器运行情况，包括全血流速、血浆流速、动脉压、静脉压、滤前压、跨膜压等的变化。 12.结束治疗：置换达到目标量后回血，观察患者的生命体征，记录病情变化及血浆置换治疗参数和结果。 13.血管通路的护理：中心静脉导管的患者遵医嘱封管，妥善固定。 内瘘及人造血管的患者拔针后用弹性绷带妥善压迫止血，松紧适宜，交代家属松解时间及注意事项。 14. 管路与弃浆的处理治疗结束后用含氯消毒剂擦拭治疗车及人工肝治疗仪表，各种垃圾分类处理。				
终末质量（20分）	1.严格执行查对制度，符合无菌技术，标准预防，安全透析原则。	6	一项不合要求扣2分		
	2.与患者沟通交流语言文明，态度和蔼。	2	沟通不到位扣1分；语言不亲切扣1分		
	3.操作过程规范、准确，透析顺利，无血液浪费现象。	4	操作不规范扣2分；血液浪费扣2分		
	4.观察、处理故障及时、正确。	4	观察不及时扣2分；处理故障不及时扣2分		
	5.患者舒适，无不良反应。	4	患者反馈不舒适感强烈扣2分；发生不良反应扣2分		
总分	100		实际得分		

（胡玲利）

第八节 体外膜肺氧合疗法

体外膜肺氧合疗法(ECMO)是体外循环的方式辅助呼吸和(或)循环功能不全的危重患者进行有效的呼吸循环支持。包括传统的心肺分流术(CPB)及其衍生的体外膜肺氧合疗法(ECMO),在 ECMO 支持心肺功能衰竭的患者同时伴有肾衰竭,从而 ECMO 与 CRRT 联合治疗对重症心功能衰竭和呼吸衰竭发挥关键作用。

(一)原理

体外膜肺氧合疗法(ECMO)主要用于呼吸功能和心脏功能不全的支持,而连续性血液净化(CBP)能够调控液体平衡,稳定内环境和减轻肺水肿,改善通气功能和控制肺部感染,延长危重患者的生存时间。

(二)适应证

由于 ECMO 的建立越来越迅速,ECMO 辅助支持的效果越来越确切,ECMO 适应证在不断扩展。例如,对各类病毒性肺炎导致的严重呼吸功能不全,感染性休克导致的心肺功能衰竭,甚至肿瘤患者的生命支持,脑死亡患者供体生命支持等正在全球范围内大量实施。目前,比较公认的 ECMO 适应证已经扩展为:无论因何种原因导致发生威胁患者生命的呼吸和(或)心脏功能不全时,为紧急支持患者生命均可实施 ECMO 辅助,从而为进一步诊治赢得宝贵时间,而 ECMO 伴有内环境紊乱者,皆可使用 CRRT 进行支持治疗。

(三)临床护理

(1)根据患者病情每 1~4 小时监测生命体征、意识、瞳孔、心率、氧饱和度、PaO_2、FIO_2 平均动脉压的变化。

(2)每日监测患者血生化、血常规、凝血功能等指标,每 2~4 小时行血气分析 1 次,结果异常及时汇报医生。

(3)ECMO 联合 CBP 治疗抗凝需全身肝素化,肝素过量易导致出血,因此首个 24 小时内应每小时测量 ACT,保持 ACT 在 180~200 秒,24 小时后每 2 小时测量 1 次。

(4)持续监测血流动力学指标:监测有创动脉血压、中心静脉压及无创心排量,维持动脉氧分压达 90 mmHg 以上,混合静脉血氧饱和度达到 75% 左右的，保持血压稳定。

（5）每4小时测量小腿周径一次，预防性使用血栓梯度治疗仪、弹力袜，观察有无血栓形成。

（6）持续监测4小时出入量，预防体液过多或超滤过快。

（四）并发症及其处理

1. 出血

及时调整肝素用量，局部按压、沙袋压迫、静脉予以生长抑素泵入等对症处理。

2. 内环境紊乱

护理时应按二、三级水平实行液体管理，维持容量平衡。准确记录每小时液体出入量及 CBP 超滤量，每4小时小结一次总出入量，24 小时总结。尤其注意根据患者出入水量、外周静脉入量、尿量及 CBP 机器的"净"平衡，动态调整 CBP 每小时超滤率及置换液的配方、外周液体输注速率等，不可忽略机械通气、高热皮肤蒸发等不显性失水的量。

3. 器官损伤

采用无搏动性的灌注法时会出现胃肠道溃疡以及肝、肾和脑损伤。

4. 其余并发症

肢端缺血、栓塞和脓毒症等。

（谭江红）

附录

附录一　中华人民共和国传染病防治法

第一章　总则

第一条　为了预防、控制和消除传染病的发生与流行，保障人体健康和公共卫生，制定本法。

第二条　国家对传染病防治实行预防为主的方针，防治结合、分类管理、依靠科学、依靠群众。

第三条　本法规定的传染病分为甲类、乙类和丙类。

甲类传染病是指：鼠疫、霍乱。

乙类传染病是指：传染性非典型肺炎、新型冠状病毒感染、艾滋病、病毒性肝炎、脊髓灰质炎、人感染高致病性禽流感、麻疹、流行性出血热、狂犬病、流行性乙型脑炎、登革热、炭疽、细菌性和阿米巴性痢疾、肺结核、伤寒和副伤寒、流行性脑脊髓膜炎、百日咳、白喉、新生儿破伤风、猩红热、布鲁氏菌病、淋病、梅毒、钩端螺旋体病、血吸虫病、疟疾。

丙类传染病是指：流行性感冒、流行性腮腺炎、风疹、急性出血性结膜炎、麻风病、流行性和地方性斑疹伤寒、黑热病、包虫病、丝虫病，除霍乱、细菌性和阿米巴性痢疾、伤寒和副伤寒以外的感染性腹泻病。

国务院卫生行政部门根据传染病暴发、流行情况和危害程度，可以决定增加、减少或者调整乙类、丙类传染病病种并予以公布。

第四条　对乙类传染病中传染性非典型肺炎、炭疽中的肺炭疽和人感染高致病性禽流感，采取本法所称甲类传染病的预防、控制措施。其他乙类传染病和突发原因不明的传染病需要采取本法所称甲类传染病的预防、控制措施的，由国务院卫生行政部门及时报经国务院批准后予以公布、实施。

需要解除依照前款规定采取的甲类传染病预防、控制措施的，由国务院卫生行政部门报经国务院批准后予以公布。

省、自治区、直辖市人民政府对本行政区域内常见、多发的其他地方性传染病，可以根据情况决定按照乙类或者丙类传染病管理并予以公布，报国务院卫生行政部门备案。

第五条　各级人民政府领导传染病防治工作。

县级以上人民政府制定传染病防治规划并组织实施，建立健全传染病防治的疾病预防控制、医疗救治和监督管理体系。

第六条　国务院卫生行政部门主管全国传染病防治及其监督管理工作。县级以上地方人民政府卫生行政部门负责本行政区域内的传染病防治及其监督管理工作。

县级以上人民政府其他部门在各自的职责范围内负责传染病防治工作。

军队的传染病防治工作，依照本法和国家有关规定办理，由中国人民解放军卫生主管部门实施监督管理。

第七条　各级疾病预防控制机构承担传染病监测、预测、流行病学调查、疫情报告以及其他预防、控制工作。

医疗机构承担与医疗救治有关的传染病防治工作和责任区域内的传染病预防工作。城市社区和农村基层医疗机构在疾病预防控制机构的指导下，承担城市社区、农村基层相应的传染病防治工作。

第八条　国家发展现代医学和中医药等传统医学，支持和鼓励开展传染病防治的科学研究，提高传染病防治的科学技术水平。

国家支持和鼓励开展传染病防治的国际合作。

第九条　国家支持和鼓励单位和个人参与传染病防治工作。各级人民政府应当完善有关制度，方便单位和个人参与防治传染病的宣传教育、疫情报告、志愿服务和捐赠活动。

居民委员会、村民委员会应当组织居民、村民参与社区、农村的传染病预防与控制活动。

第十条　国家开展预防传染病的健康教育。新闻媒体应当无偿开展传染病防治和公共卫生教育的公益宣传。

各级各类学校应当对学生进行健康知识和传染病预防知识的教育。

医学院校应当加强预防医学教育和科学研究，对在校学生以及其他与传染病防治相关人员进行预防医学教育和培训，为传染病防治工作提供技术支持。

疾病预防控制机构、医疗机构应当定期对其工作人员进行传染病防治知识、技能的培训。

第十一条　对在传染病防治工作中做出显著成绩和贡献的单位和个人，给予表彰和奖励。

对因参与传染病防治工作致病、致残、死亡的人员，按照有关规定给予补助、抚恤。

第十二条　在中华人民共和国领域内的一切单位和个人，必须接受疾病预防控制机构、医疗机构有关传染病的调查、检验、采集样本、隔离治疗等预防、控制措施，如实提供有关情况。疾病预防控制机构、医疗机构不得泄露涉及个人隐私的有关信息、资料。

卫生行政部门以及其他有关部门、疾病预防控制机构和医疗机构因违法实施行政管理或者预防、控制措施，侵犯单位和个人合法权益的，有关单位和个人可以依法申请行政复议或者提起诉讼。

第二章　传染病预防

第十三条　各级人民政府组织开展群众性卫生活动，进行预防传染病的健康教育，倡导文明健康的生活方式，提高公众对传染病的防治意识和应对能力，加强环境卫生建设，消除鼠害和蚊、蝇等病媒生物的危害。

各级人民政府农业、水利、林业行政部门按照职责分工负责指导和组织消除农田、湖区、河流、牧场、林区的鼠害与血吸虫危害，以及其他传播传染病的动物和病媒生物的危害。

铁路、交通、民用航空行政部门负责组织消除交通工具以及相关场所的鼠害和蚊、蝇等病媒生物的危害。

第十四条　地方各级人民政府应当有计划地建设和改造公共卫生设施，改善饮用水卫生条件，对污水、污物、粪便进行无害化处置。

第十五条　国家实行有计划的预防接种制度。国务院卫生行政部门和省、自治区、直辖市人民政府卫生行政部门，根据传染病预防、控制的需要，制定传染病预防接种规划并组织实施。用于预防接种的疫苗必须符合国家质量标准。

国家对儿童实行预防接种证制度。国家免疫规划项目的预防接种实行免费。医疗机构、疾病预防控制机构与儿童的监护人应当相互配合，保证儿童及时接受预防接种。具体办法由国务院制定。

第十六条　国家和社会应当关心、帮助传染病病人、病原携带者和疑似传染病病人，使其得到及时救治。任何单位和个人不得歧视传染病病人、病原携带者和疑似传染病病人。

传染病病人、病原携带者和疑似传染病病人,在治愈前或者在排除传染病嫌疑前,不得从事法律、行政法规和国务院卫生行政部门规定禁止从事的易使该传染病扩散的工作。

第十七条　国家建立传染病监测制度。

国务院卫生行政部门制定国家传染病监测规划和方案。省、自治区、直辖市人民政府卫生行政部门根据国家传染病监测规划和方案,制定本行政区域的传染病监测计划和工作方案。

各级疾病预防控制机构对传染病的发生、流行以及影响其发生、流行的因素,进行监测;对国外发生、国内尚未发生的传染病或者国内新发生的传染病,进行监测。

第十八条　各级疾病预防控制机构在传染病预防控制中履行下列职责:

(一)实施传染病预防控制规划、计划和方案;

(二)收集、分析和报告传染病监测信息,预测传染病的发生、流行趋势;

(三)开展对传染病疫情和突发公共卫生事件的流行病学调查、现场处理及其效果评价;

(四)开展传染病实验室检测、诊断、病原学鉴定;

(五)实施免疫规划,负责预防性生物制品的使用管理;

(六)开展健康教育、咨询,普及传染病防治知识;

(七)指导、培训下级疾病预防控制机构及其工作人员开展传染病监测工作;

(八)开展传染病防治应用性研究和卫生评价,提供技术咨询。

国家、省级疾病预防控制机构负责对传染病发生、流行以及分布进行监测,对重大传染病流行趋势进行预测,提出预防控制对策,参与并指导对暴发的疫情进行调查处理,开展传染病病原学鉴定,建立检测质量控制体系,开展应用性研究和卫生评价。

设区的市和县级疾病预防控制机构负责传染病预防控制规划、方案的落实,组织实施免疫、消毒、控制病媒生物的危害,普及传染病防治知识,负责本地区疫情和突发公共卫生事件监测、报告,开展流行病学调查和常见病原微生物检测。

第十九条　国家建立传染病预警制度。

国务院卫生行政部门和省、自治区、直辖市人民政府根据传染病发生、流行趋势的预测,及时发出传染病预警,根据情况予以公布。

第二十条　县级以上地方人民政府应当制定传染病预防、控制预案,报上一级人民政府备案。

传染病预防、控制预案应当包括以下主要内容：

(一)传染病预防控制指挥部的组成和相关部门的职责；

(二)传染病的监测、信息收集、分析、报告、通报制度；

(三)疾病预防控制机构、医疗机构在发生传染病疫情时的任务与职责；

(四)传染病暴发、流行情况的分级以及相应的应急工作方案；

(五)传染病预防、疫点疫区现场控制，应急设施、设备、救治药品和医疗器械以及其他物资和技术的储备与调用。

地方人民政府和疾病预防控制机构接到国务院卫生行政部门或者省、自治区、直辖市人民政府发出的传染病预警后，应当按照传染病预防、控制预案，采取相应的预防、控制措施。

第二十一条　医疗机构必须严格执行国务院卫生行政部门规定的管理制度、操作规范，防止传染病的医源性感染和医院感染。

医疗机构应当确定专门的部门或者人员，承担传染病疫情报告、本单位的传染病预防、控制以及责任区域内的传染病预防工作；承担医疗活动中与医院感染有关的危险因素监测、安全防护、消毒、隔离和医疗废物处置工作。

疾病预防控制机构应当指定专门人员负责对医疗机构内传染病预防工作进行指导、考核，开展流行病学调查。

第二十二条　疾病预防控制机构、医疗机构的实验室和从事病原微生物实验的单位，应当符合国家规定的条件和技术标准，建立严格的监督管理制度，对传染病病原体样本按照规定的措施实行严格监督管理，严防传染病病原体的实验室感染和病原微生物的扩散。

第二十三条　采供血机构、生物制品生产单位必须严格执行国家有关规定，保证血液、血液制品的质量。禁止非法采集血液或者组织他人出卖血液。

疾病预防控制机构、医疗机构使用血液和血液制品，必须遵守国家有关规定，防止因输入血液、使用血液制品引起经血液传播疾病的发生。

第二十四条　各级人民政府应当加强艾滋病的防治工作，采取预防、控制措施，防止艾滋病的传播。具体办法由国务院制定。

第二十五条　县级以上人民政府农业、林业行政部门以及其他有关部门，依据各自的职责负责与人畜共患传染病有关的动物传染病的防治管理工作。

与人畜共患传染病有关的野生动物、家畜家禽，经检疫合格后，方可出售、运输。

第二十六条　国家建立传染病菌种、毒种库。

对传染病菌种、毒种和传染病检测样本的采集、保藏、携带、运输和使用实行分类管理，建立健全严格的管理制度。

对可能导致甲类传染病传播的以及国务院卫生行政部门规定的菌种、毒种和传染病检测样本，确需采集、保藏、携带、运输和使用的，须经省级以上人民政府卫生行政部门批准。具体办法由国务院制定。

第二十七条　对被传染病病原体污染的污水、污物、场所和物品，有关单位和个人必须在疾病预防控制机构的指导下或者按照其提出的卫生要求，进行严格消毒处理；拒绝消毒处理的，由当地卫生行政部门或者疾病预防控制机构进行强制消毒处理。

第二十八条　在国家确认的自然疫源地计划兴建水利、交通、旅游、能源等大型建设项目的，应当事先由省级以上疾病预防控制机构对施工环境进行卫生调查。建设单位应当根据疾病预防控制机构的意见，采取必要的传染病预防、控制措施。施工期间，建设单位应当设专人负责工地上的卫生防疫工作。工程竣工后，疾病预防控制机构应当对可能发生的传染病进行监测。

第二十九条　用于传染病防治的消毒产品、饮用水供水单位供应的饮用水和涉及饮用水卫生安全的产品，应当符合国家卫生标准和卫生规范。

饮用水供水单位从事生产或者供应活动，应当依法取得卫生许可证。

生产用于传染病防治的消毒产品的单位和生产用于传染病防治的消毒产品，应当经省级以上人民政府卫生行政部门审批。具体办法由国务院制定。

第三章　疫情报告、通报和公布

第三十条　疾病预防控制机构、医疗机构和采供血机构及其执行职务的人员发现本法规定的传染病疫情或者发现其他传染病暴发、流行以及突发原因不明的传染病时，应当遵循疫情报告属地管理原则，按照国务院规定的或者国务院卫生行政部门规定的内容、程序、方式和时限报告。

军队医疗机构向社会公众提供医疗服务，发现前款规定的传染病疫情时，应当按照国务院卫生行政部门的规定报告。

第三十一条　任何单位和个人发现传染病病人或者疑似传染病病人时，应当及时向附近的疾病预防控制机构或者医疗机构报告。

第三十二条　港口、机场、铁路疾病预防控制机构以及国境卫生检疫机关发现甲类传染病病人、病原携带者、疑似传染病病人时，应当按照国家有关规定立即向国境口岸所在地的疾病预防控制机构或者所在地县级以上地方人民政府卫生行政部门报告并互相通报。

第三十三条　疾病预防控制机构应当主动收集、分析、调查、核实传染病疫情信息。接到甲类、乙类传染病疫情报告或者发现传染病暴发、流行时，应当立即报告当地卫生行政部门，由当地卫生行政部门立即报告当地人民政府，同时报告上级卫生行政部门和国务院卫生行政部门。

疾病预防控制机构应当设立或者指定专门的部门、人员负责传染病疫情信息管理工作，及时对疫情报告进行核实、分析。

第三十四条　县级以上地方人民政府卫生行政部门应当及时向本行政区域内的疾病预防控制机构和医疗机构通报传染病疫情以及监测、预警的相关信息。接到通报的疾病预防控制机构和医疗机构应当及时告知本单位的有关人员。

第三十五条　国务院卫生行政部门应当及时向国务院其他有关部门和各省、自治区、直辖市人民政府卫生行政部门通报全国传染病疫情以及监测、预警的相关信息。

毗邻的以及相关的地方人民政府卫生行政部门，应当及时互相通报本行政区域的传染病疫情以及监测、预警的相关信息。

县级以上人民政府有关部门发现传染病疫情时，应当及时向同级人民政府卫生行政部门通报。

中国人民解放军卫生主管部门发现传染病疫情时，应当向国务院卫生行政部门通报。

第三十六条　动物防疫机构和疾病预防控制机构，应当及时互相通报动物间和人间发生的人畜共患传染病疫情以及相关信息。

第三十七条　依照本法的规定负有传染病疫情报告职责的人民政府有关部门、疾病预防控制机构、医疗机构、采供血机构及其工作人员，不得隐瞒、谎报、缓报传染病疫情。

第三十八条　国家建立传染病疫情信息公布制度。

国务院卫生行政部门定期公布全国传染病疫情信息。省、自治区、直辖市人民政府卫生行政部门定期公布本行政区域的传染病疫情信息。

传染病暴发、流行时，国务院卫生行政部门负责向社会公布传染病疫情信息，并可以授权省、自治区、直辖市人民政府卫生行政部门向社会公布本行政区域的传染病疫情信息。

公布传染病疫情信息应当及时、准确。

第四章　疫情控制

第三十九条　医疗机构发现甲类传染病时，应当及时采取下列措施：

（一）对病人、病原携带者，予以隔离治疗，隔离期限根据医学检查结果确定；

（二）对疑似病人，确诊前在指定场所单独隔离治疗；

（三）对医疗机构内的病人、病原携带者、疑似病人的密切接触者，在指定场所进行医学观察和采取其他必要的预防措施。

拒绝隔离治疗或者隔离期未满擅自脱离隔离治疗的，可以由公安机关协助医疗机构采取强制隔离治疗措施。

医疗机构发现乙类或者丙类传染病病人，应当根据病情采取必要的治疗和控制传播措施。

医疗机构对本单位内被传染病病原体污染的场所、物品以及医疗废物，必须依照法律、法规的规定实施消毒和无害化处置。

第四十条　疾病预防控制机构发现传染病疫情或者接到传染病疫情报告时，应当及时采取下列措施：

（一）对传染病疫情进行流行病学调查，根据调查情况提出划定疫点、疫区的建议，对被污染的场所进行卫生处理，对密切接触者，在指定场所进行医学观察和采取其他必要的预防措施，并向卫生行政部门提出疫情控制方案；

（二）传染病暴发、流行时，对疫点、疫区进行卫生处理，向卫生行政部门提出疫情控制方案，并按照卫生行政部门的要求采取措施；

（三）指导下级疾病预防控制机构实施传染病预防、控制措施，组织、指导有关单位对传染病疫情的处理。

第四十一条　对已经发生甲类传染病病例的场所或者该场所内的特定区域的人员，所在地的县级以上地方人民政府可以实施隔离措施，并同时向上一级人民政府报告；接到报告的上级人民政府应当即时作出是否批准的决定。上级人民政府作出不予批准决定的，实施隔离措施的人民政府应当立即解除隔离措施。

在隔离期间，实施隔离措施的人民政府应当对被隔离人员提供生活保障；被隔离人员有工作单位的，所在单位不得停止支付其隔离期间的工作报酬。

隔离措施的解除，由原决定机关决定并宣布。

第四十二条　传染病暴发、流行时，县级以上地方人民政府应当立即组织力量，按照预防、控制预案进行防治，切断传染病的传播途径，必要时，报经上一级人民政府决定，可以采取下列紧急措施并予以公告：

（一）限制或者停止集市、影剧院演出或者其他人群聚集的活动；

（二）停工、停业、停课；

（三）封闭或者封存被传染病病原体污染的公共饮用水源、食品以及相关物品；

（四）控制或者扑杀染疫野生动物、家畜家禽；

（五）封闭可能造成传染病扩散的场所。

上级人民政府接到下级人民政府关于采取前款所列紧急措施的报告时，应当即时作出决定。

紧急措施的解除，由原决定机关决定并宣布。

第四十三条　甲类、乙类传染病暴发、流行时，县级以上地方人民政府报经上一级人民政府决定，可以宣布本行政区域部分或者全部为疫区；国务院可以决定并宣布跨省、自治区、直辖市的疫区。县级以上地方人民政府可以在疫区内采取本法第四十二条规定的紧急措施，并可以对出入疫区的人员、物资和交通工具实施卫生检疫。

省、自治区、直辖市人民政府可以决定对本行政区域内的甲类传染病疫区实施封锁；但是，封锁大、中城市的疫区或者封锁跨省、自治区、直辖市的疫区，以及封锁疫区导致中断干线交通或者封锁国境的，由国务院决定。

疫区封锁的解除，由原决定机关决定并宣布。

第四十四条　发生甲类传染病时，为了防止该传染病通过交通工具及其乘运的人员、物资传播，可以实施交通卫生检疫。具体办法由国务院制定。

第四十五条　传染病暴发、流行时，根据传染病疫情控制的需要，国务院有权在全国范围或者跨省、自治区、直辖市范围内，县级以上地方人民政府有权在本行政区域内紧急调集人员或者调用储备物资，临时征用房屋、交通工具以及相关设施、设备。

紧急调集人员的，应当按照规定给予合理报酬。临时征用房屋、交通工具以及相关设施、设备的，应当依法给予补偿；能返还的，应当及时返还。

第四十六条　患甲类传染病、炭疽死亡的，应当将尸体立即进行卫生处理，就近火化。患其他传染病死亡的，必要时，应当将尸体进行卫生处理后火化或者按照规定深埋。

为了查找传染病病因，医疗机构在必要时可以按照国务院卫生行政部门的规定，对传染病病人尸体或者疑似传染病病人尸体进行解剖查验，并应当告知死者家属。

第四十七条　疫区中被传染病病原体污染或者可能被传染病病原体污染的物品，经消毒可以使用的，应当在当地疾病预防控制机构的指导下，进行消毒处理后，方可使用、出售和运输。

第四十八条　发生传染病疫情时，疾病预防控制机构和省级以上人民政府卫生行政部门指派的其他与传染病有关的专业技术机构，可以进入传染病疫点、疫区进行调查、采集样本、技术分析和检验。

第四十九条　传染病暴发、流行时，药品和医疗器械生产、供应单位应当及时生产、供应防治传染病的药品和医疗器械。铁路、交通、民用航空经营单位必须优先运送处理传染病疫情的人员以及防治传染病的药品和医疗器械。县级以上人民政府有关部门应当做好组织协调工作。

第五章　医疗救治

第五十条　县级以上人民政府应当加强和完善传染病医疗救治服务网络的建设，指定具备传染病救治条件和能力的医疗机构承担传染病救治任务，或者根据传染病救治需要设置传染病医院。

第五十一条　医疗机构的基本标准、建筑设计和服务流程，应当符合预防传染病医院感染的要求。

医疗机构应当按照规定对使用的医疗器械进行消毒；对按照规定一次使用的医疗器具，应当在使用后予以销毁。

医疗机构应当按照国务院卫生行政部门规定的传染病诊断标准和治疗要求，采取相应措施，提高传染病医疗救治能力。

第五十二条　医疗机构应当对传染病病人或者疑似传染病病人提供医疗救护、现场救援和接诊治疗，书写病历记录以及其他有关资料，并妥善保管。

医疗机构应当实行传染病预检、分诊制度；对传染病病人、疑似传染病病人，应当引导至相对隔离的分诊点进行初诊。医疗机构不具备相应救治能力的，应当将患者及其病历记录复印件一并转至具备相应救治能力的医疗机构。具体办法由国务院卫生行政部门规定。

第六章　监督管理

第五十三条　县级以上人民政府卫生行政部门对传染病防治工作履行下列监督检查职责：

（一）对下级人民政府卫生行政部门履行本法规定的传染病防治职责进行监督检查；

（二）对疾病预防控制机构、医疗机构的传染病防治工作进行监督检查；

（三）对采供血机构的采供血活动进行监督检查；

（四）对用于传染病防治的消毒产品及其生产单位进行监督检查，并对饮用水供水单位从事生产或者供应活动以及涉及饮用水卫生安全的产品进行监督检查；

（五）对传染病菌种、毒种和传染病检测样本的采集、保藏、携带、运输、使用进行监督检查；

（六）对公共场所和有关单位的卫生条件和传染病预防、控制措施进行监督检查。

省级以上人民政府卫生行政部门负责组织对传染病防治重大事项的处理。

第五十四条　县级以上人民政府卫生行政部门在履行监督检查职责时，有权进入被检查单位和传染病疫情发生现场调查取证，查阅或者复制有关的资料和采集样本。被检查单位应当予以配合，不得拒绝、阻挠。

第五十五条　县级以上地方人民政府卫生行政部门在履行监督检查职责时，发现被传染病病原体污染的公共饮用水源、食品以及相关物品，如不及时采取控制措施可能导致传染病传播、流行的，可以采取封闭公共饮用水源、封存食品以及相关物品或者暂停销售的临时控制措施，并予以检验或者进行消毒。经检验，属于被污染的食品，应当予以销毁；对未被污染的食品或者经消毒后可以使用的物品，应当解除控制措施。

第五十六条　卫生行政部门工作人员依法执行职务时，应当不少于两人，并出示执法证件，填写卫生执法文书。

卫生执法文书经核对无误后，应当由卫生执法人员和当事人签名。当事人拒绝签名的，卫生执法人员应当注明情况。

第五十七条　卫生行政部门应当依法建立健全内部监督制度，对其工作人员依据法定职权和程序履行职责的情况进行监督。

上级卫生行政部门发现下级卫生行政部门不及时处理职责范围内的事项或者不履行职责的，应当责令纠正或者直接予以处理。

第五十八条　卫生行政部门及其工作人员履行职责，应当自觉接受社会和公民的监督。单位和个人有权向上级人民政府及其卫生行政部门举报违反本法的行为。接到举报的有关人民政府或者其卫生行政部门，应当及时调查处理。

第七章　保障措施

第五十九条　国家将传染病防治工作纳入国民经济和社会发展计划，县级以上地方人民政府将传染病防治工作纳入本行政区域的国民经济和社会发展计划。

第六十条　县级以上地方人民政府按照本级政府职责负责本行政区域内传染病预防、控制、监督工作的日常经费。

国务院卫生行政部门会同国务院有关部门，根据传染病流行趋势，确定全国传染病预防、控制、救治、监测、预测、预警、监督检查等项目。中央财政对困难地区实施重大传染病防治项目给予补助。

省、自治区、直辖市人民政府根据本行政区域内传染病流行趋势，在国务院卫生行政部门确定的项目范围内，确定传染病预防、控制、监督等项目，并

附录

保障项目的实施经费。

第六十一条 国家加强基层传染病防治体系建设，扶持贫困地区和少数民族地区的传染病防治工作。

地方各级人民政府应当保障城市社区、农村基层传染病预防工作的经费。

第六十二条 国家对患有特定传染病的困难人群实行医疗救助，减免医疗费用。具体办法由国务院卫生行政部门会同国务院财政部门等部门制定。

第六十三条 县级以上人民政府负责储备防治传染病的药品、医疗器械和其他物资，以备调用。

第六十四条 对从事传染病预防、医疗、科研、教学、现场处理疫情的人员，以及在生产、工作中接触传染病病原体的其他人员，有关单位应当按照国家规定，采取有效的卫生防护措施和医疗保健措施，并给予适当的津贴。

第八章　法律责任

第六十五条 地方各级人民政府未依照本法的规定履行报告职责，或者隐瞒、谎报、缓报传染病疫情，或者在传染病暴发、流行时，未及时组织救治、采取控制措施的，由上级人民政府责令改正，通报批评；造成传染病传播、流行或者其他严重后果的，对负有责任的主管人员，依法给予行政处分；构成犯罪的，依法追究刑事责任。

第六十六条 县级以上人民政府卫生行政部门违反本法规定，有下列情形之一的，由本级人民政府、上级人民政府卫生行政部门责令改正，通报批评；造成传染病传播、流行或者其他严重后果的，对负有责任的主管人员和其他直接责任人员，依法给予行政处分；构成犯罪的，依法追究刑事责任：

（一）未依法履行传染病疫情通报、报告或者公布职责，或者隐瞒、谎报、缓报传染病疫情的；

（二）发生或者可能发生传染病传播时未及时采取预防、控制措施的；

（三）未依法履行监督检查职责，或者发现违法行为不及时查处的；

（四）未及时调查、处理单位和个人对下级卫生行政部门不履行传染病防治职责的举报的；

（五）违反本法的其他失职、渎职行为。

第六十七条 县级以上人民政府有关部门未依照本法的规定履行传染病防治和保障职责的，由本级人民政府或者上级人民政府有关部门责令改正，通报批评；造成传染病传播、流行或者其他严重后果的，对负有责任的主管人员和其他直接责任人员，依法给予行政处分；构成犯罪的，依法追究刑事责任。

第六十八条 疾病预防控制机构违反本法规定，有下列情形之一的，由县级以上人民政府卫生行政部门责令限期改正，通报批评，给予警告；对负有责任的主管人员和其他直接责任人员，依法给予降级、撤职、开除的处分，并可以依法吊销有关责任人员的执业证书；构成犯罪的，依法追究刑事责任：

（一）未依法履行传染病监测职责的；

（二）未依法履行传染病疫情报告、通报职责，或者隐瞒、谎报、缓报传染病疫情的；

（三）未主动收集传染病疫情信息，或者对传染病疫情信息和疫情报告未及时进行分析、调查、核实的；

（四）发现传染病疫情时，未依据职责及时采取本法规定的措施的；

（五）故意泄露传染病病人、病原携带者、疑似传染病病人、密切接触者涉及个人隐私的有关信息、资料的。

第六十九条　医疗机构违反本法规定，有下列情形之一的，由县级以上人民政府卫生行政部门责令改正，通报批评，给予警告；造成传染病传播、流行或者其他严重后果的，对负有责任的主管人员和其他直接责任人员，依法给予降级、撤职、开除的处分，并可以依法吊销有关责任人员的执业证书；构成犯罪的，依法追究刑事责任：

（一）未按照规定承担本单位的传染病预防、控制工作、医院感染控制任务和责任区域内的传染病预防工作的；

（二）未按照规定报告传染病疫情，或者隐瞒、谎报、缓报传染病疫情的；

（三）发现传染病疫情时，未按照规定对传染病病人、疑似传染病病人提供医疗救护、现场救援、接诊、转诊的，或者拒绝接受转诊的；

（四）未按照规定对本单位内被传染病病原体污染的场所、物品以及医疗废物实施消毒或者无害化处置的；

（五）未按照规定对医疗器械进行消毒，或者对按照规定一次使用的医疗器具未予销毁，再次使用的；

（六）在医疗救治过程中未按照规定保管医学记录资料的；

（七）故意泄露传染病病人、病原携带者、疑似传染病病人、密切接触者涉及个人隐私的有关信息、资料的。

第七十条　采供血机构未按照规定报告传染病疫情，或者隐瞒、谎报、缓报传染病疫情，或者未执行国家有关规定，导致因输入血液引起经血液传播疾病发生的，由县级以上人民政府卫生行政部门责令改正，通报批评，给予警告；造成传染病传播、流行或者其他严重后果的，对负有责任的主管人员和其他直接责任人员，依法给予降级、撤职、开除的处分，并可以依法吊销采供血机构的执业许可证；构成犯罪的，依法追究刑事责任。

非法采集血液或者组织他人出卖血液的，由县级以上人民政府卫生行政部门予以取缔，没收违法所得，可以并处十万元以下的罚款；构成犯罪的，依法追究刑事责任。

第七十一条　国境卫生检疫机关、动物防疫机构未依法履行传染病疫情通报职责的，由有关部门在各自职责范围内责令改正，通报批评；造成传染病传播、流行或者其他严重后果的，对负有责任的主管人员和其他直接责任人员，依法给予降级、撤职、开除的处分；构成犯罪的，依法追究刑事责任。

第七十二条　铁路、交通、民用航空经营单位未依照本法的规定优先运送处理传染病疫情的人员以及防治传染病的药品和医疗器械的，由有关部门责令限期改正，给予警告；造成严重后果的，对负有责任的主管人员和其他直接责任人员，依法给予降级、撤职、开除的处分。

第七十三条　违反本法规定，有下列情形之一，导致或者可能导致传染病传播、流行的，由县级以上人民政府卫生行政部门责令限期改正，没收违法所得，可以并处五万元以下的罚款；已取得许可证的，原发证部门可以依法暂扣或者吊销许可证；构成犯罪的，依法追究刑事责任：

（一）饮用水供水单位供应的饮用水不符合国家卫生标准和卫生规范的；

（二）涉及饮用水卫生安全的产品不符合国家卫生标准和卫生规范的；

（三）用于传染病防治的消毒产品不符合国家卫生标准和卫生规范的；

（四）出售、运输疫区中被传染病病原体污染或者可能被传染病病原体污染的物品，未进行消毒处理的；

（五）生物制品生产单位生产的血液制品不符合国家质量标准的。

第七十四条　违反本法规定，有下列情形之一的，由县级以上地方人民政府卫生行政部门责令改正，通报批评，给予警告，已取得许可证的，可以依法暂扣或者吊销许可证；造成传染病传播、流行以及其他严重后果的，对负有责任的主管人员和其他直接责任人员，依法给予降级、撤职、开除的处分，并可以依法吊销有关责任人员的执业证书；构成犯罪的，依法追究刑事责任：

（一）疾病预防控制机构、医疗机构和从事病原微生物实验的单位，不符合国家规定的条件和技术标准，对传染病病原体样本未按照规定进行严格管理，造成实验室感染和病原微生物扩散的；

（二）违反国家有关规定，采集、保藏、携带、运输和使用传染病菌种、毒种和传染病检测样本的；

（三）疾病预防控制机构、医疗机构未执行国家有关规定，导致因输入血液、使用血液制品引起经血液传播疾病发生的。

第七十五条　未经检疫出售、运输与人畜共患传染病有关的野生动物、家畜家禽的，由县级以上地方人民政府畜牧兽医行政部门责令停止违法行为，并依法给予行政处罚。

第七十六条　在国家确认的自然疫源地兴建水利、交通、旅游、能源等大型建设项目，未经卫生调查进行施工的，或者未按照疾病预防控制机构的意见采取必要的传染病预防、控制措施的，由县级以上人民政府卫生行政部门责令限期改正，给予警告，处五千元以上三万元以下的罚款；逾期不改正的，处三万元以上十万元以下的罚款，并可以提请有关人民政府依据职责权限，责令停建、关闭。

第七十七条　单位和个人违反本法规定，导致传染病传播、流行，给他人人身、财产造成损害的，应当依法承担民事责任。

第九章　附则

第七十八条　本法中下列用语的含义：

（一）传染病病人、疑似传染病病人：指根据国务院卫生行政部门发布的《中华人民共和国传染病防治法规定管理的传染病诊断标准》，符合传染病病人和疑似传染病病人诊断标准的人。

（二）病原携带者：指感染病原体无临床症状但能排出病原体的人。

（三）流行病学调查：指对人群中疾病或者健康状况的分布及其决定因素进行调查研究，提出疾病预防控制措施及保健对策。

（四）疫点：指病原体从传染源向周围播散的范围较小或者单个疫源地。

（五）疫区：指传染病在人群中暴发、流行，其病原体向周围播散时所能波及的地区。

（六）人畜共患传染病：指人与脊椎动物共同罹患的传染病，如鼠疫、狂犬病、血吸虫病等。

（七）自然疫源地：指某些可引起人类传染病的病原体在自然界的野生动物中长期存在和循环的地区。

（八）病媒生物：指能够将病原体从人或者其他动物传播给人的生物，如蚊、蝇、蚤类等。

（九）医源性感染：指在医学服务中，因病原体传播引起的感染。

（十）医院感染：指住院病人在医院内获得的感染，包括在住院期间发生的感染和在医院内获得出院后发生的感染，但不包括入院前已开始或者入院时已处于潜伏期的感染。医院工作人员在医院内获得的感染也属医院感染。

（十一）实验室感染：指从事实验室工作时，因接触病原体所致的感染。

（十二）菌种、毒种：指可能引起本法规定的传染病发生的细菌菌种、病毒毒种。

（十三）消毒：指用化学、物理、生物的方法杀灭或者消除环境中的病原微生物。

（十四）疾病预防控制机构：指从事疾病预防控制活动的疾病预防控制中心以及与上述机构业务活动相同的单位。

（十五）医疗机构：指按照《医疗机构管理条例》取得医疗机构执业许可证，从事疾病诊断、治疗活动的机构。

第七十九条　传染病防治中有关食品、药品、血液、水、医疗废物和病原微生物的管理以及动物防疫和国境卫生检疫，本法未规定的，分别适用其他有关法律、行政法规的规定。

第八十条　本法自 2004 年 12 月 1 日起施行。

附录二 常用物品消毒方法

消毒对象	消毒剂	浓度	用量及用法	消毒时间	附注
患者排泄物（粪、尿）	漂白粉	10%~20%乳液	100 g稀粪便加漂白粉20 g，搅拌	2 h	肝炎及真菌感染者粪便浓，消毒时间6 h
痰、脓，便器	过氧乙酸	0.5%	加等量充分搅拌，淹没痰、脓澄清液浸泡	2 h	
	石灰	20%乳剂		2 h	
	焚烧法	1%~2%		30~60分钟	
	漂白粉				
痰盂、痰杯	过氧乙酸	0.2%	浸泡2 h	30~60分钟	
	来苏	1%~2%	浸泡2 h	30~60分钟	
食具	过氧乙酸	0.5%	加等量充分搅拌，淹没痰、脓澄清液浸泡	30~60分钟	1.食具均要洗净后消毒，消毒后清水洗净后使用 2.煮沸时可放2%苏打或肥皂液，增强消毒效果 3.煮沸从水沸腾时计算
	漂白粉	0.3%		30~60分钟	
	新洁尔灭	0.5%	同上	30~60分钟	
	煮沸		同上	10分钟	
	高压消毒		压力15磅（121℃）		
残余食物			煮沸	20分钟	肝炎患者剩食煮沸30分钟
浴水，污水	漂白粉	20%	污水10 mL加20%漂白粉澄清液15~20 mL搅匀	2 h	容器加盖
病室地面墙壁，用具	甲醛	1%~3%	熏蒸	12~24 h	1.甲醛消毒肠道病室用量80 mL/m³ 2.病室家具洗擦法消毒（金属或油漆家具部用漂白粉）
	过氧乙酸	0~0.3%	熏蒸（1 g/m³）	90分钟	
	来苏	2%	擦洗或喷雾	30~60分钟	
	漂白粉	上清液10%	擦洗或喷雾	30~60分钟	
	新洁尔灭	0.5%	擦洗或喷雾	60分钟	
	乳酸	12 mL/100 m³	加等量水熏蒸	30~60分钟	

续上表

消毒对象	消毒剂	浓度	用量及用法	消毒时间	附注
运输家具	过氧乙酸	0~0.3%	擦拭	30~60分钟	炭疽、结核者1%过氧乙酸喷雾或擦拭。病毒性肝炎用0.5%过氧乙酸。时间均同左
	来苏	1%~3%			
	新洁尔灭	0.5%			
	漂白粉	1%~2%			
用具	甲醛	1%~3%	熏蒸(125 mL/m³) 3 h	蒸笼代替	
	煮沸法	煮沸		30分钟	
	高压蒸汽法	100℃	压力1~2 kg/cm³，湿度80%~100%		
衣服、被单	过氧乙酸	1%~3%	熏蒸(1 g/m³)	1 h	
	来苏	1%~3%	浸泡	30~60分钟	
书籍、文件	环氧乙烷	1.5 g/L	熏蒸	3 h(20℃)	消毒物应分散堆放，不能扎紧，无保存价值的焚烧
	甲醛	125 mg/m³	熏蒸(80℃) 湿度90%	2 h(80℃)	消毒物应分散堆放，不能扎紧，无保存价值的焚烧
医疗器械	过氧乙酸	0.5%		10~20分钟	金属类不用过氧乙酸，器械应擦去黏液及血渍清洁后消毒。氯己定对炭疽、结核菌、真菌消毒应2~10 h
	戊二醛	2%		1~20分钟	
	洗必泰	0~0.2%			
	煮沸法				
	酒精	70%			
	过氧乙酸	0.04%			
皮肤(手或其他污染部位)	来苏	2%	浸泡	1~20分钟	消毒后最好用流水冲洗干手后每人用小毛巾擦手
	新洁尔灭	0.1%	浸泡	1~20分钟	
	肥皂水		流水刷洗		
体温表	过氧乙酸	0.5%	浸泡	15分钟	炭疽患者用过的体温表先用2%碘酊消毒1~5分钟后70%乙醇浸泡
	乙醇	75%	浸泡		

续上表

消毒对象	消毒剂	浓度	用量及用法	消毒时间	附注
化粪池	漂白粉	3%澄清液	浸泡	2 h	化粪池沉底粪便出粪时用 20% 漂白粉充分搅拌 2 h 后排放
垃圾	漂白粉	1%~3%	喷雾		
	来苏	3%~5%	喷雾		
	焚烧法		焚烧		
生吃瓜菜	高锰酸钾	1：5000	浸泡	15 分钟	

附录三　常见法定传染病的潜伏期、隔离期、检疫期

常见法定传染病的潜伏期、隔离期、检疫期

病名		潜伏期		隔离期	接触者检疫期及处理
		一般	最短~最长		
病毒性肝炎	甲型	30 d	15~45 d	发病日 21 d	检疫 45 d，观察期间可以注射免疫球蛋白
	乙型	60~90 d	28~180 d	急性期隔离至 HBsAg 阴转，恢复期不阴转者按病原携带者处理	检疫 180 d，观察期间可注射乙肝疫苗及 HBIG，疑诊乙肝的托幼和饮食行业人暂停原工作
	丙型	60 d	15~180 d	至 ALT 恢复正常或血 HCV-RNA 阴转	检疫期同乙型肝炎
	丁型			至血清 HDV-RNA 及 HD-Ag 阴转	检疫期同乙型肝炎
	戊型	40 d	10~75 d	发病日起 3 周	检疫 60 d
脊髓灰质炎		5~14 d	3~35 d	自发病日起消化道隔离 40 d，第 1 周同时呼吸道隔离	医学观察 20 d，观察期间可用减毒活疫苗快速预防免疫
霍乱		8~14 d	4 h~6 d	症状消失后，隔日大便培养 1 次，3 次阴性或症状消失后 14 d	留观 5 d，便培养连续 3 次阴性后解除检疫，阳性者按患者隔离
细菌性痢疾		1~3 d	数小时~7 d	至症状消失后 7 d 或大便培养 2~3 次阴性	医学观察 7 d，饮食行业人员大便培养 1 次阴性解除隔离
伤寒		8~14 d	3~60 d	症状消失后 5 d 起大便培养 2 次阴性或症状消失后 15 d	医学观察 23 d
副伤寒甲、乙		6~10 d	2~15 d		医学观察 15 d
副伤寒丙		1~3 d	2~15 d		医学观察 15 d

续上表

病名	潜伏期		隔离期	接触者检疫期及处理
	一般	最短~最长		
沙门菌食物中毒	4~24 h	数小时~3 d	症状消失后连续 2~3 次大便培养阴性可解除隔离	同食者医学观察 1~2 d
阿米巴痢疾	7~14 d	2 d~1 年	症状消失后连续 3 次类查溶组织阿米巴滋养体及包囊阴性	饮食工作者发现溶组织阿米巴滋养体或包囊者应调离工作
流行性感冒	1~3 d	数小时~4 d	退热后 48 h 解除隔离	医学观察 3 d，出现发热等症状应早期隔离
麻疹	8~12 d	6~21 d	至出疹后 5 d，合并肺炎至出疹后 10 d	易感者医学观察 21 d。接触者可肌注免疫球蛋白
风疹	18 d	14~21 d	至出疹后 5 d 解除隔离	一般不检疫，对孕妇尤其孕 3 个月内者，可肌注免疫球蛋白
流行性腮腺炎	14~21 d	8~30 d	至腮腺完全消肿，约 21 d	一般不检疫，幼儿园及部队密切接触者医学观察 30 d
流行性脑脊髓膜炎	2~3 d	1~10 d	至症状消失后 3 d，但不少于发病后 7 d	医学观察 7 d，可做咽培养，密切接触的儿童服磺胺或利福平预防
白喉	2~4 d	1~7 d	症状消失后连续 2 次咽培养(间隔 2 d，第 1 次于第 14 病日)阴性或症状消失后 14 d	医学观察 7 d
猩红热	2~5 d	1~12 d	至症状消失后，咽培养连续 3 次阴转或发病后 7 d	医学观察 7~12 d，可做咽培养
百日咳	7~10 d	2~23 d	至痉咳后 30 d 或发病后 40 d	医学观察 21 d，儿童可用红霉素预防
传染性非典型肺炎	4~7 d	2~21 d	隔离期 3~4 周	接触者隔离 3 周，流行期间来自疫区人员医学观察 2 周
人感染高致病性禽流感	2~4 d	1~7 d	体温正常，临床症状消失，胸部 X 线影像检查显示病灶明显吸收 7 d 以上	密切接触者医学观察的期限为最后一次暴露后 7 d

续上表

病名	潜伏期		隔离期	接触者检疫期及处理
	一般	最短~最长		
流行性乙型脑炎	7~14 d	4~21 d	防蚊设备室内隔离至体温正常	不需检疫
森林脑炎	10~15 d	7~30 d	不隔离	不需检疫
流行性斑疹伤寒	10~14 d	5~23 d	彻底灭虱隔离至退热后 12 d	彻底灭虱后医学观察 14 d
地方性斑疹伤寒	7~14 d	4~18 d	隔离至症状消失	不需要检疫，进入疫区被咬伤者可服多西环素预防
恙虫病	10~14 d	4~20 d	不隔离	不需检疫
虱传回归热	7~8 d	2~14 d	彻底灭虱隔离至退热后 15 d	彻底灭虱后医学观察 14 d
流行性出血热	14~21 d	4~60 d	隔离至热退	不需检疫
艾滋病	15~60 d	9 d~10 年以上	HIV 感染/AIDS 隔离至 HIV 或 P24 核心蛋白血液中消失	医学观察 2 周，HIV 感染/AIDS 者不能献血
钩端螺旋体	10 d	2~28 d	可以不隔离	疫水接触者检疫 2 周
腺鼠疫	2~4 d	1~12 d	隔离至肿大的淋巴结消退，鼠疫脓毒血症症状消失后培养 3 次(每隔 3 d)阴性	接触者检疫，可服四环素或 SD 预防，发病地区进行疫区检疫
肺鼠疫	1~3 d	3 h~3 d	就地隔离至症状消失后痰培养连续 6 次阴性	同腺鼠疫
狂犬病	4~12 周	4 d~10 年	病程中应隔离治疗	被可疑狂犬病或狼咬伤者医学观察，并注射疫苗及免疫血清
布鲁菌病	14 d	7~360 d	可不隔离	不需检疫
炭疽	1~5 d	12 h~12 d	皮肤炭疽隔离至创口愈、痂皮脱落，其他型症状消失后 2 次(间隔 3~5 d)培养阴性	医学观察 12 d，肺炭疽密切接触者可用青霉素、四环素、氧氟沙星等预防

续上表

病名	潜伏期		隔离期	接触者检疫期及处理
	一般	最短~最长		
淋病	1~5 d		患病期间性接触隔离	对性伴侣检查，阳性者应治疗
梅毒	14~28 d	10~90 d	不隔离	对性伴侣检查
间日疟	10~15 d	最短：11~25天 最长：6~9个月	病室应防蚊、灭蚊	不需检疫
恶性疟	7~12 d		病室防蚊、灭蚊	不需检疫
三日疟	20~30 d	8~45 d	病室防蚊、灭蚊	不需检疫
班氏丝虫病	约1年		不需隔离，但病室防蚊、灭蚊	不需检疫
马来丝虫病	约12周			
黑热病	3~5个月	10 d~2年	不需隔离，但病室防蚊、灭蚊	不需检疫

附录四　医院感染常用登记表

一、医务人员血液体液职业暴露登记表

<table>
<tr><td colspan="9" align="center">一、基本情况</td></tr>
<tr><td>姓名</td><td></td><td>性别</td><td></td><td>年龄</td><td></td><td>工龄</td><td></td><td>岗位</td><td></td></tr>
<tr><td>科室</td><td></td><td>职务</td><td></td><td colspan="2">联系电话</td><td></td><td></td><td></td><td></td></tr>
<tr><td>暴露时间</td><td></td><td colspan="2">暴露地点</td><td></td><td></td><td></td><td></td><td></td><td></td></tr>
<tr><td colspan="2">暴露时从事何种医疗活动</td><td></td><td></td><td></td><td></td><td></td><td></td><td></td><td></td></tr>
<tr><td colspan="2">接受乙肝疫苗：是 □　否 □</td><td></td><td colspan="2">接种日期</td><td></td><td colspan="2">是否有反应</td><td></td><td></td></tr>
</table>

二、暴露方式

(一)接触暴露

皮肤：破损 □　　未破损 □		黏膜　□	
部位		接触面积	cm^2
暴露量与暴露时间	量小时间短 □		量大时间长 □
污染物来源	血液 □	何种体液：	其他：

(二)针刺伤或锐器割伤

器械类型	空心针 □　　实心针 □　　其他：	
损伤程度	表皮擦伤 □　针刺 □　伤口较深 □　器械可见血液 □	
污染物来源	血液 □	何种体液：　　　其他：

(三)其他方式

致伤方式	抓伤 □　咬伤 □　其他：	破损出血　是 □　否 □

三、暴露源严重程度

来源于患者	患者姓名		住院号	
	患者病情	无症状 HIV 感染者 □　艾滋病患者 □　其他：		
	病毒载量	拷贝/mL	CD$_4$ 细胞计数	个/ mL

续上表

来源于实验室标本	患者姓名		住院号	
	血液 □	何种体液：		
	病毒载量	拷贝/mL	其他：	
备注	HBV：			
	HCV：			

四、暴露后处理情况

	清水冲洗　是 □　否 □	是否用肥皂　是 □　否 □
皮肤	挤出伤口血液 是 □　否 □	用消毒剂名称：
	冲洗时间　　　　分　　　秒	
粘膜	冲洗溶液 0.9%氯化钠 □　清水 □　其他溶液：	
	冲洗时间　　　　分　　　秒	

备注：

　　　　　暴露者签名＿＿＿＿＿＿　　　　科室负责人签名＿＿＿＿＿＿

五、评估

暴露级别	1 级暴露 □　　2 级暴露 □　　3 级暴露　□
暴露源严重程度	轻度 □　　　重度 □　　　不明确 □
评估人	

六、暴露后预防性治疗方案

预防性用药		是　□　否 □			
使用药物名称剂量	1				
	2				
	3				
开始用药时间		年　　月　　日	停止用药时间	年　　月　　日	
更改用药情况					
不良反应					
肝肾功能检查					

续上表

| 七、临床观察 | | | | | | | |

是否在 4 周内出现急性感染症状　　是 □　　否 □

具体症状及持续时间：

其他：

八、血清学检查及结果（含 HIV、HBV、HCV）

时间	项目	日期	结果	时间	项目	日期	结果
暴露后即刻				暴露后 4 周			
暴露后 8 周				暴露后 12 周			
暴露后 6 个月				暴露后 12 个月			
备注	HBV：						
	HCV：						

九：结论

暴露后未感染 HIV　□　　　　　　暴露后感染 HIV □

备注：HBV 与 HCV 感染情况

☆暴露后评估：

（一）暴露级别：

1.3 级暴露：大空心针深部刺伤、动静脉穿刺、肉眼可见出血。

2.2 级暴露：表皮擦伤、实心针头刺伤；暴露于污染血液，且大剂量暴露（大面积的皮肤暴露），或是与污染的血液接触时间长。

3.1 级暴露：小剂量短时间暴露。

（二）HIV 暴露源级别：

1.3 级暴露源：暴露源的 HIV 抗体阳性、HIV PCR 阳性或 HIVp24 抗原阳性，或医生诊断为 AIDS。

2.2 级暴露源：暴露源的 HIV 滴度较高（有症状、进展的 AIDS、CD4$^+$细胞计数低）。

3.1 级暴露源：暴露源的 HIV 滴度较低无症状、CD4$^+$细胞计。

二、多重耐药菌医院感染防控评估表

科室＿＿＿＿＿＿ 病历号＿＿＿＿＿ 姓名＿＿＿＿＿ 性别＿＿＿ 年龄＿＿＿

入院日期＿＿＿＿＿＿ 入院诊断＿＿＿＿＿＿＿＿＿＿ 主管医生＿＿＿＿＿

医院感染：是□ 否□ 医院感染诊断＿＿＿＿＿ 易感因素＿＿＿＿＿＿

标本：痰□ 血□ 尿□ 分泌物□ 其他＿＿＿ 送检日期＿＿＿ 报告日期＿＿＿

该患者携带的多重耐药菌种类：

□ MRSA(耐甲氧西林金黄色葡萄球菌)　　　□ VRE(耐万古霉素肠球菌)

□ CRE(耐碳青霉烯类肠杆菌科细菌)　　　□ CR-AB 或 MDR-AB　　□

□ MDR/PDR-PA　　　　　　　　　　　□ 产 ESBLs-E. coli 或 KP □

□ 其他＿＿＿＿＿＿

控制措施落实情况：

1. 患者隔离：是(单间□　床旁□)　　否□

2. 患者床头悬挂蓝色接触隔离标识：有□　　　无□

3. 接触隔离医嘱：　有□　　　无□

4. 患者床旁备快速手消毒剂：　有□　　　无□

5. 接触该患者或其环境、物品前后进行手卫生：　有□　　　无□

6. 可能污染工作服的操作时穿隔离衣：有□　　无□

7. 可复用医疗器械(体温表、血压计等)专用并及时消毒：有□　　无□

8. 患者周围环境、物品表面每日至少两次清洁消毒，有记录：有□　　无□

9. 查阅病历抗菌药物合理应用：有□　　无□

10. 对患者或家属进行宣教：有□　　无□

11. 转诊患者或外出检查之前通知相关科室：有□　　无□

12. 医务人员对预防控制措施知晓情况：掌握□　部分掌握□　不了解□

督查评价：措施执行好□　　　需要完善□　　　措施执行不到位□

评估者＿＿＿＿＿＿＿　评价日期＿＿＿年＿＿＿月＿＿＿

三、医院手卫生依从性调查表

医院手卫生依从性调查表

科室	职业	时间	依从性	正确率	无菌及清洁操作前	接触患者前	血液、体液暴露后	接触患者周围环境后	脱手套后
					洗手□ 手消毒□ 手套□ 正确□	洗手□ 手消毒□ 手套□ 正确□	洗手□ 手消毒□ 手套□ 正确□	洗手□ 手消毒□ 手套□ 正确□	洗手□ 手消毒□ 手套□ 正确□
					洗手□ 手消毒□ 手套□ 正确□	洗手□ 手消毒□ 手套□ 正确□	洗手□ 手消毒□ 手套□ 正确□	洗手□ 手消毒□ 手套□ 正确□	洗手□ 手消毒□ 手套□ 正确□
					洗手□ 手消毒□ 手套□ 正确□	洗手□ 手消毒□ 手套□ 正确□	洗手□ 手消毒□ 手套□ 正确□	洗手□ 手消毒□ 手套□ 正确□	洗手□ 手消毒□ 手套□ 正确□
					洗手□ 手消毒□ 手套□ 正确□	洗手□ 手消毒□ 手套□ 正确□	洗手□ 手消毒□ 手套□ 正确□	洗手□ 手消毒□ 手套□ 正确□	洗手□ 手消毒□ 手套□ 正确□

被观察人类型：1 医生 2 护士 3 实习医生 4 实习护士 5 实验人员 6 药师 7 放射科人员 8 陪人 9 保洁人员 10 护工 11 其他人员

被观察者：

观察者：

主要参考书目

[1] 李兰娟, 任红. 传染病学[M]. 第 8 版, 北京: 人民卫生出版社, 2013.

[2] 姜平, 姜丽华. 传染科临床护理[M]. 第 1 版, 北京: 中国协和医科大学出版社, 2016.

[3] 陈璇. 传染病护理学[M]. 第 3 版, 北京: 人民卫生出版社, 2021.

[4] 张文宏, 卢洪洲, 张永信. 重点感染性疾病的防治[M]. 第 1 版. 北京: 科学出版社, 2016.

[5] 曾烂漫, 任珍. 实用专科护士丛书[M]. 第 1 版. 长沙: 湖南科学技术出版社, 2009.

[6] 李乐之, 路潜. 外科护理学[M]. 第 6 版. 北京: 人民卫生出版社, 2017.

[7] 李小寒, 尚少梅. 基础护理学[M]. 第 6 版. 北京: 人民卫生出版社, 2017.

[8] 李海兰, 李园, 张晞. 传染病护理健康教育[M]. 第 1 版. 北京: 科学出版社, 2018.

[9] 侯枭. 神经系统疾病与精神疾病[M]. 第 1 版. 北京: 中国医药出版社, 2019.

[10] 龙云铸, 谭英征, 李丹, 等. 新发呼吸感染病学[M]. 第 1 版. 长沙: 中南大学出版社, 2022.

[11] 候黎莉, 赵雅伟. 新编结核病护理学[M]. 第 1 版. 北京: 中国协和医科大学出版社, 2003.

[12] 张学军. 皮肤性病学[M]. 第 8 版. 北京: 人民卫生出版社, 2013.

[13] 倪语星, 张祎博, 糜琛蓉. 医院感染防控与管理[M]. 第 2 版. 北京: 科学出版社, 2016.

[14] 龙云铸, 李丹, 谭英征. H7N9 禽流感与新发传染病防治手册[M]. 第 1 版. 长沙: 中南大学出版社, 2015.

[15] 李葆华, 赵志新. 传染病护理学[M]. 第 1 版. 北京: 人民卫生出版社, 2022.

[16] 徐秀华, 吴安华, 易霞云, 等. 临床感染学[M]. 第 2 版. 长沙: 湖南科学技术出版社, 2005.